系統看護学講座

別巻

クリティカルケア看護学

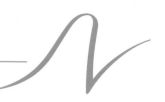

道又　元裕　Critical Care Research
　　　　　　Institute（CCRI）

山勢　博彰　山口大学大学院教授

井上　奈々　大阪公立大学講師

北村　愛子　大阪公立大学教授

大江　理英　兵庫県立大学准教授

田戸　朝美　山口大学大学院准教授

立野　淳子　小倉記念病院
　　　　　　クオリティマネジメント課課長

岡田　彩子　日本赤十字看護大学教授

益田美津美　名古屋市立大学大学院准教授

佐藤　正美　東京慈恵会医科大学教授

江川　幸二　神戸市看護大学教授

露木　菜緒　Critical Care Research
　　　　　　Institute（CCRI）

大山　　太　東海大学准教授

嶌田　理佳　京都先端科学大学教授

西村　祐枝　岡山市立総合医療センター
　　　　　　岡山市立市民病院副看護部長

小島　善和　東京情報大学教授

安井　大輔　東海大学講師

清水　孝宏　Critical Care Research
　　　　　　Institute（CCRI）
　　　　　　看護企画部課長

中田　　諭　聖路加国際大学准教授

医学書院

系統看護学講座　別巻　クリティカルケア看護学

発　　　行	2008 年 9 月 1 日　　第 1 版第 1 刷
	2019 年 2 月 1 日　　第 1 版第 13 刷
	2020 年 2 月 15 日　　第 2 版第 1 刷Ⓒ
	2024 年 2 月 1 日　　第 2 版第 5 刷

著者代表　　山勢博彰

発 行 者　　株式会社　医学書院

　　　　　　代表取締役　金原　　俊

　　　　　　〒113-8719　東京都文京区本郷 1-28-23

　　　　　　電話　03-3817-5600(社内案内)

　　　　　　　　　03-3817-5657(販売部)

印刷・製本　　三美印刷

ISBN978-4-260-03566-8

はしがき

　クリティカルケア看護とは，急激に生命をおびやかす重度の侵襲にさいなまれた人々(患者)に対してさまざまな生体反応を緩和し，現在ある機能を最大限に高める援助である。その対象は患者のみならず，患者の家族も含まれる。

　クリティカルな患者は，呼吸・循環・代謝などに重大な機能障害があり，生命の危機状態にある。それに対するケアは，患者が生命の危機状態を脱し，回復へ向かうよう，24時間の濃密な観察のもとに，先進医療技術を駆使して集中的に行われる。また，クリティカルケア看護の実践は場に規定されるものではないが，その多くが集中治療室(ICU)で展開されており，ICUは集中的・濃密な医療・看護体制と高度な診療機器を整備した看護単位として機能している。

　ICUでは，重度の急性機能障害を最小限にとどめながら，患者を可能な限り早期に回復させるために多職種によるチーム医療が行われている。そのなかで，患者に最も密接にかかわりながら専門性の高いケアを実践しているのがクリティカルケア看護師である。その実践に際しては，高度先進医療・全身管理の知識と，患者の生命を守り生活を支える援助にかかわる幅広い知識が必要である。

　看護の基礎教育では，クリティカルケア看護学という独立した科目を設けている大学・学校は少なく，急性期看護の一部として教授されることが多い。したがって，系統的に解説したテキストは限られており，1冊のテキストのみを用いて教授されることは少ないと思われる。しかし，病院での医療は年々高度化し，重症患者を専門的かつ集中的に看護する機会は増えているため，専用のテキストを用いて系統的にクリティカルケア看護を学ぶ意義は大いにある。

　本書は，クリティカルケア看護をはじめて学ぶ看護学生用のテキストである。2009(平成21)年に刊行された初版を，この度全面的に改訂した。

　本書の構成は，前半の総論と後半の各論に大きく分かれている。総論では，クリティカルケア看護の基本を理解するための内容を網羅しており，各論では，臓器系統別の病態やケア，看護技術を解説している。まず，前半でクリティカルケア看護を総論的に学び，後半でよく見られる重症疾患やそのケア，集中治療等で特徴的な看護技術を学べるようになっている。内容は初学者にわかりやすい解説としたが，臨床でも活用できる実践レベルの内容にも言及している。

　クリティカルケア看護の基礎から臨床実践まで学べるテキストとして，本書が活用されることを願っている。

　2020年1月

著者を代表して

道又元裕　山勢博彰

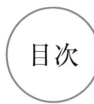

目次

第1章 クリティカルケア看護とは
道又元裕・山勢博彰

第2章 クリティカルケア看護の実践に 必要なマネジメント，倫理・法律

道又元裕・井上奈々・
北村愛子・大江理英

第3章 クリティカルな患者の病態の理解と看護

道又元裕・田戸朝美・立野淳子・山勢博彰・
岡田彩子・益田美津美・佐藤正美・江川幸二・
露木菜緒・大山太・嶌田理佳・西村祐枝

第4章 クリティカルケア看護に必要な看護技術

立野淳子・小島善和・田戸朝美・
安井大輔・清水孝宏・西村祐枝・
山勢博彰・中田諭・嶋田理佳

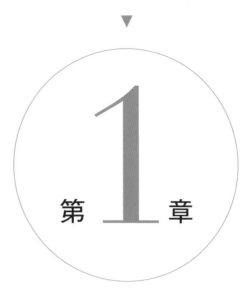

クリティカルケア看護とは

A クリティカルケア看護の特性

① クリティカルケア看護とは

人が生きてゆくためには，呼吸，循環，栄養・代謝，脳・神経などの機能がはたらかなければならない。しかし，疾病や外傷，手術などによってこれらの機能が破綻（はたん）すると，生命の危機状態に陥る，またはそのリスクが著しく高まる場合がある。生命をおびやかす重篤な健康問題をもつ患者は，身体機能の安定や合併症の予防，最大限の人間らしさを保つために，医療の集中的・濃厚な介入（集中治療）を持続的に必要とする。

このような状態にある患者に，専門スタッフを24時間365日配置した体制で，多くの薬剤や医療機器を用いて，病的症状をコントロールし，効果的な医療を施すのが**クリティカルケア** critical care である。クリティカルケアは，生命の危機状態にある患者に対する治療（キュア cure）とケア care を合わせた概念である。

クリティカル ▶
ケア看護とは
クリティカルケア看護について，アメリカクリティカルケア看護師協会 American Association of Critical-Care Nurses（AACN）は「実在あるいは潜在する健康問題に対する人々の反応を診断し，治療することであって，クリティカルケアではとくに，生命をおびやかす問題に対して専門的な援助を行うことである」と定義している。

すなわち，クリティカルケア看護とは，呼吸・循環・代謝などに重大な機能障害をもつ，生命の危機状態にある患者の生命を維持し，その回復を支援することであるといえる。急激に生命をおびやかす重度の侵襲にさいなまれた人々（患者）に対して，間断ない観察や治療・看護を行うことにより，さまざまな生体反応を緩和し，現在ある機能を最大限に高めてゆく。また，ケアの対象は患者にとどまらず，クリティカルな状態にある患者の家族も含まれる。

② クリティカルケア看護の場

クリティカルケア看護は，一般的には**集中治療室** intensive care unit（**ICU**）とよばれる場で行われることが多い。

ICU は，医療施設内に設置された病棟・病室をさし，患者が重篤な状態となった場合，またはそのリスクが著しく高い場合に利用される施設である。内科系・外科系を問わず，また，小児から高齢者までの発達段階を問わず，重篤な急性機能障害や機能不全，またはそのリスクが著しく高い患者を収容し，強力かつ集中的・濃密的に治療と看護を必要な期間にわたり常時行うことにより，その効果を期待する部門または病棟・病室である。

ただし，クリティカルケア看護は必ずしも ICU だけで行われるわけではなく，集中治療が必要な場であれば，一般病棟などもそれに該当する。

1 ICUの種類

ICU にはさまざまなものがあり，それらは管理・疾患群などにより分類することができる（▶表 1-1）。わが国においてはその形態は施設によっても異なっている。

さまざまな種類の ICU のなかで最も多いのが，いわゆる**総合集中治療室** general ICU（**GICU**），**高度救命救急センター**，それ以外の施設が有する**三次救命救急集中治療室** emergency ICU（**EICU**）である。

ICU の設置数，管理・運用方法，機能は，各医療機関の規模や特性によって異なる。たとえば，GICU と EICU の機能をあわせもった ICU もある。また，独立した冠状動脈疾患集中治療室 coronary care unit（CCU）がない施設では，GICU と EICU にその病床を併設していることもある。そのほか，EICU の中

▶ 表 1-1　ICU の種類と収容対象

種別	種類	収容対象
管理別	総合集中治療室（GICU）	病院内に入院している患者で，①過大侵襲を伴う手術を受け術後管理を必要とする患者，②各種慢性疾患の急性増悪，③基礎疾患に重篤な合併症を伴った患者，④病院内で発生した重篤な急変患者。
	三次救命救急集中治療室（EICU）	病院外からの第三次レベルの救急患者。
	三次救急初療室	
	外科系集中治療室（SICU）	全身管理を必要とする外科手術直後の患者。
	内科系集中治療室	全身管理を必要とする内科系疾患の患者。
	ハイケアユニット（HCU）	高度治療室ともいう。管理を必要とするが，ICU よりも重篤度が低い患者。
	小児集中治療室（PICU）	重症または手術後の小児患者。
疾患群別	冠状動脈疾患集中治療室（CCU）	心筋梗塞や狭心症などにより，緊急の治療・管理を必要とする患者。
	心臓外科集中治療室（CS-ICU）	心臓外科手術後の患者。
	脳神経外科集中治療室（NCU）	脳外科手術後の患者。
	呼吸器疾患集中治療室（RICU）	急性呼吸不全，慢性呼吸不全の急性増悪などをきたした患者。
	熱傷集中治療室（BCU）	重症熱傷の患者。
	脳卒中集中治療室（SCU）	脳卒中により緊急の処置・管理を必要とする患者。
周産期・母子医療系	新生児集中治療室（NICU）	未熟児など，出産後間もない病的な新生児。
	母体胎児集中治療室（MFICU）	多胎妊娠・切迫流産，合併症などの妊婦およびその胎児。
	新生児治療回復室（GCU）	急性期治療が終了した新生児。

に熱傷集中治療室 burn care unit（BCU）を併設している施設もある。ハイケアユニット high care unit（HCU）は，一般的には ICU の後方病棟として設置されている場合が多いが，その設置状況も医療機関によって異なっている。

　わが国には，小児専門病院以外に小児集中治療室 padiatric ICU（PICU）が設置されている医療機関は少ないため，GICU などが PICU の機能を兼ね備えている場合も少なくない。

2 患者の流れ

　患者の流れは，ICU の位置づけとその管理・運営体制によって，施設ごとに異なる。たとえば，ICU の機能をもつ病棟が 1 つに限られていて，かつ，施設外からの三次救急レベルに相当する救急患者（他施設転院含む）を収容する方針にある施設ならば，施設内の患者か施設外の患者かを問わず，急性重症患者はその ICU に収容することになる。また，GICU と救命救急 ICU がそれぞれに設置されていれば，施設内の患者は GICU へ，施設外の患者は救命救急 ICU へ収容するのが一般的である。施設ごとに，その施設の運用ルールに基づいて，対象別に設置した ICU へそれぞれ収容する（▶図 1-1）。

　ICU における治療が終了すれば，後方病棟であるステップダウンユニットとしての HCU，あるいはそれに相当する病室へ，または，一般病室などへ患者を収容する。患者の健康状態によっては，その逆の流れも生じることになる。

3 ICUの構造と環境

　ICU の構造と環境は施設ごとにさまざまであるが，持続的・集中的な介入を目的とするため，一般病棟とは異なる構造・環境となっている。

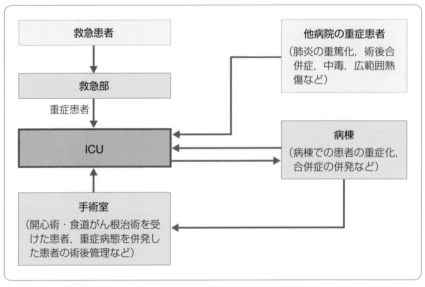

▶ 図 1-1　ICU 入室までの患者の流れ

　病室は，医療従事者の動きを妨げないこと，患者搬送が効率的・安全に行えること，患者間の感染を防止できることが重要である。動線を妨げないスペース，および病床と病床の間の十分な距離が確保される。

　また，クリティカルな患者は易感染状態にある場合が多いため，感染症の合併を防ぐための衛生環境が求められる。空調設備は，独立換気などの換気条件や清浄度に関して，一般病棟よりも厳しい基準をクリアしたものとなる。

　血液浄化療法のための給排水システムや，人工呼吸器・最新の酸素療法デバイスが不都合なく使用できる医療ガス設備も必須である。さらに生命維持装置が常時稼働できるように，災害などによる給電停止時の無停電電源装置や非常電源設備，また漏電事故防止の非接地配線方式，あるいはブレーカー遮断事故防止の過電流警報装置を備えるなど，電源トラブル対策を高い基準で講じることが必要である。

　クリティカルな患者はせん妄などを生じるリスクをもつため，病室の配色，音・照明・採光などは，その予防に配慮したものであることが望ましい。加えて，患者の家族のための待合室や面談室の設置も不可欠である。

● 施設基準

　厚生労働省の示した施設基準に適合している保険医療機関において，特定集中治療管理が行われた場合には，**特定集中治療室管理料**が算定される（▶表1-2）。

特定集中治療室 ▶ 管理料等の見直し　2018（平成30）年度の診療報酬改定では，特定集中治療室管理料等について下記のような見直しが行われた。

　①多職種による早期離床の取り組みへの評価　特定集中治療室における多職種による早期離床・リハビリテーションの取り組みが，「早期離床・リハビリテーション加算」として新たに評価された。ICUは病院内でもとくに医療が重点的に提供される場のため，入室時から早期離床・リハビリテーションを進めることで，患者はより早く一般病床に移動できる。集中治療室の在院日数の

▶ 表1-2　特定集中治療室管理料および広範囲熱傷特定集中治療室管理料の施設基準

特定集中治療室管理料 1, 2	特定集中治療室管理料 3, 4
1. 常時患者対看護師が2対1であること。 2. 専任の医師が常時・特定集中治療室内に勤務していること。当該専任の医師に，特定集中治療の経験を5年以上有する医師を2名以上含む。 3. 集中治療に関する適切な研修を修了した看護師が配置されていること。 4. 特定集中治療室管理を行うにふさわしい専用の特定集中治療室を有しており，当該特定集中治療室の広さは1床あたり20m²以上であること。 5. 専任の臨床工学技士が常時，院内に勤務している。 6. 特定集中治療室用の重症度，医療・看護必要度について，A項目3点以上かつB項目3点以上である患者が8割以上であること。	1. 常時患者対看護師が2対1であること。 2. 必要な医師が常時配置されていること。 3. 集中治療を行うにつき必要な専用施設を有している。 4. 特定集中治療室用の重症度，医療・看護必要度について，A項目3点以上かつB項目3点以上である患者が7割以上であること。

短縮により，病院は効率的に集中治療室の運営ができるようになる。

②特定集中治療室への専門性の高い看護師の配置　これまで，専門性のある医師の配置が施設基準上の要件とされてきたが，それが看護師にもあてはまる。ベッドサイドで日常的なケアを行う看護師の専門性が診療報酬でも問われることで，ICUにおけるケアの質の向上が促される。

③入退室時の生理学的スコアの測定　入退室時の生理学的スコアの測定により，集中治療室の入退室が適正化される。

③ 看護師の役割と求められる能力

1 看護師の役割

クリティカルケア看護の大きな役割は，生命の危機状態にある患者の病態変化を予測した重篤化の予防，廃用症候群などの二次的合併症の予防，回復のための早期リハビリテーション，心理・社会的ケアを管理・実践することである。

その実践項目は，他分野の看護ケアと基本的に同一である。つまり，基本的日常生活援助にかかわる，コミュニケーション，環境整備(安全管理を含む)，感染予防，体位調整，口腔ケア，清潔ケア(清拭，洗髪，陰部洗浄など)，排泄援助，食事介助(経管・経腸栄養管理)，摂食・嚥下援助，睡眠援助，ADL援助，罨法(体温管理)，精神的ケアなどが基本的な項目としてあげられる。

これらの基本的な項目を基盤として，生命の危機状態にある患者の全身観察，身体計測と生体モニタリング情報の綿密な確認，全身のフィジカルイグザミネーションを行う。そして，それらの情報をもとにした総合的なアセスメントを行い，看護計画の立案とケアの実施，評価，記録を行う。

実際に行われるおもなケアは，気道環境の調整とケア(加湿，気管吸引，呼吸理学療法)，体液管理(ルート管理含む)，人工呼吸器管理・ケア，創傷ケア，鎮痛(ペインコントロール)，鎮静，ドレーン管理，早期離床援助(ADLの拡大)，安全の確保(抑制を含む)，安全な移送，ストレス緩和，情緒支援，家族援助などである(▶図1-2)。

● 生命の危機状態にある患者の援助

患者がクリティカルケアを必要とするにいたった原因は，呼吸・循環系を中心とした疾患や臓器障害，侵襲の大きな手術・外傷など，さまざまである。しかし，いずれの場合も，患者の多くは侵襲を受けており，回復するまで，呼吸・循環・代謝を中心とした複雑な生体反応が継続的にあらわれる。

クリティカルケア看護においては，その生体反応を緩和し，身体のはたらきを正常化することが重要である。超急性期から安定をみるまでは，①循環調節，②呼吸調節，③免疫応答調節，④炎症反応の調節，⑤エネルギー代謝の調節，

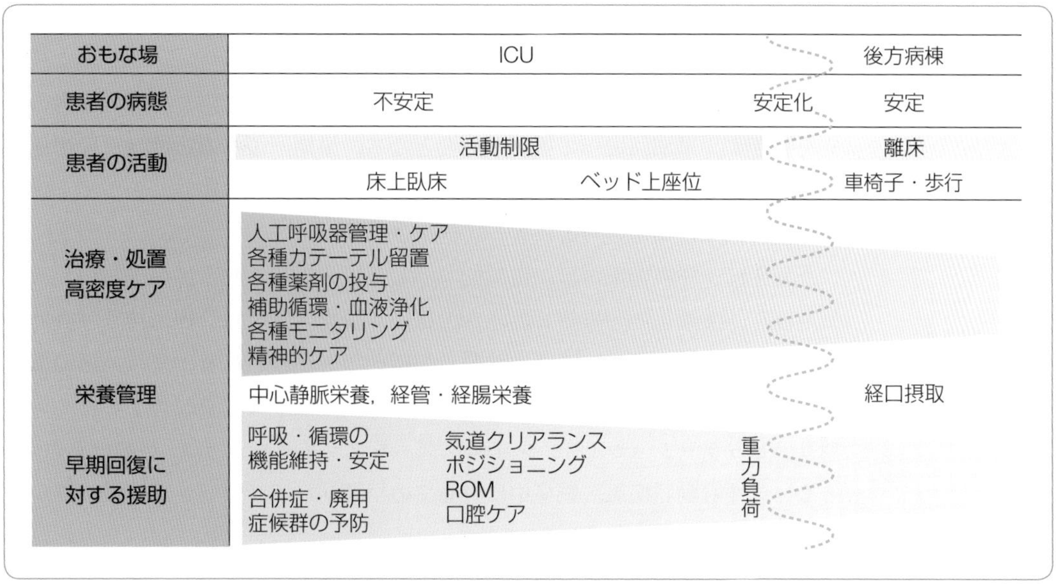

おもな場	ICU		後方病棟
患者の病態	不安定	安定化	安定
患者の活動	活動制限		離床
	床上臥床	ベッド上座位	車椅子・歩行
治療・処置 高密度ケア	人工呼吸器管理・ケア 各種カテーテル留置 各種薬剤の投与 補助循環・血液浄化 各種モニタリング 精神的ケア		
栄養管理	中心静脈栄養，経管・経腸栄養		経口摂取
早期回復に 対する援助	呼吸・循環の 機能維持・安定	気道クリアランス ポジショニング	重 力 負 荷
	合併症・廃用 症候群の予防	ROM 口腔ケア	

▶ 図 1-2　クリティカルケアの流れ

⑥ホメオスタシスの維持・調節を前提とした救命的治療と看護が優先される。したがって，クリティカルケア看護を提供する看護師は，まず患者のもつ疾患の特徴と病態生理，それによる生体反応と回復過程の特徴，および治療を含めた対応策を正しく理解することが必須となる。

ただし，疾患だけを基盤にして考えたのでは，患者の一部分しか明らかにしていないことになる。患者の全体像を理解するためには，患者の心身両面からのアセスメントを行う。

ケアの実践にあたっては，1人ひとりの患者の侵襲の程度と生体反応の様相を理解し，経過に応じてそのときどきに優先的に改善すべき健康問題と，優先して実施すべきケアを判断する。そのうえで，適時に必要なケアを選択し，早期回復へと導く援助を実践する。そのためには，ケアのバリエーションを理解することも欠かせない。

また，侵襲を伴うケアが行われることも多いため，提供しようとする，もしくは提供しているケアが，患者に苦痛とリスクを与えていないかどうかを見きわめる視点が必要である。身体的な看護アプローチにおいては，過剰な酸素投与や代謝亢進につながる全身管理など，患者に不都合なケアや全身管理を回避することも大切である。

● 早期回復への援助

集中治療中・後に，局所または全身の安静を維持することによって身体の各所に二次的な障害を呈することがあり，これを廃用症候群という。重症患者は生命を維持するために生体の代償機構が最大限に機能しているため，いったん

このような弊害がおこると，容易に全身状態の悪化をまねき，回復までの道のりが遠のいてしまう。

　したがって，クリティカルケア看護においては，可能な限り早期の患者の自立を目ざす，早期回復への援助が重要となる。早期回復への援助は，廃用症候群の予防とともに，現在の機能を最大限に発揮するための援助，そして，廃用症候群に陥った場合の対応によって構成される。

　たとえば，呼吸器系では，生理的な呼吸機能の維持と肺合併症予防のための気道開存，酸素化能の維持・促進への援助，長期人工呼吸管理に伴う呼吸筋力の低下を前提とした人工呼吸器離脱への援助などが行われる。また，循環器系では，安静臥床に伴う起立耐性能や運動耐容能の低下などを改善するための早期リハビリテーション（ポジショニング・モビライゼーション）があげられる。とくに急性冠動脈疾患，脳卒中に対しての早期リハビリテーションの実践が確立されつつある。

　そのほか，呼吸筋を含む筋・骨格の萎縮や拘縮予防のための早期アプローチ，摂食・嚥下機能の早期回復への援助もあげられる。摂食・嚥下機能の回復への援助は，食欲という基本的欲求をみたすにとどまらず，誤嚥性の肺合併症を予防するための援助としても位置づけられる。

　このように，機能の低下とそれに対する援助は，それぞれが独立したものではなく，密接に関連し合い，重なり合っている。

● 家族への支援

　生命の危機状態にある患者の家族もまた，さまざまな苦悩や問題をかかえることが多い。たとえば，患者自身の意識が低下もしくは消失している状態では，患者は治療の選択の意思決定ができず，家族が代理意思決定をしなければならない。家族にとって，生命にかかわる治療の代理意思決定は非常に大きな負担となり，きわめて深刻な問題となることがある。

　看護師は，患者がかかえる問題を通じて家族に生じた重大な問題を，患者と家族が自身で解決する方法を見つけられるよう支援する。その際には，家族ケアの主体はつねに患者と家族にあるということを忘れてはならない。家族の苦悩を理解し，的確な知識・技術の提供を行う。また，そこで生じうるさまざまな倫理的問題を感じる心（倫理的感受性）をはぐくむことも必要である。

終末期のケア ▶　患者が終末期にある場合には，患者とその家族がよりよい最期を迎えられるよう，その家族らしい意思決定を支援し，家族も満足のいく看取りができるよう，ケアの方向性を示すことが重要である。

　クリティカルな状況にある患者は，容体の急激な変化，または脳死となって不幸な転帰をたどる場合がある。突然家族の一員を失う家族は，心理的な衝撃を体験し，家族の死という事実をみとめることがむずかしいことがある。そのため，悲嘆からの一般的な回復過程をたどれず，精神的問題が生じて，日常生

活に支障をきたす場合もある。

2 看護師に求められる能力

　クリティカルケア看護を実践するためには，患者にとっての利益・不利益を考えながら短時間のうちに意思決定を行う能力が必要とされる。そのためには，客観的分析能力・客観的洞察能力，緻密な思考力と分析能力，不測・不慮の事態への迅速な処理能力，危機的状況を短時間で判断（予見）する能力が求められる。また，とくに医療チームの一員として患者・家族を援助するという観点からは，日常と非日常を区別する能力，アサーティブに表現・主張する能力，対人関係・コミュニケーションの能力，患者アドボケイトを実践する能力が重要である。これらの能力を，経験を通してはぐくむことが望まれる。

　さらに経験と学習を重ね，リーダーナースや指導者としての役割を発揮するうえで必要とされる能力としては，実践を通じた看護過程の分析・評価に基づく他者への指導，患者と家族の意思決定にかかわる問題の調整と支援，倫理的問題の調整，コンサルティング，実践を通じた研究的活動などがあげられる。

3 看護の専門性

　クリティカルケア看護分野においては，看護の専門性を発揮すべく，日本看護協会が定めるいわゆるスペシャリストとしてある一定の教育を受け，臨床実践で成果をあげている看護師が存在する。

　現在，そのスペシャリストには，専門看護師 Certified Nurse Specialist（CNS）と認定看護師 Certified Nurse（CN）が含まれる。

専門看護師▶　クリティカルケア看護分野における急性・重症患者看護 Critical Care Nursing の専門看護師が該当する。緊急度や重症度の高い患者に対して集中的な看護を提供し，患者本人とその家族の支援，医療スタッフ間の調整などを行い，最善の医療が提供されるよう支援することを専門としている。

認定看護師▶　クリティカルケア看護分野における集中ケア Intensive Care 認定看護師と救急看護 Emergency Nursing 認定看護師が該当する。集中ケア認定看護師は，生命の危機状態にある患者の病態変化を予測した重篤化の予防，廃用症候群などの二次的合併症の予防および回復のための早期リハビリテーションの実施を専門としている。また，救急看護認定看護師は，救急医療現場における病態に応じた迅速な救命技術，トリアージの実施，災害時における急性期の医療ニーズに対するケア，危機状況にある患者・家族への早期的介入および支援を専門としている。

新たな認定看護師▶
制度の創設　日本看護協会は認定看護師について，特定行為研修を包含した新たな制度をつくった（▶特定行為については 50 ページ）。現行の認定看護師は，特定行為研修の修了によって「新たな認定看護師」に移行することも，「現行の認定看護師」のまま資格更新することも可能である。新制度に基づく認定審査は 2021

年度から行われる。

　この新制度により，認定看護分野の再編が行われ，現行認定看護分野の集中ケア・救急看護は，新たな認定看護分野であるクリティカルケアに統合される。

B｜クリティカルケアを必要とする患者・家族の特徴

① 患者の特徴

1 クリティカルな状況にある患者

● 生命の危機状態

　クリティカルな状況にある患者は，さまざまな原因によって重要な生体機能が障害され，**生命の危機状態**におかれている。生体の自然治癒力にまかせるだけでは回復せず，なんらかの治療が必要なほどに重症化した状態である。ICUや救命救急センターで治療を受ける患者が多くを占めるが，一般病棟の急変患者や術後の回復室で経過観察中の患者など，さまざまな治療の場に生命の危機状態におかれた患者がいる。

　生命の危機状態は，身体機能の重篤な障害に加え，精神的な危機状態も引きおこし，心身ともにクリティカルな状況をもたらしている。

● 高い重症度

　重症度とは，病態が生命予後あるいは機能予後に及ぼす程度をいい，予後不良であるほど重症度は高くなる。一方，**緊急度**とは時間的経過を指標とするもので，重症化にいたる時間，あるいは重症化を防ぐための時間的余裕の程度である。その時間が短いほど緊急度は高くなる。

　クリティカルな状況にある患者は，重症度は高いものの緊急度には幅がある。たとえば，出血性ショックや急性心筋梗塞は重症度も緊急度も高い。進行がんは，重症度は高いが緊急度は低い。クリティカルケアでは，重症度も緊急度も高い患者に対応することが多いが，緊急度が低い重症患者を対象にすることもある。

● 対象となる重症疾患

　クリティカルな状況となる原因には，重症度が高い重篤な急性疾患，重症外

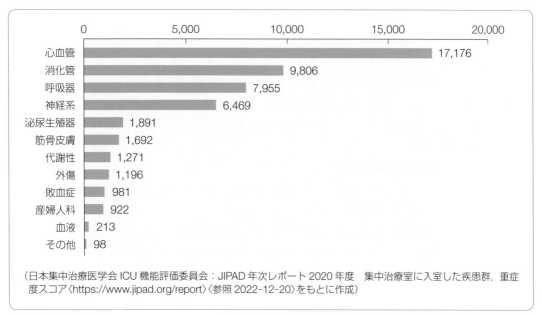

（日本集中治療医学会 ICU 機能評価委員会：JIPAD 年次レポート 2020 年度　集中治療室に入室した疾患群，重症度スコア〈https://www.jipad.org/report〉〈参照 2022-12-20〉をもとに作成）

▶ 図 1-3　集中治療室に入室した患者の疾患群

傷や急性中毒などの外因性の疾患，慢性疾患の急性増悪，身体的侵襲の大きい手術などがある。臓器系統も多岐にわたり，あらゆる重症疾患がクリティカルケアの対象となっている。日本集中治療医学会が全国の 62 病院 70 施設から収集したデータを見ると，心血管，消化管，呼吸器，神経系の順で集中治療室に入院した患者が多いことがわかる（▶図 1-3）。

NOTE
重症度の指標

　患者の重症度を示す全般的指標には，APACHE スコア（acute physiologic and chronic health evaluation score），SAPS（simplified acute physiology score），SOFA スコア（sequential organ failure assessment score）などがある。

　APACHE スコア：呼吸，循環，血液検査値，グラスゴー-コーマ-スケール（GCS）などの生理学的パラメータ，年齢，合併する慢性疾患などに対する評価点数の総和として求められるもので，点数が高いほど重症度が高い。現在は，APACHE Ⅳ までのバージョンが作成されているが，評価項目がシンプルな APACHE Ⅱ を用いている施設が多い。

　SAPS：年齢・入院経路・基礎疾患，いくつかの生理学的パラメータなどを ICU 入室 24 時間以内の最悪値をもって計算するもので，SAPS3 まで更新されている。

　SOFA スコア：呼吸・循環・中枢神経・肝臓・腎臓および凝固系といった臓器障害全般を簡便に点数化したスコアで，主として敗血症の診断基準として使われる。敗血症を疑うためのより簡便なツールとして，qSOFA（quick SOFA）スコアも考案されている。

◉**重篤な急性疾患**

　急性疾患は，発症が急激で経過が比較的短い疾患である。感染，炎症，腫瘍，血栓・塞栓，ストレスなどによって引きおこされるもので，早期に適切な処置が行われれば回復は早い。しかし，原因が重大であったり，障害が深刻であったり，適切な処置が行われなかったりすると，疾患は重症化してクリティカルな状況になる。こうした重篤な急性疾患は，あらゆる臓器系統に生じる（▶表1-3）。

◉**外因性の疾患**

　重篤な外因性疾患は，外傷・熱傷・中毒・窒息などであり，外部で生じた原因によってクリティカルな状況になる（▶表1-4）。その原因のほとんどは，交通事故・労働災害・自然災害・自殺企図・他害行為などの突発的なできごとである。患者の多くは救命救急センターに入院し，集中治療を受けることになる。

◉**慢性疾患の急性増悪**

　慢性疾患は，長期的あるいは生涯にわたり機能障害が存続するもので，長期間の管理や観察・治療・看護が必要な疾患の総称である。高血圧・糖尿病・脂質異常症・慢性閉塞性肺疾患（COPD）・慢性腎臓病（CKD）などの生活習慣病，筋萎縮性側索硬化症・パーキンソン病・重症筋無力症などの難病，肺がんや大腸がんなどの悪性腫瘍が含まれる。これらの疾患の症状が急激に悪化すること

▶表 1-3　重篤な急性疾患の例

臓器系統	疾患の例
呼吸器系	急性呼吸不全，急性呼吸窮迫症候群，重症肺炎，肺水腫，気管支喘息重積，肺梗塞症
心血管系	心停止，ショック，急性心筋梗塞，不安定狭心症，急性冠症候群，急性心不全，重症不整脈，大動脈瘤破裂
中枢神経系	脳出血，脳梗塞，クモ膜下出血，低酸素脳症，蘇生後脳症，尿崩症，脳炎・髄膜炎，脳死
消化器・代謝系	急性腹症，消化管出血，食道静脈瘤，急性肝不全，劇症肝炎，急性腎不全，急性膵炎，重症糖尿病，酸塩基平衡障害，重症内分泌疾患
その他	重症感染症，敗血症，全身性炎症反応症候群（SIRS），播種性血管内凝固症候群（DIC），多臓器障害（MODS）

▶表 1-4　重篤な外因性疾患の例

原因	疾患の例
重症外傷	頭部外傷，胸部外傷，脊髄損傷，腹部外傷，骨盤外傷，多発外傷
熱傷	広範囲熱傷，気道熱傷，広範囲な化学熱傷，重症凍傷，電撃傷
急性中毒	薬物中毒，一酸化炭素中毒，急性アルコール中毒
環境要因	放射線被曝，熱中症，低体温症
その他	窒息，縊首，溺水

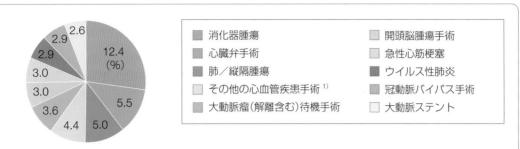

1) その他の心血管疾患は，末梢血管疾患，末梢動脈バイパス，大動脈瘤（解離含む）待機手術，頸動脈内膜摘除術，心臓弁手術，冠動脈バイパス，急性大動脈解離，大動脈瘤破裂，大動脈大腿動脈バイパス，冠動脈バイパス＋弁手術，大動脈ステント，内頸動脈ステント以外の心血管疾患をさす。

（日本集中治療医学会 ICU 機能評価委員会：JIPAD 年次レポート 2020 年度　頻度の高い疾患トップ 10〈https://www.jipad.org/report〉〈参照 2022-12-20〉をもとに作成）

▶ 図 1-4　集中治療室に入室した頻度の高い疾患（上位 10 疾患）

を急性増悪といい，悪化に伴い生命維持に必要な臓器の障害がおこるとクリティカルな状況になる。

◉ 手術による過大侵襲

手術により，程度の差はあるものの，なんらかの侵襲が生体に加わる。近年は，内視鏡手術や血管内手術に代表される低侵襲手術が増えてきたものの，心臓や大血管に対する開胸術，消化管や肝臓に対する開腹術，脳腫瘍や脳動脈瘤を対象とした開頭術，肺や心臓の移植手術などを必要とする患者も多く，これらの手術はとくに生体侵襲の程度が大きい。集中治療室に入院した患者の上位10 疾患のうち 8 疾患が手術後症例というデータもある（▶図1-4）。この集計結果を見ると，最も多いのが消化器腫瘍の手術後で，次に心臓弁の手術後，肺/縦隔腫瘍の手術後と続いている。

2 身体的特徴

● 生体侵襲

生体侵襲は，外的・内的要因によって生体のホメオスタシス（恒常性）の維持を妨げる。その要因から，疾病・外傷などによる侵襲と，治療・処置による侵襲に大別できる。

悪性腫瘍や炎症性疾患は，疾病そのものが内的要因による侵襲をもたらす。外傷・熱傷・感染・有害物質・寒冷などは，外的要因による侵襲である。精神的なストレッサーも生体への有害なストレス反応をもたらすことがある。

治療・処置による侵襲は，もっぱら外的要因によるもので，手術，麻酔，放射線治療，治療薬物，生命維持装置，治療環境などがその要因となる。これら

は，治癒と回復に必要な医学的処置である。しかし，たとえば手術そのものは人為的に臓器を傷つけることでもあり，医療放射線や薬物の副作用によって正常な臓器に有害な反応が生じることもある。

クリティカルな状況では，重症度が高い疾患や重症外傷などによって多大な侵襲を受けているうえに，強力かつ多種多様な集中治療と処置によって一段と侵襲度が高いという特徴がある。

こうした侵襲によって，神経系・内分泌系・免疫系の生体反応が生じ，生理的に不安定な状態となる。また，呼吸・循環機能，脳・神経機能，消化・代謝機能などをつかさどる重要臓器にもさまざまな病態を引きおこし，疼痛・出血・発熱・呼吸困難・意識障害などの身体症状があらわれる。

● 呼吸・循環機能障害

呼吸と循環は，生命維持にとって最も重要な機能である。エネルギー産生に必要な酸素を外界から吸い込み，気道を通った酸素は肺胞で血液に取り入れられる。酸素化された血液は，心臓のポンプ機能によって駆出され，血管を介して全身に運搬される。さらに，逆の経路を経て二酸化炭素が外界に排出される（▶図1-5）。

このサイクルの経路が1つでも障害されると，生命維持が困難になる。重篤な気管支喘息や窒息，気道熱傷などでは，気道を通した換気を十分に行うことができず，酸素を取り込むことが不可能になる。急性呼吸不全や急性呼吸窮迫症候群，重症肺炎などでは，低酸素または換気不全によって肺のガス交換障害をきたす。また，胸部外傷で胸郭運動が妨げられれば換気不全をおこす。

肺でガス交換が行われても，酸素化された血液を全身に送ることができなけ

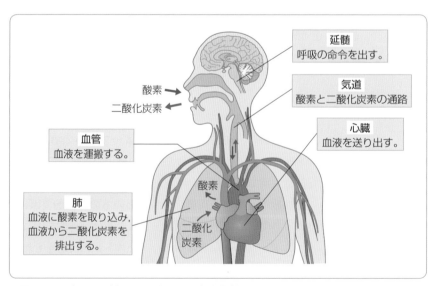

▶ 図1-5 呼吸器・循環器・脳による生命維持

れば，各臓器・組織への酸素の配給が行われず，臓器機能に障害をもたらす。この循環器系統が障害される疾患には，各種ショック，急性心筋梗塞，急性冠症候群，急性心不全，重症不整脈，大動脈瘤破裂などがある。外傷による大量出血や心タンポナーデによる心臓の拡張障害なども，各臓器・組織への酸素配給を妨げる。

● 脳・神経機能障害

脳は神経の中枢で，神経を介して身体のあらゆる臓器に情報伝達を行っている。たとえば，呼吸の命令を発している延髄の機能が停止すれば，呼吸運動はとまり，呼吸と循環を通した生命維持が不可能となる。逆に，呼吸と循環の機能障害がおきると，脳への酸素配給が行われず，脳機能は停止する[1]。脳自体の機能不全は，脳出血やクモ膜下出血などの脳血管障害，低酸素脳症，頭部外傷，中毒などによって生じる。脳死状態であれば，脳全体の機能が失われ生命活動は停止する。

クリティカルな状況にある患者は，意識が清明でないケースが多く，脳自体の障害による意識障害（一次性脳障害）もあれば，脳以外の原因によって二次的に脳の機能低下をきたす意識障害（二次性脳障害）もある。また，治療に必要な鎮静によって意識が低下している場合もある。

● 栄養・代謝機能障害

クリティカルな状況にある患者は，異化亢進と代謝が急速に進み，重度の栄養障害をおこす。異化亢進は，エネルギー需要量の増加やタンパク質異化の亢進によるもので，重篤な急性疾患，手術の過大侵襲，重度外傷，広範囲熱傷などの侵襲時に顕著になる。消化管出血・急性胃粘膜病変・食道静脈瘤・急性膵炎などの消化器系疾患そのものが栄養障害の原因になることも多い。

エネルギー代謝では，侵襲によってエネルギー消費量が亢進するにもかかわらず，食事制限や消化管の消化吸収障害によってエネルギー配給が不足する。また，侵襲による解糖，糖新生の促進，インスリンの感受性低下などによって高血糖と耐糖機能の低下がみられる。

● 複数臓器の障害

クリティカルな状況は，重篤な単一疾患によって生じることもあるが，複数の重要臓器の障害によって生じることも多い。全身性炎症反応症候群（SIRS），多臓器障害（MODS），播種性血管内凝固症候群（DIC），敗血症，広範囲熱傷などは，全身にさまざまな症状を引きおこし，生命をおびやかす病態になる。

---

1) 脳への酸素供給が途絶えると，数秒以内に意識が消失し，3〜5分をこえて供給が途絶えると不可逆的な変化をおこす。

　全身性の症状は，血圧低下，心拍出量減少，出血傾向，低栄養，浮腫，高体温または低体温，酸塩基平衡異常など多種多様である。

3 心理・社会的特徴

　クリティカルな状況にある患者は，身体機能の深刻な問題に加え，心理・社会的な問題をかかえている。心理的には，全人的苦痛，不安定な心理状態，心理的ストレスと危機状態，精神症状の発現などがある。社会的には，コミュニケーションの障害，権利の制限，社会的役割の中断が生じる（▶表 1-5）。

▶表 1-5　クリティカルな状況にある患者の心理・社会的特徴

種類	内容
全人的苦痛	身体的苦痛，精神的苦痛，社会的苦痛，スピリチュアル（霊的）な苦痛
不安定な心理	不安，恐怖，パニック，抑うつ，不確かさ，ボディイメージ変容，悲嘆，自殺念慮
心理的ストレスと危機	情緒的反応，行動的反応，防衛機制，非効果的コーピング，状況的危機
精神症状の発現	急性ストレス障害（ASD），外傷後ストレス障害（PTSD），せん妄，器質性精神障害，症状性精神障害
自己管理能力の低下	意思決定が困難，活動意欲低下，セルフケア不足
生活リズムの変調	非日常的入院環境，不眠，昼夜逆転
コミュニケーションの障害	言語的コミュニケーションの制限，対人関係の制限
権利の制限	身体的プライバシーの侵害，個人情報が守られにくい
社会的役割の中断	家庭や仕事上での役割中断，社会からの隔離

NOTE
集中治療後症候群（PICS）

　集中治療後症候群 post intensive care syndrome（PICS）とは，集中治療室在室中または退院後に生じる運動機能障害，認知機能障害，精神障害をいう[1]。さらに近年では，家族の精神障害も含むようになった。PICS の要因には，①患者の疾患および重症度，②医療・ケア介入，③ICU 環境要因（アラーム音，光），④患者の精神的要因（種々のストレス，疾患や経済面，家族の不安）がある。

　PICS の予防には，日中覚醒，適切な鎮痛・鎮静，自発呼吸トライアル，早期リハビリテーションが有効といわれている。

1) Needham, D. M., et al.：Improving long-term outcomes after discharge from intensive care unit: report from a stakeholders' conference. *Critical Care Medicine*（40）502-509. 2012.

● 心理的特徴

　全人的苦痛には，疼痛や呼吸困難などの身体的苦痛，心の痛みとも表現される精神的苦痛，役割の変化・喪失や医療費の多大な負担などの社会的苦痛，死の恐怖や今後の人生への失望などのスピリチュアル（霊的）な苦痛がある（▶43ページ）。とくに，生死の境をさまよっている患者にとっては，これらの苦痛はより強くなる。クリティカルケアでは侵襲的な治療が多いため，疾患自体による苦痛に加え，医療処置そのものが身体的苦痛を与えることもある。

　精神的苦痛は，生命の危機という特別な状況がもたらす心理的な苦悩である。重篤な疾患や重症外傷により，不安は増強し死への恐怖を体験する。創部が大きい手術，広範囲熱傷，多発外傷ではボディイメージの変容がおこる。乗りこえられない現状を悲観し，自殺したい気持ちに陥ることもある。こうした不安定な心理は，**心理的ストレス反応**としても生じる。

　不安や恐怖はストレスの情緒的反応でもあり，他者への攻撃的行為や自殺を試みようとする行為は行動的反応である。さらに，現状の問題を解決することができず，それまでのコーピングが役だたない状況に陥れば，精神の状況的な**危機状態**になる。

　ストレスフルで危機的な心理状態がさらに進むと，精神医学的な対応が必要な**精神症状**が発現することもある。クリティカルな状況で発現しやすい精神症状には，急性ストレス障害（ASD），外傷後ストレス障害（PTSD），せん妄などがある。

　精神症状の原因がもっぱら身体的要因にある場合は，器質性精神障害または症状性精神障害とよばれる。その主症状は意識障害と認知障害である。器質性精神障害は，脳に直接的な障害をおこす頭部外傷・脳出血・脳梗塞などが原因疾患である。症状性精神障害は，炎症性疾患・肝不全・尿毒症・電解質異常などの脳以外の疾患が原因になっている。

　このような心理的問題と精神症状は，患者自身の意思決定能力，活動意欲，セルフケア能力といった自己管理能力の低下を招く。さらに，ICUのような非日常的な入院環境や不眠によって生活リズムは崩れ，不安定な心理を助長することになる。

● 社会的特徴

　脳出血・脳梗塞・頭部外傷・代謝系疾患などによる意識障害を伴う患者では，コミュニケーションを成立させることが困難である。意識障害がなくとも，心理的問題をかかえてスムーズな対人関係を保てない場合もある。さらに，気管挿管や鎮静などの治療上の必要によってコミュニケーションがとれなくなるケースもある。意思疎通がかなわないと，社会的孤立感を深め，ますます心理的問題をかかえることになる。

　　ICU では，一般に面会時間が限られており，家族との十分なコミュニケーショ
ン時間をとることができない。対人関係は，それまで面識のなかった医師や看
護師といった医療スタッフに限定され，社会的コミュニケーションが特定の人
物としかとれなくなる。

　　クリティカルな状況にある患者は，自己管理ができなくなるため，自分の責
任と行動によって周囲の状況を自己コントロールすることができず，身体的プ
ライバシーや個人情報が守られにくい環境におかれる。治療とケアの必要上，
これらはある程度オープンにせざるをえないが，医療者が配慮せずに不用意な
対応を続ければ，患者の人としての権利を侵害するような事態をまねく。

社会的役割の中断▶　　一般的に，入院すればそれまでの家庭での役割，仕事・学業・地域での役割
は中断することになる。重症でなければ入院期間は短く，これらの役割中断は
短期間ですむが，クリティカルな状況であれば入院期間は長く，長期にわたっ
て役割が果たせなくなる。また，退院しても障害が残っていれば，家庭での役
割変更や仕事の変更も余儀なくされる。とくに仕事の変更は，収入状況に直接
影響し，高額な治療費に加え収入が減少すれば経済的問題を生じさせる。

4　小児・高齢者の特徴

● 小児の特徴

　　小児は，成人との体格の違いはもちろんのこと，生理機能の一部が未完成の
ため，生命維持に関係する主要臓器のメカニズムに特徴がみられる。

呼吸器系▶　　呼吸器系では，鼻腔が小さいことや気道が細いことなどにより，上気道が閉
塞しやすく気道抵抗は高くなる。そのため，少量の分泌物貯留でも換気不良を
招いたり，気道抵抗の上昇による努力呼吸などをおこしやすい。小児に多い呼
吸器疾患である喘息は，重症化すると死亡するケースもある。

循環器系▶　　循環器系では，心拍数の多さが大きな特徴である。これは，1 回の心拍出量
が少ないために，心拍数を増やして全体の心拍出量を増加させるためである。
血圧は，新生児から幼児では収縮期血圧が 100 mmHg 以下で，成長に伴い上
昇する。重症化することのある循環器疾患には，先天性心疾患・川崎病・心筋
症・急性心筋炎などがある。

脳・神経系▶　　脳は，ほかの臓器に比べ出生後から著しい発達が見られる。脳の神経細胞数
に変化はないが，ニューロンの発達により脳重量が急速に増加する。出生後 8
か月で新生児の約 2 倍，3 歳で約 3 倍となり，5〜6 歳で成人の脳重量の約
90% に達する。したがって，小児期の脳障害は，麻痺，運動機能障害，知的
障害，てんかんなどの後遺症を残しやすい。急性脳炎，髄膜炎，痙攣重積，脳
腫瘍などは予後不良で後遺症をおこすことがある脳疾患である。

● 高齢者の特徴

呼吸器系・循環器系・代謝系などの生理機能は加齢とともに減退する。とくに，心肺機能と腎機能の低下の程度は大きい。そのため，疾病に罹患するとこれらの重要臓器の予備能の低下に伴い，重症化や合併症をきたしやすくなる。また，生理機能の減少は，重症化した臓器の機能障害の回復を困難にし，他臓器に弊害をもたらし，予後不良な状態を強める。

呼吸器系▶　呼吸器系では，呼吸筋力の低下，肺胞数の減少，肺の弾性低下，気管と気管支軟骨の柔軟性の減少などがある。また，高二酸化炭素と低酸素の刺激に対する換気応答が低下し，身体活動に対する適応が遅れやすくなる。

循環器系▶　心臓では，心筋細胞数が減少し，間質の線維化が進むことで大動脈弁膜や僧帽弁輪の石灰化がおきやすくなる。動脈では，平滑筋の間質にコラーゲンが増加したり，内膜の肥厚や石灰化がおこることによって血管の弾性が失われていく。さらに，コレステロールの血管壁への蓄積により動脈硬化が進行する。

脳・神経系▶　神経系では，神経伝達速度の低下やシナプス数の減少による反射の遅延，自律神経系の機能低下，神経細胞の死滅による精神活動の低下などをきたす。脳も萎縮し，認知機能の低下がおきる。

② 家族の特徴

1 クリティカルな状況にある患者の家族

● 家族システム

システムとして▶
の家族　　　家族は，父・母・子・兄弟姉妹，祖父母など，1人ひとりがそれぞれの個性をもって形成されている。しかし，家族を1つの集団とみなし，個々の関係性を含めた家族全体に注目する見方もある。これは，家族を**システム**としてとらえるもので，家族集団を1つの単位とみなし，集団内の相互関係に焦点をあてている。家族を1つの単位としてとらえることによって，家族メンバー1人ひとりへの対応と同時に，家族全体をアセスメントしケアすることができる。

家族システムと▶
健康・発達の課題　家族の健康・発達に関する課題には，子供の自立や自己実現などの発達課題の達成，病気を予防し精神的にも安定できる健康的なライフスタイルの獲得，健康問題が生じても適切に対処することがある。こうした課題をもっている家族は，家族1人ひとりがつながりながら安定したシステムを維持しようとはたらく。たとえば，家族のひとりが入院しても，システムは揺れ動きながらも家族はバランスをとるようになる。しかし，それが突然の事態であったり，容易に解決できない問題であれば，安定性を維持することが困難になる（▶図1-6）。

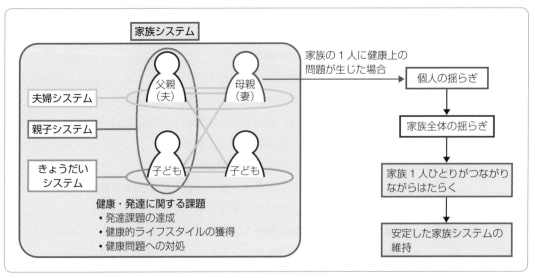

▶ 図 1-6 家族システムとその維持

● 心理的危機状態

　患者がクリティカルな状況になれば，家族も同様に心理的な危機状態に陥りやすい。患者の生命の危機をまのあたりにし，その衝撃的で避けがたいできごとを認識し，これからおこるかもしれない重大な問題に心は押しつぶされそうになる。患者の病状だけでなく，患者のかわりに意思決定をしなければならない，家庭内の役割変更を余儀なくされる，入院費などの経済的問題に対応しなければならないなど，さまざまな状況が重なって家族は心身ともに疲弊する。心理的危機状態は，情緒反応，さまざまなストレス，悲嘆，特徴的ニーズ，身体症状などの精神的・身体的反応を示す。

● 代理意思決定

　クリティカルな状況にある患者は，病態や治療のため意識が清明ではなく，状況を認識して自己決定できないことが多い。その場合，家族が患者のかわりに医療者から状況を聞き，治療への同意などを行っている。これを家族による代理意思決定というが，クリティカルケアでは，さまざまな要因によって意思決定が円滑に行われない。患者の生命にかかわりのある決定をしなければならないこと，家族自身の心理的危機状態による不安定な精神状態，十分に検討する時間的余裕がないことなどが，家族の代理意思決定を困難にさせている。

● 身体への影響

　心理的危機状態は，身体にも影響を及ぼす。生理的反応には，呼吸数と脈拍数の増加，動悸，口渇，筋緊張などがある。症状としては，パニック発作，過

呼吸発作，不眠などを呈することがある。患者の入院期間が長引いたり，死に直面した状況では，治療が必要なほどに身体機能の変調がおきるケースもある。

2 心理・社会的特徴

● 不安と恐怖

患者の生命の危機をまのあたりにした家族の情緒反応には，動揺，困惑，いらだち，怒り，罪悪感，抑うつなど多くのものがあるが，なかでも**不安と恐怖**はどの家族にもおこる代表的な心理である。

不安▶ 不安は，対象ははっきりしていないがなにかおそろしいものにおびやかされているという感情で，あらゆる状況が不安の原因になる。重篤な病状，複雑な病態，患者を取り囲む医療機器，見通せない予後など，見るもの聞くものすべてが不安をつのらせる。

恐怖▶ おそろしいと感じる対象がはっきりしている場合は，恐怖をおぼえることになる。患者の死，悲惨な身体状況，重大な後遺症などは家族にとって恐怖の対象になりやすい。

● 悲嘆

クリティカルケアでは，高度な集中治療を施しても，そのかいなく死亡する患者は多い。重症救急患者であれば，入院直後に初療室で死亡する場合もある。こうした死を看取った家族にはさまざまな**悲嘆反応**があらわれる。

悲嘆反応には，情緒的反応として，泣く，悲哀，不安，抑うつ，興奮，否認，怒り，自責，感情鈍麻などがある。身体的反応には，口渇，息の詰まる感じ，呼吸促迫，ため息，胃の空虚感，筋力減退などがある。これらは，固定した反応として示されるのではなく，悲嘆のプロセスとしてあらわれる。そのプロセスは，死による喪失から生じる情緒的苦しみで始まり，時とともに変化しながら経過する。

● 役割変化

患者の入院によって，それまで患者が果たしてきたさまざまな役割は中断される。主婦であれば家庭での家事がとどこおるし，会社員であれば担当業務の遂行ができなくなる。クリティカルな状況で入院した場合は，それが突然であったり，入院期間が長引いたり，先の見通しがたたないなど，家庭と社会での役割中断はより重大な影響をもたらす。

こうした患者の役割中断によって，家庭内ではその役割を代行する必要が生じる。炊事，洗濯，子どもの送り迎え，親の介護など，多種多様な役割を家族メンバーの誰かが分担し，それぞれの役割は変化することになる。

●経済的負担

　精力的かつ集中的な治療をするために，クリティカルケアでは高度な医療が施される。そのための治療費が高額であることはもちろん，入院期間が長引くことによって入院費自体も高くなる。さらに，それまでの患者の収入が途絶える場合もあり，経済的負担は家族にとって深刻な問題となる。

　入院当初は，命がたすかるか否かに関心が向き，経済的側面を気にかけることは少ないが，病態が落ち着くと経済的問題がのしかかり，家族の不安はさらにつのる。

３　家族のニーズ

●ニーズの特徴

　どのような疾患であっても患者が入院すれば，家族はその病気が治りもとの健康な状態で退院することを願っている。クリティカルケアにおいても，家族は患者の命がたすかり障害を残さずに退院できることを望んでいる。また，どのような病気なのか，どんな治療をしているのか，病気は治るのかなど，さまざまな情報を知りたいと思っている。こうした家族のニーズは，入院患者の家族が共通にもつもので，とくにクリティカルケアではたすかってほしいという希望のニード（または保証のニード）や患者のことについて知りたいという情報のニードは入院当初から高い。

　ほかに，患者との面会時に励ましたり身のまわりの世話をしたいといった接

▶ 表1-6　CNS-FACE Ⅱのニーズ分類

ニーズ	内　容
社会的サポート	医療者・家族・知人などの，人的・社会的資源を求めるニード。サポートのなかでも，社会的サポートシステムを志向するようなニード。
情緒的サポート	自己の感情を表出することによってそれを満たそうとするニード。サポートのなかでも，情緒的表現を通して，それを受けとめてもらったり対応したりしてもらいたいと，意識的あるいは無意識的に表出されるもの。
安楽・安寧	家族自身の物理的・身体的な安楽・安寧・利便性を求めるニード。
情報	患者のことを中心にしたさまざまなことに関する情報を求めるニード。
接近	患者に近づき，なにかしてあげたいと思うニード。
保証	患者に行われている治療や処置に対して安心感，希望などを保証されたいとするニード。

（山勢博彰ほか：CNS-FACE Ⅱ．〈http://ds26.cc.yamaguchi-u.ac.jp/~cnsface/user/index.php/pages/home〉〈参照 2019-08-09〉による）

近のニード，不安や悲しみの感情を表に出したり，誰かのたすけを借りたいといったサポートのニードなどがある。クリティカルケアで家族ニーズをとらえることは，そのニーズを満たすかかわりを導くことになり，家族ケアの焦点化に役立てることができる。

● ニーズの分類

家族ニーズは，身体的なニーズはあるものの，心理・社会的なものに集約される。その分類としては，重症・救急患者家族に対する心理・社会的調査票である **CNS-FACE II**（Coping & Needs Scale for Family Assessment in Critical and Emergency care settings II）[1]がよく知られており，ニーズを6つのカテゴリーに分けている（▶22ページ，表1-6）。6つのニーズのうち，情報，接近，保証の3つはほかのニーズよりも高い。また，入院初期に高い情緒的サポートのニードは時間の経過とともに徐々に低下し，接近のニードが後半で高くなるという特徴がある[2]。

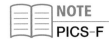

NOTE
PICS-F

集中治療後症候群（PICS）は，集中治療室在室中または退室後に患者に発生するものであるが，その家族にも不安障害，うつ病，急性ストレス反応，睡眠障害，心的外傷後ストレス障害（PTSD）などの精神障害が発症することがある。これを post intensive care syndrome-family（PICS-F）という。

PICS-F を予防するためには，家族への十分な情報提供，コミュニケーションの充実，家族ニーズへの対応などを行い，家族自身の対処能力を促進させることが重要である。

---

1) CNS-FACE II は，医療者が31項目の家族の様子をアセスメントすることで，各ニードの程度を測定できるツールである。
2) CNS-FACE 開発プロジェクトチーム：CNS-FACE 家族アセスメントツール使用マニュアル―実施法と評価法―．山口，CNS-FACE 研究会，21，2002.

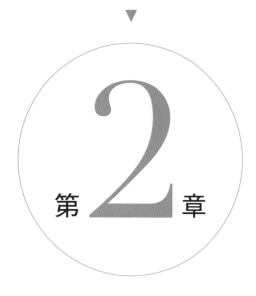

第2章

クリティカルケア看護の実践に必要なマネジメント，倫理・法律

A クリティカルケアと看護管理

① クリティカルケアユニットの特徴と看護体制・看護方式

1 看護体制

クリティカルケア部門における看護職員の人員配置基準は, 交代制の24時間体制で診療報酬上の管理料を算定している集中治療室(ICU, 冠状動脈疾患集中治療室〔CCU〕, 小児集中治療室〔PICU〕含む)では, 患者:看護師数が常時2:1以上, ハイケアユニット(HCU)は常時4:1以上, 脳卒中集中治療室(SCU)・新生児集中治療室(NICU)・母体胎児集中治療室(MFICU)は常時3:1以上, 新生児治療回復室(GCU)は常時6:1以上と定められている(▶表2-1)。昼の時間帯は, 業務の特性によっては人員配置比(1:1)となることもある。診療報酬上の管理料を取得していない施設においてはその限りではない。

2 看護方式

クリティカルケア部門においては, とくに定まった看護方式はなく, それぞれの医療施設の特性によって看護方式が選択されている。患者の重症度・緊急度に応じて, またユニットのチームにおける管理と個々の能力に応じて, 変更できる仕組みが最も重要である。以下に代表的な看護方式を示す。

①**チームナーシング** クリティカルケア部門のユニットに所属する看護師を2つ以上のチームに分け, そのチームで一定の患者を受けもつ看護方式である(常時2:1以上が基本)。チーム単位で, 患者が入室してから退室するまでの

▶ 表2-1 クリティカルケア部門の看護職員の人員配置基準

種類	患者:看護師数
集中治療室(ICU)	常時2:1
冠状動脈疾患集中治療室(CCU)	常時2:1
小児集中治療室(PICU)	常時2:1
ハイケアユニット(HCU)	常時4:1
脳卒中集中治療室(SCU)	常時3:1
新生児集中治療室(NICU)	常時3:1
母体胎児集中治療室(MFICU)	常時3:1
新生児治療回復室(GCU)	常時6:1

看護ケアの責任を担う。

　チームにはそれぞれチームリーダーがいて，経験・能力などが異なるメンバーを取りまとめながら看護業務を行う。リーダーとメンバーは，勤務ごとに入れかわることが多い。一定期間リーダーやメンバーを固定する固定チームナーシングという看護方式もある。

　②**プライマリーナーシング**　1人の看護師が1人の患者を入院から退院まで一貫して担当する看護方式である。担当看護師をプライマリーナースといい，患者の状態に合わせた看護計画を立案し，直接ケアを提供する。プライマリーナースが不在の場合は，代行できるほかの看護師がかわりに担当する。

　③**モジュールナーシング**　モジュールナーシングはチームナーシングとプライマリーナーシングの利点をそれぞれ取り入れた方式である。モジュールナーシングでは，1つのユニットに所属する看護師を2つ以上のチームに分割し，そのチームを数名ずつのモジュール（単位）に分ける。そのモジュールで，一定数の患者の入室から退室までを一貫して担当する。1つのモジュールが担当する患者の数は，チームナーシングよりも少なくなる。そのため，看護師は担当する患者に集中してかかわることができる。

3　看護過程

　看護過程は，一般的に5段階で構成されている。クリティカルケアにおいてもこの過程にかわりはない。

　①**第1段階：看護アセスメント**　患者の健康問題，または潜在的な問題を把握するために，必要なデータを収集し，それを情報として処理（整理）したうえで，その意味を客観的に評価・査定（アセスメント）をする。データには，バイタルサインをはじめとする臨床データ，症状・病歴（既往歴）・家族構成などがあり，これらを偏りなくアセスメントし，患者の状態を理解し，身体的，心理的，社会的な側面を全人的にとらえる。

　②**第2段階：看護診断（判断）**　収集したデータや処理した情報が正しいことを確認し，看護上の問題を表現する。クリティカルケアでは，共同問題と身体的な看護診断が多いが，心理・社会的な問題も重要であり，多角的にリストする。

　③**第3段階：看護計画**　その問題の解決のために，行動の計画を作成する。計画は，患者と家族とともに作成する場合もある。重病かつ急性期にある患者は状態の推移が速いため，迅速な計画立案が必要である。

　④**第4段階：看護介入（実践）**　第3段階で設定した目標に到達するための看護行為や，患者の自然治癒力・セルフケア能力を高めるための介入を行う。クリティカルケアでは医療処置や身体的ケアが介入の多くを占める。

　⑤**第5段階：看護評価**　看護者はどのような成果があらわれたか，あるいは看護計画を変更する必要はないかなどを評価する。評価は，患者と家族とともに行う場合もある。

クリティカルケア▶
看護における
ポイント
　これらの過程で，クリティカルケア看護において重要な点は，患者の身体的なアセスメントを的確に行うのはもちろんのこと，心理・社会的アセスメントを加えた**包括的アセスメント（トータルアセスメント）**を行うことである。

　アセスメントのポイントとして，高度な侵襲下にある患者の疾病や，人工呼吸器・補助循環装置などを駆使した治療の経過，それと共存する身体・精神状態とハイリスク状態との関連性，患者のセルフケアの状況と促進のための評価，患者の現在の QOL と今後の予測される状況との関連性，患者・家族間の評価などがあげられる。

　看護実践では，身体的問題に対する介入が中心になるが，それのみに焦点化するのではなく，心理・社会的介入を実施するトータルケアを心がける。

4 看護記録

　看護記録は，看護過程の円滑な進捗のためにも重要性が高い。また，看護記録は看護師だけのものではなく，他職種と情報共有する際の重要なツールの1つである。

　近年は，電子カルテシステムをはじめとした医療情報システムの導入も進んでおり，医療従事者間の情報伝達が容易になっているが，その一方で，看護記録の取り扱いについては，より一層の配慮が求められている。加えて，診療情報開示の考え方が国民に浸透したことに伴い，看護記録の開示を求められることが多くなっている。また，医療事故発生時などに，看護記録の記載内容から事実を確認されることがある。さらに，診療報酬算定の根拠等において看護記録が重要視されている。これらのことから，看護師の看護実践を正確に記録することが求められる[1]。

　クリティカルケアでは，刻一刻と変化する 24 時間の身体情報を記録する経過記録が重要であり，実施された処置とともに詳細なデータが記録される。どのような様式を用いるか，また，様式に含まれる項目やその順序は，各医療施設で設定される。看護実践の一連の過程が，もれなく，かつ，効率的に記載されるよう，様式を整える。

　なお，経過記録にはいくつかの方法がある。それぞれの方法に特徴があることから，各施設で行った看護実践が的確に記載されるような方法を選択する。

② 患者安全

1 リスクマネジメント

　クリティカルケア部門でのリスクマネジメントにおいて重要な点として，①

1）公益社団法人日本看護協会：看護記録に関する指針．2018.

対象が重症患者であるため，行われる医療行為が複雑で密度も高い，②重症患者では，医療事故が発生した際に，生命予後に影響が及ぶ可能性が高い，③重症患者は，容体が急変しやすいため，医療従事者には迅速で的確な対応能力が必要とされる，④重症患者は，生命維持装置などを装着し，多種類の薬剤や輸液などを必要とすることが多い，といったことがあげられる。

ヒヤリ・ハットや医療事故事例は，呼吸管理やライン・チューブ・ドレーン，薬剤などに関連するものが多い。これらの事例の多くはヒューマンエラーに起因しており，予防可能なものが多い。しかし，医療事故の内容によっては，患者が容易に生命を失ってしまう，あるいはそこにいたらずとも障害が残存する可能性が著しく高い。インシデントとアクシデントの発生は，入院期間の延長につながり，医療経済の損失にも直結する。

医療は不確実なもので，一定程度の確率で不可避の合併症が生じることは否めない。しかし，すべての医療従事者は，エラーを予防するための周到な対策およびエラーが生じた際に適切な対応を実践するための取り組みが必須である。また，クリティカルケア部門と医療安全管理室・リスクマネジャーが緊密な連携をはかり，患者安全に関する情報などを共有し，医療安全の推進に努める。

2 医療安全教育

● 継続教育としての医療安全教育導入の経緯

2006（平成18）年の「医療法」改正において，病院・診療所または助産所の管理者に，医療安全にかかわる「従業者に対する研修の実施」が義務づけられた（「医療法」第6条の12）。また，2006（平成18）年および2010（平成22）年の診療報酬改定における医療安全対策加算の加算要件には，年2回以上の職員研修の実施が定められており，全職員に医療安全教育が課されることになった。

新人看護職員研修については，厚生労働省が「新人看護職員研修ガイドライン」（2011〔平成23〕年）において，医療安全に関する項目も含んだ臨床実践能力の構造を明示している。

臨床では，看護師が医療行為の最終実施者になることが多い。そのため，医療事故に看護師がかかわる可能性は高く，クリティカルケア部門の医療事故事象は，患者はもちろんのこと，医療従事者にとっても著しく重大であることが多い。医療安全の確保には看護師の医療安全に関する知識・技術の向上が不可欠であり，医療安全教育が果たす役割は大きい。

● 継続教育における医療安全教育

看護師には，医療安全に関する基本的な知識のほか，安全確保の具体策の修得，安全を第一に考えた個々の看護実践が求められる。そのためには，1人ひとりの看護師がおかれた環境に応じた系統的な教育を行い，体系的理解を促す

▶表2-2 全職員を対象とした研修の例

- ・医療の専門的知識や技術に関する研修
- ・心理学・人間工学・労働衛生など，他分野から学ぶ安全関連知識や技術に関する研修
- ・法律や倫理の分野から学ぶ医療従事者の責務と倫理に関する研修
- ・患者・家族や事故の被害者から学ぶ医療安全に関する研修
- ・医療の質の向上と安全の確保に必要な知識と技術に関する研修
- ・患者・家族，医療関係者間での信頼関係を構築するためのコミュニケーション能力の向上のための研修（チームステップス：team strategies and tools to enhance performance and patient safety〔医療のパフォーマンスと患者安全を高めるためにチームで取り組む戦略と方法〕）

ことが望ましい。

看護師への継続教育 ▶ 看護師への継続教育は，全職員を対象とした研修のほか，個々の看護実践の安全性を高める研修を行うことが多い（▶表2-2）。系統的な教育を行うにあたっては，部門をこえた連携が求められる。

全職員を対象とした研修は，医療安全管理部門が主催することが多い。

クリティカルケア部門では，人工呼吸器や体外循環補助装置などの患者に直接的に装着する生命維持装置，各種モニタリング機器，体内に挿入される特殊な各種カテーテル・ドレーン類，微量に体内投与される循環作動薬などの安全使用・管理についての研修が行われる。また，クリティカルケア部門特有の重症患者と安全管理などに関連した研修も必要である。さらに，集合研修だけでなく，事例を通しての研修を行うなど，他部門とは異なった研修が必要になる。

3 感染予防

クリティカルケア部門へ入室する患者は，さまざまな要因により感染状態となり，また，容易に重篤な敗血症や敗血症ショックなどの重症感染症へ進展・増悪するリスクをもっている。

その要因として，疾病と病態の重症度が高く，複数に及ぶ臓器障害を有していること，さらに，重度の侵襲の影響により免疫能が低下して，大なり小なりの易感染状態にあることがあげられる。あるいは，すでになんらかの感染症を合併している場合も少なくない。そうした患者に対して，多くの種類・量の抗菌薬が投与されることもしばしばであるため，耐性菌による感染症を引きおこすリスクも著しく高い。さらに，患者は，外科・内科・小児科などさまざまな部署から搬入されてくる。そのため必然的に，病原微生物がもち込まれて多種多様な感染症を引きおこすリスクが高くなる。

こうした患者の特性から，クリティカルケア部門は，つねに感染のリスクを背負っているといえる。1人の患者からほかの患者に感染がおこると，その病原微生物は医療者を介在して複数の患者に伝播し，院内感染が引きおこされることになる。

クリティカルケア部門に特徴的な感染経路としては，①治療のため，気管挿

管，ドレーン・チューブの留置や血管内・膀胱内カテーテル留置などの侵襲的処置が行われる，②処置やケアのために多職種の医療従事者が接触する機会が多い，③オープンフロアでは，感染症患者が隣接して入室した際には感染のリスクが高まる，といったことがあげられる。

クリティカルケア部門においては，看護師をはじめ，ベッドサイドで濃厚に患者と接する医療従事者は，感染予防対策の十分な知識をもち，とくに手指衛生や適切なスタンダードプリコーションの徹底，環境の衛生的整備を行う必要がある。

B クリティカルケア看護とチーム医療

① クリティカルケア看護におけるチーム医療の特徴と看護の役割

安心で安全な質の高い医療を求める患者・家族の声が高まる一方で，医療の高度化や複雑化に伴い，医療従事者の業務は増大しており，円滑な職種間連携の必要性が高まっている。それを実現するためには，多種多様な医療スタッフによるチーム医療の実践が重要である。看護師はチーム医療の重要な役割を担うメンバーとして，多職種と円滑な連携をはかってゆくことが求められる。

1 チーム医療の特徴

チーム医療とは▶ **チーム医療** team approach to health care とは，多種多様な医療スタッフが，それぞれの高い専門性を尊重し，目的と情報を共有し，業務を分担しつつも互いに連携・補完し合い，最大限の能力を引き出し合うことによって患者の状況に的確に対応した最善の医療を提供する形態である。

チーム医療の実践により，医療の効率化とアウトカムの改善や，医療現場で発生するさまざまな問題の円滑な解決などにつながることが明らかになっている。また，医療スタッフどうしの協働・連携も向上し，①疾病の早期発見・回復促進・重症化予防など，医療・生活の質の向上，②医療の効率性の向上による医療従事者の負担の軽減，③医療の標準化・組織化を通じた医療安全の向上などが期待される。

また，チーム医療は，①専門性志向（各職種の専門性が重要），②患者志向（患者中心が重要），③職種構成志向（メンバーとして複数職種の存在が重要），④

協働志向（複数の専門職の相互協力が重要）の 4 つの要素によって構成されており，これらの要素が摩擦や衝突をおこさないようバランスを調整することも大切である。チーム医療を進めた結果として，一部の医療スタッフに負担が集中したり，安全性がそこなわれたりすることのないような管理運営も必要であり，これを調整する役割は看護師が担っている場合が多い。

チーム医療の▶
メンバー
チーム医療のメンバーには，医師（歯科医師含む，以下同様），看護師・薬剤師・臨床工学技士・理学療法士（PT）・作業療法士（OT）・言語聴覚士（ST）・管理栄養士・歯科衛生士・医療ソーシャルワーカー（MSW）などの医療スタッフ（メディカルスタッフ），および医師や看護師の指示のもとでおもに医療サービスの補助的な役割をする看護補助者・病棟クラークが含まれる。これらの医療関係者全員が，ひとつのチームとして結束して医療サービスにあたる。

チームリーダーの多くは医師であるが，それぞれの専門分野では医療スタッフが医師と対等な立場で所見を述べ，コミュニケーションを密にすることにより，患者にとって最も効果的な治療法や方針が検討される。また，チームリーダーの役割をどの職種が果たすかは，場面によって変更されることもある。

さらにチーム医療は，医師とほかの医療スタッフの協働に限らず，専門分野の壁をこえた医師どうしや看護師どうしの協力体制をとる場合もある。また，狭義の医療スタッフだけでなく，医療情報のデータベース化を担う医療事務スタッフなどもチーム医療のメンバーとなる場合もある。

クリティカルケア▶
看護における
チーム医療
クリティカルケア看護の場において，チーム医療は不可欠な取り組みである。実践にあたっては，それぞれの医療スタッフの知識・技術の高度化への取り組みや，ガイドライン・プロトコールなどを活用した治療の標準化の浸透などが必要とされる。また，より質の高い医療を実現するためには，それぞれの医療スタッフの専門性を高め，その専門性にゆだねつつも，これをチーム医療という活動スタイルを通して再統合していくことが重要である。すなわち，チーム医療を推進するためには，①各医療スタッフの専門性の向上，②各医療スタッフの役割の拡大，③医療スタッフ間の連携・補完の推進が重要な要素となる。

クリティカルケア看護の場におけるチーム医療は，決して役割分担（分業）だけではない。多職種の領域が協同ではなく協働・連携し合うこと，それらが重層的に重なり合いながら医療サービスを提供することが大きな特徴である。

2 チーム医療における看護師の役割

看護師が，チーム医療の推進に資する役割をとるためには，まずチーム医療にかかわる看護師の立ち位置を明確化する必要がある。看護業務は「保健師助産師看護師法」などの法律によって規定されており，また各医療機関には業務上の規定がある。看護師は，それらを十分に理解して，法律と組織の規定を遵守した実践を行う。

実践にあたっては，医師などの他職種とともに，それぞれの専門性を十分に

発揮しながら，相互の信頼関係のもとに密接に連携する。

実践にあたっての▶ チーム医療の実践にあたり，看護師は以下のことがらについてモニタリング
役割 と評価を行い，患者・家族の立場にたって客観的に医療を牽制する必要がある。
(1) 提供されている医療サービスが患者にとって有益か否か。
(2) 看護師はなにを分担し，なにを協働するのか。
(3) 質の高い安全で安楽なサービスを提供できるか。
(4) 高い費用対効果が得られるか。
(5) 円滑な協働の仕組みになっているのか，など。

　チーム医療を前提として，患者のニーズに応じて，より良い医療・看護サービスを提供していくために，看護師には以下に示す役割が求められる。
(1) 医療安全の確保を行う。
(2) 患者および家族への説明と助言を行う。
(3) 的確な看護判断と適切な看護技術の提供を行う。

専門職としての▶ 看護師には，患者の QOL の向上を目ざして，的確な看護判断を行い，適切
自律性 な看護技術を提供することが求められる。そのためには，療養上の世話を行う
際に医師の意見を求めるべきかどうかを適切に判断できる能力・専門性を養う
ことが重要である。また，看護師は，医師の指示のもとであっても，患者の安
全の確保という観点から，みずからの実施能力と責任能力に鑑み，できること
の可否を自分自身で判断できる能力があると認められる者である。看護師はそ
のことを認識し，専門職としての自律性を担保する必要がある。

　そのうえで，①ほかの医療スタッフと，それぞれの患者にとって意味ある連
携をはかり，安全性の確保に十分留意しつつ，②1 人ひとりの看護師の能力・
経験の差や行為の難易度などに応じ，看護師が自律的に判断できる機会を拡大
する，③看護師が実施しうる行為の範囲を拡大し，能力を最大限に発揮できる
ような環境を用意することが求められる。

② 関連するおもな医療チーム

　現在，医療施設では多職種構成によるいくつかの医療チームが誕生し，重症
患者の生命活動を支援すべく活動している。どのような医療チームがおかれて
いるかは医療施設によって異なるが，多職種がともに仕事をする場面が日常的
にみられるようになっている。

1 栄養サポートチーム(NST)

　栄養サポートチーム nutrition support team (**NST**) は医師・看護師 (皮膚・排
泄ケア認定看護師など)・薬剤師・臨床検査技師・言語聴覚士・管理栄養士・
歯科衛生士などで構成され，それぞれが専門的な知識と技術をもち寄って，患
者の状態に相応した質の高い栄養管理を支援する医療チームである。その基本

方針は，治療の根本にかかわる患者の栄養管理を行い，患者の栄養状態を適切に判断し改善することで，合併症予防，QOL向上などを目ざすことにある。

2 感染対策チーム（ICT）

感染対策チーム infection control team（**ICT**）は医師・看護師（感染管理認定看護師など）・薬剤師・臨床検査技師などで構成される。患者と医療施設の医療安全の一環として，患者と医療従事者および環境に対する感染予防対策を推進・支援（啓蒙・教育・指導・実践）する医療チームである。その基本方針は，医療施設内の臨床現場の医療従事者と連携した活動を行い，感染予防対策の円滑な実施を目ざすことにある。

3 呼吸サポートチーム（RST）

呼吸サポートチーム respiratory support team（**RST**）は医師・看護師・理学療法士・臨床工学技士などで構成され，人工呼吸療法を受けている患者に対し，専門知識と技術をもつ各職種が集結して，人工呼吸管理が安全に実践できるように支援する医療チームである。その基本方針は，人工呼吸療法と管理に関する治療やケア，および管理方法に対して専門的な助言・支援を行い，安全で質の高い呼吸療法の実践を目ざすことである。

4 褥瘡対策チーム

褥瘡対策チームは，医師・看護師（皮膚・排泄ケア認定看護師など）・薬剤師・臨床検査技師・理学療法士・管理栄養士などで構成され，専門知識と技術を有する各職種が集結して，褥瘡の予防・治療およびケアが円滑に実践できるように支援する医療チームである。その基本方針は，現場の医療従事者に対して専門的な指導・助言・支援を行い，適切な褥瘡の予防・治療およびケアの実践を目ざすことにある。

5 口腔ケアチーム

口腔ケアチームは，歯科医師・歯科衛生士・看護師・言語聴覚士・臨床工学技士などで構成され，専門知識と技術をもつ各職種が集結して，適切な口腔ケアが円滑に実践できるよう支援する医療チームである。その基本方針は，口腔ケアが必要な患者と関連する医療従事者に対して適切な助言を行い，より効果的な口腔ケアの実践により，誤嚥性肺炎の予防や化学療法・放射線治療の副作用としての口内炎の軽減を目ざすことである。その結果，感染率の低下や早期回復・離床が期待される。

6 ラピッドレスポンスチーム（RRT）

院内で発生したあらゆる救急患者の救命を目的とし，早期に患者の急変に気

づき，院内心停止になる前に介入することで予後を改善するシステムを，ラピッドレスポンスシステム rapid response system（RRS）という。この概念に基づいて，それを実践する院内急変対応チームであるラピッドレスポンスチーム rapid response team（**RRT**）を結成する施設も増えている。その効果として，院内死亡率の減少，クリティカルケア部門以外での心肺停止の減少，クリティカルケア部門への緊急入室の減少などが期待される。RRTがチームとしてクリティカルケア部門に直接かかわるよりは，RRTのメンバーが，クリティカルケアチームのスタッフとして貢献する場合が多い。

7 その他のチーム

その他，摂食嚥下訓練を行い，食行動の向上と誤嚥性肺炎を予防するための摂食嚥下サポートチーム swallowing support team（SST）や，術後の急性疼痛に対して専門的な痛みの管理を実践・支援する術後急性疼痛管理チーム post operative acute pain service が結成されて，クリティカルケアの場で活動している施設もみられる。また，緩和ケアを専門とする医師・看護師・薬剤師などを含めたチームによる緩和ケアの提供を行い，患者の痛みなどの苦痛をやわらげるための専門のチームが関係する場合もある。

③ 他職種との連携

医師・看護師以外にも，さまざまな職種が，必要に応じてクリティカルケア部門に常駐する医療施設が増加している。

1 医師

クリティカルケアを専門とする医師は，臓器別の専門ではなく総合的に全身管理を専門とする医師で，救急蘇生の技術，人工呼吸管理，循環管理，栄養管理，鎮痛・鎮静管理，早期回復のためのリハビリテーション管理，生体情報モニターを駆使した全身の評価などから，クリティカルケア部門の緊急度・重症度に応じた病床管理などを行う。

クリティカルケアの場に携わる医師の専門領域と人員は，医療施設によってさまざまである。つまり，専従なのか専任なのか，あるいは ICU と患者を集中治療医が主軸となって治療・管理するクローズドスタイル（クローズドICU）なのか，各診療科の主治医による治療が主であるオープンスタイルなのか，その中間型なのか，それによっても異なる。専門領域の一例として，集中治療医学，麻酔学，救急医学，循環器内科・外科学，呼吸器内科学，小児科学，ときには消化器外科学，精神科学などがあげられる。また，働く時間と責任体制もさまざまである。

2 臨床工学技士

医療技術の進展に伴う医療機器の多様化・高度化により，先端医療機器の操作や管理などの業務に必要とされる知識・技術の専門性が高まっている。そのようななか，臨床工学技士は当該業務の専門家としてクリティカルケア部門において不可欠な役割を担っている。多種多様な複雑な医療機器の適切な操作と保守管理を行うとともに，患者および家族，他職種に適切な情報を伝え，また，指導を行うことは，医療安全上においてきわめて重要である。

3 リハビリテーション関係職種(PT，OT，ST)

患者の高齢化が進む現在，重症患者もその例外ではない。リハビリテーションによって患者の運動機能を維持し，QOL の向上などを推進することで，急性期の患者の早期離床が可能となっている。リハビリテーションの専門家として，理学療法士(PT)・作業療法士(OT)・言語聴覚士(ST)が医療現場において果たす役割は大きなものとなっている。

4 薬剤師

医療技術の進展とともに薬物療法は高度化している。医療の質の向上および医療安全の確保の観点から，クリティカルケア部門でもチーム医療において薬剤師が主体的に薬物療法に参加することが非常に有益である。クリティカルケア部門において薬剤師が十分に活用され，注射剤の調製(ミキシング)や副作用のチェックなどの薬剤の管理業務について，医師や看護師を専門的な立場からサポートすることはきわめて意義が高い。

5 管理栄養士

重症患者のなかには，高齢者や生活習慣病の有病者が多い。また，クリティカルな患者の栄養状態を改善・維持することは，免疫能低下の防止や治療効果および QOL の向上に大きな影響を及ぼす。したがって，医師や看護師が全身管理の一端として行う栄養管理に対して，適切な栄養状態の評価・判定などの専門家として管理栄養士が支援を行うことも重要である。

6 その他の職種

このほかの職種としては，臨床検査技師がクリティカルケア部門に常駐している医療施設もある。必要に応じて，患者の退院支援などを実施する医療ソーシャルワーカー(MSW)や，医療スタッフ間におけるカルテなどの診療情報の活用を推進する診療情報管理士などが，医療スタッフの一員として積極的に活用されている。

C クリティカルケア看護と倫理・法律

① 患者の権利と擁護

　医療現場においては，患者がひとりの人格をもった存在として尊重され，平等な医療，良質な医療を受けることができるよう基本的な**権利**が保障されることが重要である。そして，患者はみずからに施される医療に関して説明を受ける権利，治療法を選択する権利，医療行為に対して同意する権利などの具体的な権利がまもられることにより，安心して医療を受けることができる。この権利を積極的にまもることを**擁護**という。

　医療における患者の権利は，「患者の権利に関する世界医師会リスボン宣言」（1981年）で保障されている。さらに「ICN看護師の倫理綱領」（2012年）の前文には，「看護には，文化的権利，生存と選択の権利，尊厳を保つ権利，そして敬意のこもった対応を受ける権利などの人権を尊重することが，その本質として備わっている」と述べられており，看護実践においても患者の権利が擁護されていることがわかる。

1 クリティカルケアにおける患者の権利とその擁護

　クリティカルケア領域における患者と家族は，病態や，生命維持・回復のための治療の影響により，生きる権利，知る権利，治療および看護を選択する権利，断る権利，尊厳をもって死に行く患者の権利が尊重されにくい状況にある[1]。そこで，クリティカルケアに携わる看護師は，疾患や治療により意識が消失している患者や心身が危機的な状況にある患者を，ひとりの人格をもった存在として尊重し，プライバシーを保護し，これらの権利を擁護する必要がある（▶表2-3）。

● 人格の尊重

　クリティカルケア領域において患者の人格を尊重するということは，患者の自由意思のもとで権利が保障されるようはたらきかけ，生命の危機的状況においても患者の価値観や性格を重んじたケアを提供することである。クリティカルケアを必要とする患者は，生命維持装置の装着，疾患や治療により意識や判

---

1) 日本集中医療学会：集中治療に携わる看護師の倫理綱領. 2011-05-06（http://www.jsicm.org/pdf/110606syutyu.pdf）（参照2019-08-20）.

▶表2-3　集中治療において擁護されるべき患者の権利と看護師の役割

擁護されるべき権利	看護師の役割
生きる権利	生命の危機的状況から脱出し，早期回復に向かうよう最善の看護を提供する。
知る権利	患者と家族に必要な情報をわかりやすく伝える。
治療および看護を選ぶ権利と断る権利	複雑な意思決定を求められる場合や患者本人が治療および看護を選択できない場合に，患者と家族が希望や思いを表現でき，意思決定できるよう支援する。
尊厳をもって死に行く権利	重症患者の末期医療に関する勧告などをふまえ，患者と家族の代弁者となる。

（日本集中医療学会：集中治療に携わる看護師の倫理綱領，2011〈http://www.jsicm.org/pdf/110606syutyu.pdf〉〈参照 2019-12-20〉をもとに作成）

断力が低下していることなどから意思疎通がはかれず，治療方針について家族が代理意思決定をすることがある。このとき，看護師は権利を主張できない患者の代弁者となり，権利の侵害から患者をまもることが大切である。そして，患者の価値観や信念に基づいた選択ができるよう家族へのはたらきかけを行うとともに，人としての尊厳をまもり，患者の意向にそったケアを行う必要がある。

● プライバシーの保護

人は，「私事をみだりに公開されない権利」である**プライバシー権**を有する。そして，この権利には「自己の情報をコントロールする権利」という側面もある。

つまり，患者個人の情報は，みだりに公開されないだけでなく，患者が自身の情報としてコントロールできると理解されるべきである。

個人情報保護法とプライバシー▶　「個人情報の保護に関する法律」（**個人情報保護法**）では，プライバシー権や自己の情報をコントロールする権利の擁護がうたわれている。

プライバシーとは，私事である。一方，個人情報保護法において，個人情報とは，生きている個人に関する情報のうち，記録類により特定の個人が識別できるもの（ほかの情報と簡単に照合でき，それによって特定の個人を識別できるものを含む），また個人識別符号が含まれる当該特定の個人を識別することができるもの，と定義される（「個人情報保護法」第2条）。

個人情報保護法の定義からは個人情報に該当しない情報であったとしても，患者自身が知られたくないと思う情報はプライバシーとして取り扱い，プライバシー権を擁護する必要がある。つまり，単に個人情報を保護することだけでは，患者のプライバシーをまもることはできない。

看護師の役割▶　医療現場において患者のプライバシーを保護するために大切なことは，患者の意思や思いに意識を向けて，患者の情報を安全に取り扱うことである。クリティカルケアの領域では，意思表示がむずかしい患者のプライバシー保護という困難な場面がある。その際，看護師には，患者自身の私事および患者自身が

コントロールできるすべての情報に対するこまやかな配慮が必要となる。そして，患者の情報を患者家族と共有する場面でも，患者の情報は，患者自身がコントロールできる権利を有していること，看護師はそれを擁護する立場にあるということを忘れてはならない。

2 インフォームドコンセント

インフォームド▶
コンセント

　日本看護協会は「インフォームドコンセントとは，患者・家族が病状や治療について十分に理解し，また，医療職も患者・家族の意向や様々な状況や説明内容をどのように受け止めたか，どのような医療を選択するか，患者・家族，医療職，ソーシャルワーカーやケアマネジャーなど関係者と互いに情報共有し，皆で合意するプロセスである。インフォームドコンセントは，ただ単に病状を告げ，同意書をとることではない」[1]としている。

　つまり，このプロセスには，知る権利，自己決定権，選択の権利，そして同意の権利などといった患者の権利を尊重する行為が多く含まれている。決して，インフォームド（informed；情報に基づく）コンセント（concent；同意）という言葉どおりの「説明から始まり同意で終わる」ものではないし，書面を取り交わす儀式でもない。

　近年，**共有意思決定** shared decision making（**SDM**）という考え方に注目が集まっている。これは，患者と医療者の間で選択されうる治療の決定過程を共有し，それぞれの意思決定と両者の合意形成が並行して行われるものをいう。インフォームドコンセントを考える際には，この考え方を知っておく必要がある。

クリティカルケア▶
場面での課題

　緊急手術，終末期における積極的治療の中止，意識障害患者などへのインフォームドコンセントでは，治療の緊急度が高いことや理解度の低下などにより，十分な説明の機会や同意が得られず，患者の自己決定が擁護されない場合がある。そこで，先に述べた家族の代理意思決定や共有意思決定が必要となる。

看護師の役割▶

　看護師は，緊急な場面で選択を迫られる家族の心理に配慮しながら，患者と家族とともに情報の整理を行い，患者と家族の価値観や思いをふり返り，納得のいく意思決定ができるように支援を行う。また，患者や家族がみずからの価値観や決定に関する思いを医師に伝えられるように支援するとともに，医師が患者や家族の声に耳を傾け，ともに決定できるようなはたらきかけが必要である。

1）日本看護協会：インフォームドコンセントと倫理. (https://www.nurse.or.jp/nursing/practice/rinri/text/basic/problem/informed.html) (参照 2019-12-23).

② 終末期における倫理

クリティカルケア看護領域では，生と死をまのあたりにしながら救命に取り組むことが多い。クリティカルケアに携わる医療チームは，救急処置や集中治療の目的である「いのちを救う」ことに専心してチーム活動を行う。しかし，生命徴候が回復の傾向をきたさないとき，あるいは治療が功を奏さないときには，生還を目ざすためのケアから，死と向き合いながら苦痛を緩和するケアに移行することがある。そこでは，それまでの治療やケアのあり方を問い直しながら，死にゆく患者とその家族のケアが展開される。ある時点で治療をやめるという意思決定だけではなく，患者の人生の終焉（しゅうえん）に移行してゆくケアが必要なのである。

エンドオブライフ▶
ケア
人生の最期の段階にむけての生き方へのケアを**エンドオブライフケア**といい，それは死を意識したときから始まる。エンドオブライフケアは，人間の生と死，生活，尊厳，QOL などを基盤とし，①死に対する問題を考えることから倫理的側面の配慮をすること，②患者を全人的にとらえ苦痛緩和すること，③家族に対しては，患者の死によって，いままでの人生のなかでつちかってきたものや，愛情，存在そのものの喪失からくる悲しみを緩和しながら現実をともに過ごすことを基軸にケアを行う。

エンドオブライフケアの目標は，患者とその家族にとってできる限りの QOL を実現することである。患者・家族が全人的な苦痛から解放され，人間としての尊厳が保たれ，最後の瞬間までその人らしさが大切にされた時間を過ごせるようにケアを行う。看護師には，その人らしさのありようは多様であることを認識し，倫理的な洞察力をもってケアにあたることが必要とされる。

日本クリティカルケア看護学会と日本救急看護学会による「救急・集中ケアにおける終末期看護プラクティスガイド」では，全人的苦痛緩和，意思決定支援，悲嘆ケア，チーム医療推進，組織体制設備の5側面による終末期の看護実践が提唱されている[1]。

1 終末期における意思決定

● 意思決定・代理意思決定

終末期においては，治療方針などの**意思決定**を必要とする場合があるが，クリティカルな状態にある患者は，意思表示が困難な場合が多い。患者自身が意思決定する能力がない場合には，患者のかわりに重要他者により**代理意思決定**が行われる。わが国では，その決定は家族などの法的な代理人が行うことが多

---

1) 日本クリティカルケア看護学会：救急・集中ケアにおける終末期看護プラクティスガイド. (https://www.jaccn.jp/guide/index.html)（参照 2019-12-25）.

▶表2-4 人生の最終段階における医療・ケアのあり方

①医師等の医療従事者から適切な情報の提供と説明がなされ，それに基づいて医療・ケアを受ける本人が多専門職種の医療介護従事者から構成される医療・ケアチームと十分な話し合いを行い，本人による意思決定を基本としたうえで，人生の最終段階における医療・ケアを進めることが最も重要な原則である。
②人生の最終段階における医療・ケアについて，医療・ケア行為の開始・不開始，医療・ケア内容の変更，医療・ケア行為の中止等は，医療・ケアチームによって，医学的妥当性と適切性を基に慎重に判断すべきである。
③医療・ケアチームにより，可能な限り疼痛やその他の不快な症状を十分に緩和し，本人・家族等の精神的・社会的な援助も含めた総合的な医療・ケアを行うことが必要である。
④生命を短縮させる意図をもつ積極的安楽死は，本ガイドラインでは対象としない。

(厚生労働省：人生の最終段階における医療・ケアの決定プロセスに関するガイドライン．2018による)

い。

人生の最終段階における医療・ケアの決定プロセスに関するガイドライン▶　終末期の意思決定のガイドラインとして，厚生労働省の「人生の最終段階における医療・ケアの決定プロセスに関するガイドライン」がある（2007〔平成19〕年策定，2018〔平成30〕年改訂）（▶表2-4）。改訂は，高齢多死社会の進行に伴い地域包括ケアシステムの構築に対応する必要があることや，イギリス・アメリカ諸国を中心としてアドバンス-ケア-プランニング(ACP)の概念をふまえた研究・取り組みが普及してきていることをふまえたものである。

●意思決定支援

看護師の役割▶　意思決定をする患者・家族は，説明内容をさらに理解したいと考えたり，決断に迷ったりすることがある。そのような場合に，看護師は意思決定支援を行う。

　意思決定支援にあたっては，患者・家族が自身で決定できる能力をアセスメントすることから始め，その自律性を支えることが重要である。看護師は，患者の知りたい情報を再提供しながら，今後の治療・検査の方法について，とくに予後への影響や深刻な悩みについて，患者が考えを整理することをたすけ，それによって患者自身にとって意味のある選択ができるように支援する。支援にあたっては，意思決定に関与する人々の価値観を洗い出し，その影響を十分に理解する必要がある。

　意思決定支援において看護師が役割を実行できるように，コーコラン Corcoran は，アドボケイトのガイドラインとしてモデルを開発し，①適切な情報提供を保証する，②患者に希望する情報を選択させる，③看護師としての見解を示す，④患者が自己の価値を確認する援助をする，患者の価値による決断を支援する，⑤患者が自発的に健康・病気・死のもつ意味を決めることをたすける，つまり，患者の決断の意味づけを支援する，という5段階を示した。

　こういった行為を展開するためには，看護師が知識と精神的な安定，自信をもち，他者への誠実なかかわりができることが重要である。同時に，医師など

▶表2-5　意思決定に関する家族ケアの方向性の一例

1) 意思決定の葛藤の原因や影響を及ぼしていることがらはなにかを対話によって発見する。
2) 対話によって意思決定の葛藤内容を論理的に整理する。
　矛盾点に気づくよう, リフレクションしながらコミュニケーションをはかる。
3) 葛藤の原因を除去あるいは軽減し, 選択の支援（自分で決定する）を行う。
4) 決定のために必要な情報とケアを医療チームで提供する。
　(1) 適切な情報提供を保証する。
　(2) 患者・家族に希望する情報を選択してもらう。
　(3) 医療チームとしての見解を示す。
　(4) 家族が患者の意思を推定し, 患者と家族の価値を確認するプロセスを援助する。
　　患者の価値による決断を支援する。
　(5) 健康・病気・死のもつ意味をふり返り, 患者・家族の決断を支援する。
　(6) 意思決定に伴う不安や苦痛に配慮して, 全人的なケアを行う。

（厚生労働省：人生の最終段階における医療・ケアの決定プロセスに関するガイドライン. 2018 を参考に作成）

の他職種との, 信頼関係に基づく協力の感覚も重要である。

代理意思決定支援▶　代理意思決定では, 患者の意向を反映させ尊重した決定がなされることが重要である。そのため, とくに受けたい医療に関する患者の事前意思表示がないかを確認しながら支援する（▶表2-5）。

● 終末期の医療に関する意思表示

尊厳死と DNAR ▶　傷病により「不治かつ末期」になったときに, 自分の意思で, 死期を単に引きのばすだけにすぎない延命措置をやめてもらい, 自然の経過のまま死を迎えることを望むという考え方があり, これを**尊厳死**という[1]。

　その方法のひとつとして, **DNAR**（do not attempt resuscitation）がある。これは, 終末期の段階での急変時に心停止・呼吸停止がおこった場合に, 蘇生処置をしないことをいう。患者が心停止に陥ったとき, 心肺蘇生を行わないことを患者や家族が前もって指示しておくことができ, その指示を DNAR オーダーとよぶ。

リビングウィル,▶　近年では, 自分が意思表示できなくなった場合に備え, あらかじめ治療方針
アドバンス-ケア-　に関する希望を示すことも行われはじめている。そのひとつが, 事前指示（リ
プランニング　　ビングウィル）といわれるものであり, これは治療に関する自身の希望を具体的に書面で示しておくことをいう。また, 患者が治療やケアの方法について医療者や家族と相談して方針を決める, 事前ケア計画（アドバンス-ケア-プランニング〔ACP〕）という対話の方法も注目されている。

---

1) 日本尊厳死協会：リビングウィル Q&A. (https://www.songenshi-kyokai.com/question_and_answer.html) (参照 2019-08-20).

2 苦痛緩和

クリティカルケア領域の看護師は，24時間を通して，最も患者の身近にいてかかわることのできる専門職である。看護師は患者の気がかり，苦痛，苦悩などのニーズにいち早く気づき，人間的な配慮と尊厳をまもる個別性のある看護を行うことができる。

●クリティカルケア看護領域のトータルペインの考え方

終末期にある患者が体験している複雑な苦痛のことを**全人的苦痛（トータルペイン）**という。トータルペインとは，苦痛は身体的側面だけでなく精神的・社会的・スピリチュアル（霊的）な側面から構成されているという全人的な視点のもと，それぞれの側面が有機的に影響し合い，全人的に苦痛を感じるとする考え方をいい，ソンダース Saunders によって提唱された。

身体的苦痛▶ 　身体的苦痛は，手術による創痛や関節痛，倦怠感，吐きけ・嘔吐など，身体的な側面に生じる苦痛である。身体の耐えがたい苦痛は，人間としての尊厳をそこない，周囲の人々とのかかわりを困難にすることもあるため，身体的苦痛を取り除くことは重要な課題となる。また，身体症状が緩和されても，日常生活動作（ADL）が障害されると，そこに理想と現実のギャップから苦しみが生じ，患者の苦悩は深まっていくことがある。

精神的苦痛▶ 　患者は身体的苦痛とともに必ず精神的苦痛も感じており，不安や恐怖，いらだち，焦り，拘束感など，心理的に苦痛な体験をもっている。精神的苦痛は，身体的苦痛が感情に影響を及ぼして生じることもあり，「悲しい，苦しい，情けない，うっとうしい」といった，こころの苦しさとして表現される。

社会的苦痛▶ 　社会的苦痛は，急なできごとにより社会的な立場への影響を受けて，仕事の悩みや経済的な負担，周囲の人々との関係性の変化など社会的に負担を感じる苦痛である。さらに，家族の苦悩も加わって，社会的苦痛は複雑化していく。

スピリチュアルな▶ 　スピリチュアル（霊的）な苦痛（スピリチュアルペイン）は，病気によって人
苦痛　　生を支えてきた意味や目的が見えなくなり，死や病の接近におびやかされて経験する苦痛のことをいう。全存在的苦痛とも表現できるほどに，自分の存在を無意味だと感じたり，人生を否定するような思いをもつ，自己存在がおびやかされて感じる苦痛のことをいう。

●苦痛緩和と倫理的配慮

全人的ケア▶ 　終末期の患者・家族の苦痛は，身体的・精神的・社会的・スピリチュアルな苦痛が有機的に絡みあっており，患者と家族は全人的に苦悩しつつ存在している。苦痛を緩和するためには，全人的なアセスメントを行い，これらの苦痛の相互の関係性を統合した全人的ケアを行う必要がある。

とくに，苦悩している人間を救うケアとして，疼痛，恐怖，不安，ストレス，

愛する対象の喪失などで苦痛がおこることを念頭に，ストレス緩和，苦痛への対処を促進するケアをすることが重要である。薬物療法や安楽なポジショニングなどのケアを，リラクセーション，アロマセラピー，音楽療法などによって補完的に緩和しながら身体と精神の調和を整えることは，全人的な苦痛緩和となる。

倫理的配慮▶　クリティカルケア領域の終末期ケアにおいて困難さを感じる事例では，とくにスピリチュアルな苦痛が複雑に存在していることが多い。

そこには，医療者と患者・家族の，文化や価値観の相違が存在することがある。お互いに苦しみの存在が見えないために理解が深められず，倫理的問題が生じてしまうのである。

患者・家族にとって，それぞれの文化や価値観は自己の生活の根本原理である。そのため，ひとたびそれをおかされると，心底からの怒りや苦痛が表現される。そして，「文化や価値観の違いをみとめてもらえなかった」「医療者とわかりあえなかった」という苦悩が，「権利がまもられなかった」という問題として浮かびあがることがある。看護師は，患者が自分自身の存在の意味を感じとれるように支援する必要がある。そのためには，看護師の価値観だけで判断するのではなく，倫理的配慮をもって患者・家族のなかにある意味を理解することが重要である。

3 家族看護

クリティカルケア看護領域で死が避けられない状況になったとき，死にゆく患者とともに過ごす家族をケアの対象として考えることは重要である。個人の死は，残された家族の人生に位置づけられ，その存在が続くため，その悲しみは計りしれない。

● 苦痛緩和

クリティカルな状況下では，患者の意思表示はほとんどない状態が多い。しかし，患者・家族が貴重な時間を有意義に過ごすためには，患者の意識の有無にかかわらず，家族を包括した苦痛緩和が必要である。

アセスメントの▶　前述したように，患者と家族がかかえる苦悩は，複雑に影響し合っていることを理解する。

(1) 身体的苦痛：受傷などによる患者の痛み，拘束状態や治療に伴う身体の痛みなど。家族も苦痛や身体的な痛みを感じていないか確認をする。

(2) 心理的苦痛：悲しい・つらい・怒りなどの感情を伴い苦痛を感じるもの。環境や疾患からくる悩みやおそれ(絶望感や喪失感，またそれによる疲労や不眠)。

(3) 社会的苦痛：経済的な不安定さ・職業上の悩み・家庭での役割変化。

(4) 精神的苦痛・スピリチュアルな苦痛：生きる意味や目的，不確実な将来の

苦悩, 存在価値への問い。

ケアの方向性▶ 上記のような情報を得て, 患者と家族の苦悩を緩和する。また, スピリチュアルな苦痛は, その人の人生を支えてきた意味や目的が死の接近によっておびやかされる苦悩であることを理解して, 患者と家族にかかわる。看護師は, 患者と家族の苦痛の緩和のために, 倫理的配慮をもって全人的なケアを行うことが重要である。

● 喪失が予期された段階における悲嘆へのケア

アセスメントの▶
意義と内容
家族あるいは重要他者が喪失すると予期された段階における, 落胆や絶望といった情緒的体験を悲嘆という。それを受容し乗りこえるためには, その人自身が十分に悲しむことが必要だといわれている。すなわち, 人は, 悲嘆に対する反応を示しながら適応へと向かう積極的な過程が必要で, これを悲嘆作業という。看護師はその心理過程をアセスメントし, その過程を妨げないように支援する。

ケアの方向性▶ 望まない悲しい結果(家族の死)が訪れるという状況的危機(喪失)に関連した予期悲嘆に対し, 予測される重大な喪失に伴う悲嘆作業ができ, 現実に適応する(死を看取る)ことができるようケアしていく(▶表2-6)。

● 死後のケアの重要性

家族にとって, 最期に見る患者の表情はとくに大切な記憶となり, その最期の姿は悲嘆にも影響する。看護師は, 患者の身体を整える行為は患者の尊厳を重視するケアであることを心にとめ, 技術を十分に発揮しなくてはならない。死後のケアにあたっては, 生命に対する畏敬の念をもって, 家族の苦痛を増大させないような倫理的配慮が必要である。

ケアのポイント▶ 患者は集中治療から死にいたるため, 身体にはさまざまなチューブ・ドレーン・ライン類が多く入っている。また, 出血傾向や過剰な体液, 酸塩基平衡のくずれなどの身体条件もあいまって, 皮膚損傷をきたしやすい。そのため, 皮膚を清浄にする際には, ふく物の素材やふく力にも留意が必要である。血液の付着などが多い場合は, 防水シートなどを用いて洗髪・洗体をしてから整容ケ

▶表2-6 悲嘆へのケア

①家族が, 悲嘆を表現することができるようにする。
②ほかの家族員と, 悲しみ・心配を理解し合えるようにする。
③喪失する可能性を理解し悲しみ, その反応に対処することができるようにする。
④家族が感情を吐露したいと感じ表現された場合, 感情表出を妨げないようにする。
⑤家族から出てくる感情が事実であることを認識し, 患者と家族の絆の強さ(統合性)を促進する。悲しみの深さが互いの愛情の深さを示していること, 重要で大切な存在であったことを家族が認め, またその関係性の存在に気づくよう支援する。
⑥悲嘆の反応に応じて, 悲嘆作業を見守り存在する。
⑦病的な反応がないか(専門家への照会を必要とする徴候がないか)を把握する。

アを開始する。また，損傷した皮膚の滲出液の漏出の程度を見こし，衛生材料とテープを選択する。とくに，目にふれる創や出血斑などは，ドレッシング材を効果的に使用し，目だたないように配慮する。その姿が患者の最期の姿になることを理解して，生前の患者のイメージに戻すことを重視する。

③ 脳死と臓器移植

重症頭部外傷や脳血管疾患患者は，救急医療により一命を取りとめたものの，脳の損傷が激しく脳死になる場合がある。脳死患者は，その後に確実に心臓死にいたるため，臓器移植を待つ，より多くの患者を救うために，「臓器の移植に関する法律」(臓器移植法)により脳死患者からの臓器提供が可能となった。クリティカルケア看護師は，死の基準や法律や家族の苦悩を十分に理解し，限られた時間のなかで多職種と連携して意識のない脳死患者の価値観を尊重し，家族の代理意思決定支援や精神的ケアを行うことが求められている。

1 脳死とは

脳死とは，呼吸・循環機能の調節や意思の伝達など，生きていくために必要なはたらきをつかさどる脳幹を含めた脳全体の機能が失われた状態である。よく似た状態である植物状態は，大脳の機能は消失するが，脳幹の機能は残り，みずから呼吸できる場合もある。脳死と植物状態の大きな違いは，植物状態は回復の可能性があるが，脳死は脳全体の機能を喪失するため回復はなく，心臓死を迎えることである。

臓器提供を前提とする場合は，「臓器の移植に関する法律」により，脳死(法的脳死)を人の死と定めている。しかし，一律に脳死を人の死とするものではない。臓器提供を前提としない場合は，脳死の診断による判定終了時刻を死亡時刻とせず，いわゆる心臓死とされる死の三徴候(①呼吸の停止，②心臓の停止，③瞳孔散大固定〔対光反射の消失〕)により判定される。したがって，臓器提供の可能性の有無により，「死のダブルスタンダード double standard (二重基準)」が存在する。

2 脳死患者からの臓器移植

臓器移植は，重篤な疾患や外傷などで臓器の機能が低下した人に対して，他者の健康な臓器を移植して機能を回復させる医療である。脳死患者は，摘出する臓器への血流を維持できる時間が長いために，心臓が停止した死後よりも多くの臓器を提供できる。すなわち死後に臓器提供を希望する人(ドナー)のなかでも，脳死患者からの臓器移植は，より多くの臓器の移植を希望する人(レシピエント)を救うことができる。

脳死患者からの臓器移植は，1997(平成9)年に「臓器の移植に関する法律」

により可能となった。また 2010（平成 22）年 7 月に施行された法改正では，患者の意思が不明な場合でも，家族の承諾があれば臓器提供が可能となり，15 歳未満の患者からの提供も可能となった。

　近年，脳死下での臓器提供は増加傾向にあり，2019（平成 31）年 3 月までに全国で 588 例が行われている。ドナーの原疾患はクモ膜下出血など脳血管障害が約 6 割を占め，入院から脳死とされうる状態の診断までの平均日数は 6.0 日であった。レシピエントへの移植にいたった臓器は腎臓と肝臓が多い。

3　脳死判定

　脳死後に臓器を提供する場合，法に定められた厳格な脳死判定により，脳死を確実に判定する必要がある。器質的脳障害により，深昏睡や自発呼吸が消失した状態で，かつ器質的脳障害の原疾患が確実に診断され，原疾患に対して行いうるすべての適切な治療を行った場合でも回復の可能性がないと認められる者を脳死とされうる状態とする。代謝性障害や内分泌性障害によって深昏睡や自発呼吸がない状態や，直腸温が 32.0℃ 未満（6 歳未満の者は 35.0℃ 未満）の場合を除く。

　医師は，脳死とされうる状態の患者の家族に臓器提供の機会があることを説明する。家族から臓器提供に関する説明を受ける承諾があれば，日本臓器移植ネットワークに連絡し，臓器移植コーディネーターより家族へ説明が行われる。家族が臓器提供と脳死判定を承諾し，患者が法的脳死判定の除外基準である急性薬物中毒や代謝・内分泌障害でない場合や，虐待が疑われる 18 歳未満の児童などでない場合に法的脳死判定が行われる。

　法的脳死判定は，深い昏睡，瞳孔散大と固定，脳幹反射の消失，平坦な脳波，自発呼吸の停止の 5 項目について行う。6 時間以上経過したあとに再び同じ検査（2 回目）を行い，状態が変化せず，不可逆的であることを確認する。小児は脳のダメージに対する回復力が高いために，脳死判定は 24 時間空けて行う。脳死判定は，判定に必要な知識と経験をもつ，移植に無関係な 2 人以上の医師が行う。

4　看護師の役割とジレンマ

看護師の役割 ▶　患者が脳死とされうる状態となり，臓器提供の機会があることが説明され，家族が承諾すれば臓器提供のプロセスを歩む。看護師は，患者を喪失する家族の悲嘆と心身の疲労に寄り添いながら，患者や家族の価値観を尊重し，代理意思決定ができるように支援する。

　患者は人工呼吸器を装着しているためにみずから呼吸をしているかのように見え，肌に触れればぬくもりを感じる。このような状況下で法的脳死判定が行われ，判定終了をもって死亡とされる。そして，臓器摘出が決まれば臓器の維持・管理のために循環管理などが行われる。家族は，こうした死亡の宣告や臓

器摘出に伴う医学的介入に苦しむことがあり，医療者のなかで一番身近な存在となる看護師が連携して継続的な支援を行う必要性が高い。

看護師のジレンマ▶ また，クリティカルケア看護にかかわる看護師は，生命の危機状態にある患者の救命に最善を尽くすのが使命である。しかし臓器提供は目の前の患者の死が前提であり，その臓器の提供によりほかの患者を救うという二面性をもつ。そのため，看護師はそのジレンマに葛藤する。看護師が悩みや思いを表出できるカンファレンスや話し合いの場をもつことが必要であり，専門看護師などの資源を活用しながら，葛藤などを解決していく。

④ 関連する法令と看護

クリティカルな状況にある患者は，重篤な疾患や鎮静により個人情報が管理できないことが多い。そのため看護師は，「**保健師助産師看護師法**」における**守秘義務**を遂行するとともに，患者の保護と公衆衛生のために必要な届出義務を理解する必要がある。また，クリティカルケア看護は侵襲的処置が多いため，急変時の対応などを含めて「**医師法**」などの関連法令を理解して実践する必要がある。

1 守秘義務と届出義務における法的責任

● 守秘義務

突然の発症や事故により救急搬送されてきた患者は，意識がなく，また大きな災害や犯罪に巻き込まれた場合は被害者として社会的注目を集めていることもある。したがって，個人のプライバシーは侵害されやすく，治療や看護を行ううえで知りえた情報が治療や看護にかかわらない人々に興味本位で伝播する可能性がある。

「個人に関する情報」とは，氏名，性別，生年月日，顔画像等個人を識別する情報に限られず，財産，職種，肩書等の属性に関して，事実，判断，評価をあらわすすべての情報であり，評価情報，公刊物等によって公にされている情報や，映像，音声による情報も含まれ，暗号化等によって秘匿化されているか否かを問わない。病院では診療録，処方箋，手術記録，看護記録，検査所見記録，紹介状，退院した患者に係る入院期間中の診療経過の要約，調剤録等である[1]。

看護師の法的責任▶ これらの情報は，患者の治療や看護には必要であるが，むやみに口外したり，

---

1) 厚生労働省：医療・介護関係事業者における個人情報の適切な取扱いのためのガイダンス 2017-04-14（https://www.mhlw.go.jp/stf/seisakunitsuite/bunya/0000027272.html）（参照 2019-08-20）．

ソーシャルメディアなどに掲載したりすることは，患者の個人情報の漏えいにあたる。医師・薬剤師・助産師は「刑法」第134条で「正当な理由がないのに，その業務上取り扱ったことについて知り得た人の秘密を漏らしたときは，六月以下の懲役又は十万円以下の罰金に処する。」と定められ，保健師・看護師は「保健師助産師看護師法」（保助看法）第42条の2で「正当な理由がなく，その業務上知り得た人の秘密を漏らしてはならない。保健師，看護師又は准看護師でなくなつた後においても，同様とする。」とされる。職務上で得られた情報は，いかなる場合も慎重な取り扱いが必要である。

● 届出義務

社会情勢を反映する救急医療の現場では，虐待された子どもや薬物中毒の患者が来院することが多く，感染症の患者の診察や犯罪の可能性がある異状死に立ち会うこともある。これらについては，医師などが法令に基づき届出義務を果たす必要がある。

虐待 ▶ 児童虐待の場合は，児童虐待を受けたと思われる児童を発見した者による児童相談所等への通告（「児童虐待の防止等に関する法律」第6条）や，要保護児童を発見した者による児童相談所等への通告（「児童福祉法」第25条）が必要とされる。通告は，個人情報を取り扱う者が，あらかじめ本人の同意を得ないで個人データを第三者に提供できる場合に該当し，刑法上の守秘義務違反に問われることはない（「個人情報の保護に関する法律」第16・23条）。

配偶者からの暴力 ▶ また配偶者からの暴力で負傷または疾病にかかった者を発見した場合は，配偶者暴力相談支援センターまたは警察への通報（「配偶者からの暴力の防止及び被害者の保護に関する法律」第6条）が必要である。

感染症 ▶ 感染症は，エボラ出血熱などの一類感染症，結核などの二類感染症，コレラなどの三類感染症，日本脳炎などの四類感染症は，ただちに最寄りの保健所に氏名，年齢，性別，職業，住所，所在地，病名などを届け出る必要がある。アメーバ赤痢などの五類感染症は7日以内などの所定の期間に年齢・性別などを届け出る必要がある（「感染症の予防及び感染症の患者に対する医療に関する法律」第12条）。

薬物中毒 ▶ 薬物中毒は，医師が診察の結果，受診者が麻薬中毒者であると診断したときにすみやかに都道府県知事に届け出なければならない（「麻薬及び向精神薬取締法」第58条の2）。また公務員などの官吏または公吏は，その職務を行うことにより犯罪があると思料するときは，告発をしなければならない（「刑事訴訟法」第239条）として警察への通報が必要である。

異状死体・ ▶ 異状死体や異状死産児（妊娠4月以上）を医師が検案した場合は，24時間以
異状死産児 　 内に所轄警察署に届け出なければならない（「医師法」第21条）。死因がわからない異状死体は法医解剖が行われる。犯罪性やその疑いがあるときは「刑事訴訟法」および検視規則に基づく司法解剖と，公衆衛生学的問題の解決を目的

とする「死体解剖保存法」に基づく監察医解剖が行われる（「死体解剖保存法」第8条）。

2　看護師の医療行為

　　クリティカルケア看護が展開される救急や ICU では，救命を目的に，人工呼吸器などの生命にかかわる医療機器の取り扱いや急変時の対応が求められる。しかし，中心静脈路の確保や麻酔をかけることなどは，高度で衛生上危害を生ずるおそれのある絶対的医行為であり，「医師でなければ，医業をなしてはならない」（「医師法」第17条）と定められ，医師からの指示があっても実施できない。また「主治の医師又は歯科医師の指示があつた場合を除くほか，診療機械を使用し，医薬品を授与し，医薬品について指示をしその他医師又は歯科医師が行うのでなければ衛生上危害を生ずるおそれのある行為をしてはならない。」（「保助看法」第37条）とされ，無指示の看護師の医療行為は禁止されている。

　　しかし，急変時に医師を待たずに医療行為を実施することは，「臨時応急の手当をし，又は助産師がへその緒を切り，浣腸を施しその他助産師の業務に当然に付随する行為をする場合は，この限りでない。」（「保助看法」第37条）として認められている。急変時に実施される末梢血管確保などは，看護師の診療の補助として，医師の指示により行うことができる相対的医行為に該当する。

　　近年では，看護師の専門性をさらに発揮し，国民のニーズに積極的にこたえていくために，「特定行為に係る看護師の研修制度」（「保助看法」第37条）が 2014（平成26）年に創設された。

　　特定行為は，特定行為研修を修了した看護師が，医師または歯科医師の判断を待たずに，診療の補助として手順書により実施できる行為である。クリティカルな状況にある患者の安全や回復を促進する目的で迅速な対応が必要とされる，人工呼吸器の設定や経口用気管チューブの位置の調整などが，特定行為として定められた（▶表2-7）。

▶表2-7　特定行為とその概要（一部）

特定行為	医師の指示のもと，手順書により，行われる特定行為の概要
経口用気管チューブ又は経鼻用気管チューブの位置の調整	身体所見や検査結果などが医師から指示された病状の範囲にあることを確認し，経口用気管チューブや経鼻用気管チューブの深さの調整を行う。
侵襲的陽圧換気の設定の変更	身体所見や検査結果などが医師から指示された病状の範囲にあることを確認し，酸素濃度や換気様式などの人工呼吸器の設定条件を変更する。
人工呼吸管理がなされている者に対する鎮静薬の投与量の調整	身体所見や検査結果などが医師から指示された病状の範囲にあることを確認し，鎮静薬の投与量の調整を行う。
人工呼吸器からの離脱	身体所見や検査結果や血行動態などが医師から指示された病状の範囲にあることを確認し，人工呼吸器からの離脱（ウィーニング）を行う。

参考文献

1) Barry, M. J. and Edgman-Levitan, S：Shared Decision Making――The pinnacle of Patient-Centered Care, *The New England Journal of Medicine*, 366(9)：780-781, 2012.

2) Corcoran, S.：Toward Operationalizing an Advocacy Role. *Journal of Professional Nursing* 4(4)：242-248, 1988.

3) E・キューブラー・ロス著, 鈴木晶訳：死ぬ瞬間――死とその過程について. 中公文庫, 2001.

4) 石川幸司ほか：集中治療領域における終末期ケアに関する看護師の役割認識と課題. 日本集中治療医学会雑誌 23(5)：601-604, 2016.

5) 伊藤真・川端一永：法律を知ると患者の権利がみえてきた――法律家と開業医の新しい提言. メディカ出版, 2003.

6) 伊藤真理ほか：集中治療室で終末期に至った患者に対する急性・重症患者看護専門看護師の倫理調整. 日本クリティカルケア看護学会誌 10(3)：11-21, 2014.

7) 岩田太編：患者の権利と医療の安全――医療と法のあり方を問い直す. ミネルヴァ書房, 2011.

8) 黒田裕子・林みよ子編：クリティカルケア看護　完全ガイド. 医歯薬出版, 2013.

9) 厚生労働省：医療・介護関係事業者における個人情報の適切な取扱いのためのガイダンス. 2017-04-14(https://www.mhlw.go.jp/file/06-Seisakujouhou-12600000-Seisakutoukatsukan/0000194232.pdf)(参照 2019-08-22).

10) 厚生労働省：終末期医療に関する調査等検討会報告書. 2004.

11) 厚生労働省：終末期医療の決定プロセスに関するガイドライン. 2007.

12) 厚生労働省：人生の最終段階における医療・ケアの決定プロセスに関するガイドライン. 2018-03-14(https://www.mhlw.go.jp/stf/houdou/0000197665.html)(参照 2019-08-20).

13) 厚生労働省：臓器の移植に関する法律の一部を改正する法律の概要. (http://www.mhlw.go.jp/bunya/kenkou/zouki_ishoku/dl/index_1.pdf)(参照 2019-08-20).

14) 厚生労働省：第2回　終末期医療の決定プロセスのあり方に関する検討会　議事録. 2007.

15) 厚生労働省：特定行為に係る看護師の研修制度の概要. (http://www.mhlw.go.jp/stf/seisakunitsuite/bunya/0000070423.html)(参照 2019-08-22).

16) 厚生労働省：脳死下での臓器提供事例に係る検証会議　検証のまとめ. 2015-05-25(http://www.jotnw.or.jp/datafile/pdf/report.pdf)(参照 2019-08-20).

17) 全日本病院協会：厚生労働省平成27年度看護職員確保対策特別事業　特定行為に係る手順書例集作成事業　特定行為に係る手順書例集. 2016. (http://www.mhlw.go.jp/file/06-Seisakujouhou-10800000-Iseikyoku/0000112464.pdf)(参照 2019-08-22).

18) 日本医学哲学・倫理学会編：文部科学省研究成果公開講座　今, 再びインフォームド・コンセントを問う　資料集. 2008.

19) 日本看護協会：インフォームドコンセントと倫理. (https://www.nurse.or.jp/nursing/practice/rinri/text/basic/problem/informed.html)(参照 2019-08-20).

20) 日本看護協会：特定行為に係る研修制度の活用の推進. (https://www.nurse.or.jp/nursing/tokutei_katsuyo/index.html)(参照 2019-08-20).

21) 日本クリティカルケア看護学会監修：救急・集中ケアにおける終末期看護プラクティスガイド. 医学書院, 2020.

22) 日本集中治療医学会：集中治療に携わる看護師の倫理綱領. 2011-05-26(http://www.jsicm.org/pdf/110606syutyu.pdf)(参照 2019-08-20).

23) 日本臓器移植ネットワーク. (http://www.jotnw.or.jp/)(参照 2019-08-20).

24) 藤本修平ほか：共有意思決定〈Shared decision making〉とは何か？――インフォームドコンセントとの相違. 日本医事新報 4825：20-22, 2016.

25) 深山つかさ：急性期医療における後期高齢患者のインフォームド・コンセントへの看護支援. 日本看護倫理学会誌 8(1)：32-38, 2016.

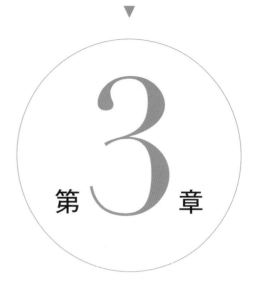

クリティカルケア看護学

第3章

クリティカルな患者の病態の理解と看護

A 過大侵襲を受けた患者の生体反応

クリティカルな状態にある患者は、疾病や外傷、さらにはそれらの治療・処置によって、過大な侵襲を受けていることが多い。こうした侵襲に対して、生体は神経系・内分泌系・免疫系を中心とした反応を示し、恒常性を維持しようとする。

ホメオスタシス▶ 生体は、気温・湿度などの外部環境の変化や、活動・休息などの主体的条件の変化に応じて、体内環境をある一定範囲に保つ機能をもっている。これをホメオスタシス(生体恒常性)という。

侵襲▶ この恒常性の維持を妨げる要因を、侵襲という。おもな侵襲には、外部刺激として外傷・熱傷・感染・有害物質・寒冷などが、内部刺激としては、悪性腫瘍や炎症性疾患などがある。クリティカルな状態にある患者は、疾患や外傷などによって過大な侵襲を受けており、また侵襲の程度の高い治療・処置を受けることが多い。

生体反応▶ 侵襲を受けた患者の身体は、その刺激に対して一定の反応をおこす。この反応を生体反応という。これは生体の内部環境を整え、ホメオスタシスを維持しようとする正常な反応であり、侵襲に対する生体防御反応ともいえる。

たとえば、手術侵襲を受けた患者には、術後の高血糖、浮腫、尿量の減少、発熱などの変化があらわれ、検査データなどからは、心拍出量や血管抵抗の変調、栄養障害、免疫能低下、凝固線溶異常、電解質異常、体液分布異常などがわかる。これらは、侵襲を受けた生体に、神経系や内分泌系、免疫系などのはたらきがあらわれたものである。

こうした反応は相互に関連しており、ひとつの反応はさらに次の反応を引きおこす引きがねとなっている。一方、あまりにも強い生体反応や、過度の生体反応の遷延、また術後の感染などの新たな侵襲は、ホメオスタシスの破綻をもたらすこともある。

① 生体反応の全体像

侵襲により生じる生体反応は侵襲の種類や程度、患者の状態によって異なるが、多くの場合ある程度共通する反応がみられる。

1 キャノンの闘争・逃走理論

侵襲に対する生体反応についてイメージするには、キャノン Canon, W. B. の

闘争・逃走理論がわかりやすい。キャノンは，イヌをネコの近くで吠えさせ，ネコがどのような反応を示すか観察する実験を行った。イヌに吠えられたネコでは，瞳孔の散大，呼吸数増大・脈拍数増大・血圧上昇，脳・筋肉への血管拡張，皮膚・内臓(とくに腎臓・消化管)の血管収縮，胃腸の運動低下，血中アドレナリンの増加が観察された。これらは，敵をよく見て，酸素をより多く体内に摂取し，不要な機能は抑えつつ運動機能を高め，危機的な状況において闘争または逃走するために役だつ。

キャノンは寒冷刺激や低酸素でも同様の反応がおこることを確認し，こうした外部刺激をストレスとよんだ。

2 セリエのストレス学説

一方，**セリエ** Selye, H. は，生体が有害な刺激を受けると，その種類にかかわらず(非特異的に)，**視床下部-下垂体前葉-副腎皮質系**の活動が高まり，その刺激に適応することを明らかにした。セリエはこうした外部刺激を**ストレッサー**，外部刺激によって生じる緊張やゆがみを**ストレス**とよび，明確に区別した。

全身適応症候群▶　セリエは，ストレッサーに対する全身の適応現象を**全身適応症候群**(汎適応症候群 general adaptation syndrome〔GAS〕)とよび，3つの段階に区分した。

[1] **第一期(前期：ショック相，後期：警告反応期)**　生体は強いストレスを受けると，ショック状態となる。この時期をショック相という。ついで，刺激により，視床下部から副腎皮質刺激ホルモン放出ホルモン(CRH)が放出され，下垂体前葉から副腎皮質刺激ホルモン(ACTH)を放出する。この ACTH が副腎皮質に作用して副腎皮質ホルモンの1つである糖質コルチコイドの分泌を促進する。この時期が警告反応期である。

[2] **第二期(抵抗期)**　生体の諸機能を統合し，有害なストレスに耐えつつ，徐々に適応してゆこうとする時期である。副腎皮質の脂質量は増加し，成長ホルモンの分泌亢進によって組織の同化作用も上向く。全身状態としてはショックから離脱し，安定に向かいはじめる時期といえる。しかし，別のストレッサーに対する抵抗力は弱まっている。

[3] **第三期(疲憊・疲弊期)**　第一期からストレスが遷延した場合である。いったん獲得されたストレッサーに対する抵抗力は減退し，全身症状が悪化しはじめ，体温や血圧の下降，副腎皮質の脂質量の減少，低血糖などが出現する。生体の適応性は破綻，もしくはそれに近い状態となり，生体諸機能の恒常性を維持するための機能が低下または喪失してしまう。

3 侵襲のトライアングル

今日では，侵襲に対してはサイトカインなどによる炎症反応-免疫系の応答が絡み合った反応が生じており，それが視床下部-下垂体前葉-副腎皮質系の反

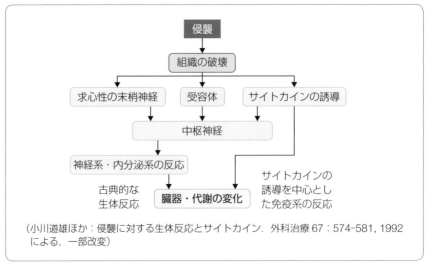

（小川道雄ほか：侵襲に対する生体反応とサイトカイン. 外科治療 67：574-581, 1992
による，一部改変）

▶図3-1　侵襲に対する生体反応

応にも密接に関与していることが明らかになっている（▶図3-1）。侵襲学では，
神経系・内分泌系・免疫系の複雑な3機能の関係を**侵襲のトライアングル**とよ
ぶ。

侵襲の▶
トライアングル　生体に侵襲が加わると，その刺激は感覚器によって受容されて末梢神経を経
由するかたちや，損傷した細胞・組織から漏出した生理活性物質がその受容
体と結合するかたちで，中枢神経へと伝わる。中枢に伝わった刺激は，交感神
経系や視床下部-下垂体前葉-副腎皮質系を介して全身の臓器や代謝に変化をも
たらす。

　一方，細胞・組織の損傷によって漏出した物質や，病原微生物の構成物質は，
免疫細胞を活性化させ，各種のサイトカインを誘導する。サイトカインはネッ
トワークを介して中枢神経系にも情報を伝えるが，直接局所の組織にも作用し
て，血管透過性の亢進などをもたらす。

4　ムーアの分類

　比較的大きな侵襲に対する生体の反応を説明する理論としては，ムーア
Moore, F. D. の分類がよく知られている。ムーアは，手術後の患者の回復過程
を4相に分類した。この分類は，その他の侵襲に対する反応にも適用されてい
る（▶図3-2）。

[1] **第Ⅰ相：傷害期** adrenergic corticoid phase, injury phase　侵襲を受けた
直後から約48〜72時間の時期をさす。全身麻酔や手術侵襲を受けた直後の急
性期である。傷害期には，神経-内分泌反応が著しく亢進する。呼吸・循環・
代謝・体液動態はもちろんのこと，精神機能もきわめて不安定になる。

　侵襲を受けた直後に，一時的に代謝が低下する時期を**干潮期** ebb phase とい

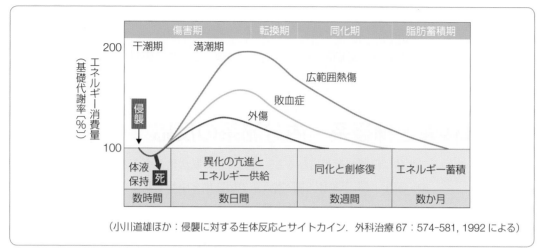

（小川道雄ほか：侵襲に対する生体反応とサイトカイン. 外科治療 67：574-581, 1992 による）

▶ 図 3-2　侵襲後の経過とエネルギー消費量

　う。この時期には，血管透過性の亢進により血管内の細胞外液が非機能的細胞外液として間質に移動することによって，循環血液量の不足，尿量の低下，患者の活動性低下などが観察される。

　その後，**満潮期** flow phase に入ると，代謝は急激に増大し，心拍数・脈拍数増加，心拍出量増大，体温上昇，酸素消費量増加，高血糖，尿中窒素排泄量増加が観察される。

　[2] **第Ⅱ相：転換期** turning point phase　傷害期に続く 48〜72 時間から 1 週間程度の時期をいう。神経-内分泌反応が徐々に消退し，患者の活動性が徐々に回復に向かう。この時期には，間質の非機能的細胞外液が血管内に戻ることにより，利尿が高まってくる。そのため，臨床的には**利尿期**または**リフィリング** refilling **期（再分配期）**などともよばれる。患者は急性期から脱却し，精神機能も安定していく。

　[3] **第Ⅲ相：同化期・筋力回復期** muscular strength phase　侵襲を受けてから，

NOTE
侵襲と痛み

　生体は，外科的手術などの組織損傷が加わると，それが侵害刺激となって痛みを感じる。これは，侵害受容性疼痛といって，外部または内部から侵害刺激が加えられ，その刺激によって侵害受容器が興奮したときにおこる。侵害受容器は，全身に分布する自由神経終末に備わっており，刺激に敏感に反応する。刺激は末梢の神経末端から脊髄神経，延髄，大脳皮質，視床下部に伝えられる。

　侵害受容器は，外部からの機械的刺激や熱刺激のほか，損傷組織やその周辺組織，免疫細胞（好中球，マクロファージ）などから産生されるブラジキニン，プロスタグランジン E_2，セロトニン，ヒスタミン，ロイコトリエンなどの内因性発痛物質によっても刺激を受ける。内因性発痛物質のなかには，発痛作用だけではなく血管拡張や血管透過性亢進の主因として炎症反応に強く関与しているものがある。さらには凝固線溶系にも強い影響を与えている。

2〜5週間程度の時期が相当する。この時期には，患者の筋肉量・活動性・食欲も徐々に回復していく。

　[4] **第Ⅳ相：脂肪蓄積期 fat gain phase**　患者には脂肪が蓄積され，活動性・体力もほぼ正常まで回復する。

② 生体侵襲と神経系・内分泌系の反応

　生体に侵襲刺激が加わると，交感神経の賦活化を中心とした神経活動の変化や，視床下部-下垂体-副腎皮質系の活性化を中心としたさまざまな内分泌系の活動の変化によって，全身の臓器や代謝系のはたらきに変化が生じる。

1 自律神経系（交感神経・副交感神経）

　侵襲を受けた生体では，交感神経が主体となってはたらくが，侵襲から回復していく過程においては副交感神経のはたらきも重要になる。

● 交感神経

循環動態・血管に対する作用 ▶ 　侵襲時には，交感神経の緊張が高まることで血圧の上昇や心拍数の増加を生じさせる。生体に侵襲が加わると，交感神経終末からノルアドレナリンが放出され，血管を収縮させる。消化管・腎臓・皮膚への血液量を減らして，骨格筋への血液供給量を増大させる。

瞳孔・気管支に対する作用 ▶ 　さらには瞳孔と気管支を拡大・拡張させることで視覚機能を高め，血液への酸素供給を増大させる。

代謝に対する作用 ▶ 　また，交感神経はエネルギーを発散・消費させるように作用している。エネルギー代謝においては，肝臓でのグリコーゲン分解と脂肪組織での脂肪分解により必要なエネルギーを発生させる。

内分泌系に対する作用 ▶ 　交感神経系は各種の内分泌腺にも分布しており，副腎髄質に作用してカテコールアミン（アドレナリン，ノルアドレナリン）の分泌を促したり，腎臓に作用してレニンの分泌を促したりする。

NOTE
ケミカルメディエーター chemical mediator（化学伝達物質）

　ケミカルメディエーターとは，細胞から細胞への情報伝達に使用される化学物質の総称である。ヒスタミンやセロトニン，エイコサノイド（プロスタグランジン，ロイコトリエン，トロンボキサン），ブラジキニンなどをさす。免疫反応や炎症反応，アレルギー反応，疼痛，発熱など，さまざまな生体反応にかかわっている。

●副交感神経

一方，侵襲から回復していくためには，新たなエネルギーを獲得する必要がある。この役割を担っているのが副交感神経系である。そのはたらきにより，心拍数と血圧を低下させ，皮膚や消化管への血液還流を維持し，瞳孔と気管支を収縮させて，唾液，胃液の分泌を刺激して，腸蠕動を促進させる。副交感神経系は，このように生体がエネルギーをたくわえるようにはたらく。

2 内分泌系

侵襲に対する生体反応の中心となるのは，視床下部-下垂体-副腎皮質系の活性化である。これ以外にも，交感神経系の作用やサイトカインの作用を受けて，さまざまなホルモンの分泌が活性化される。一方で，分泌が抑制されるホルモン，またはかわらないホルモンもある。これらのホルモンの分泌のバランスにより，生体反応の様相が決定される（▶表3-1）。

●視床下部-下垂体-副腎皮質系

侵襲刺激がなんらかのかたちで視床下部に伝わると，**副腎皮質刺激ホルモン放出ホルモン（CRH）** の分泌を促進する。CRH は，下垂体前葉に作用し，**副腎皮質刺激ホルモン（ACTH）** の分泌を促進する。さらに ACTH は副腎皮質に作用し，**糖質コルチコイド（コルチゾールなど）** の分泌を促進する。

糖質コルチコイドには，炎症・免疫反応を抑制するはたらきに加えて，侵襲時に血糖を維持するために，肝臓での糖新生を促進する作用がある。

●その他の視床下部・下垂体のホルモン

このほかにも，侵襲時に視床下部の支配を受けて下垂体からの分泌が亢進されるホルモンがある。視床下部から分泌された成長ホルモン放出ホルモン（GHRH）の作用で，下垂体から分泌される**成長ホルモン（GH）** は，さまざまな組織でアミノ酸の分解を抑え，肝臓や筋でのタンパク質の生合成を促進させ，脂肪分解を促進し，糖新生を促進して血糖を上昇させる。

▶ 表 3-1　侵襲時に分泌が亢進するホルモンと変化しない・抑制されるホルモン

分泌が亢進するホルモン	分泌が不変か抑制されるホルモン
・副腎皮質刺激ホルモン（ACTH） ・糖質コルチコイド（コルチゾール） ・アルドステロン ・アドレナリン ・ノルアドレナリン ・抗利尿ホルモン（ADH） ・成長ホルモン（GH） ・グルカゴン	・インスリン ・甲状腺刺激ホルモン（TSH） ・甲状腺ホルモン ・副甲状腺ホルモン ・性ホルモン

　また，下垂体の神経分泌細胞の一部は下垂体後葉に直接軸索をのばし，ホルモンを分泌しており，侵襲時にはこのようなホルモンのうち**抗利尿ホルモン**(**ADH**)の分泌も亢進する。ADH は，腎の集合管細胞の水の透過性を亢進し，水の再吸収を促進し，尿量を減少させる。また，細動脈，とくに腹部内臓領域の血管を収縮させ，血圧を上昇させるはたらきもある。

● カテコールアミン

　侵襲時には，交感神経の刺激によって副腎髄質からの**カテコールアミン**(アドレナリン，ノルアドレナリン，ドーパミン)の分泌が亢進する。カテコールアミンは全身の臓器や筋，血管系に作用し，運動器官への血液の供給を増大させ，呼吸におけるガス交換の効率を高め，感覚器官の感度を上げ，一方では不要な機能を抑制する(▶表3-2)。またカテコールアミンは，糖新生とグルカゴン分泌を促進させて，血糖上昇にも影響を与えている。

● レニン-アンギオテンシン-アルドステロン系

　レニン-アンギオテンシン-アルドステロン系も，交感神経の刺激によって賦活化される。**レニン**は，タンパク質分解酵素のひとつで，腎臓の傍糸球体細胞から分泌され，血中でアンギオテンシンの前駆物質であるアンギオテンシノゲン(α_2グロブリン)に作用して，アンギオテンシン I を生成する。これが血管内皮細胞のアンギオテンシン変換酵素のはたらきで**アンギオテンシンⅡ**に変換される。アンギオテンシンⅡは細動脈を収縮させ，血圧を上昇させる。このはたらきは，血圧が 60～70 mmHg 以下となった場合に最も強くなる。

　アンギオテンシンⅡは副腎皮質にも作用し，**アルドステロン**(電解質コルチコイド)の分泌を増加させ，腎尿細管におけるナトリウムと水分の再吸収を促進し，かわりにカリウムの排出を促す。アルドステロンは ACTH によっても分泌を促進される。

　侵襲時にナトリウムと水分を保持するのは，ひとつには循環を維持するためである。また，カリウムや水素イオンを細胞内・体外へ移動させて血液・細胞外液をアルカローシスに傾け，侵襲時におこりやすいアシドーシスを防いでいる。電解質代謝には糖質コルチコイドも関与している。その作用は電解質コル

▶ 表3-2　カテコールアミンの作用

・瞳孔散大
・血管収縮(皮膚・粘膜・消化管)
・血管拡張(脳・心臓・肝臓・骨格筋)
・心収縮力増大・心拍数増加
・発汗
・膵液分泌抑制・消化管運動低下
・膀胱弛緩

チコイドの約 1/400 ではあるものの，血中濃度は約 200 倍であり，その寄与は小さくない。

● グルカゴンとインスリン

膵臓の α 細胞から分泌される**グルカゴン**は，肝臓に作用してグリコーゲンの分解を促進し，血糖を上昇させる作用をもつ。グルカゴンの分泌は，交感神経（β 作用）やカテコールアミン，糖質コルチコイドの作用によって促進される。

一方，膵臓の β 細胞から分泌される**インスリン**は，血糖を下降させるホルモンであり，侵襲時にその分泌はかわらないか，もしくは低下する。さらに，グルカゴンをはじめとする血糖を上昇させるホルモンの分泌は増加しており，各組織のインスリン抵抗性も高まるため，全体として侵襲時は高血糖になりやすくなる。

③ 生体侵襲と免疫系の反応

侵襲時には，神経系・内分泌系の反応に加えて，免疫系の反応が生じる。組織が損傷を受けると，生体内では好中球や単球（マクロファージ）などの白血球が活性化し，炎症性サイトカインを産生する。

1 免疫系の概要

免疫 immunity とは，生体内に侵入した微生物や異物，あるいは生体内に生じた不要物質・病的細胞などを非自己として認識・排除し，生体の恒常性を維持しようとする生体反応である。

免疫は，おもに各種の**白血球**によっていとなまれている（▶表 3-3）。これらの白血球は，サイトカインとよばれる物質を産生し，またサイトカインの調節を受けることで，複雑なネットワークを形成しながら免疫系を構成している。

免疫は，自然免疫と獲得免疫に大別される。自然免疫では，好中球や単球・マクロファージが中心となって，貪食作用などにより非特異的に異物を排除する。一方，獲得免疫では T 細胞や B 細胞が中心となって，抗原抗体反応や細

NOTE
炎症

炎症は，生体の身体細胞を侵す刺激に対して，白血球などから化学的因子が発生することで，局所を犠牲にして全身をまもるという免疫学的なシステムのひとつである。侵襲時の急性相反応は，急性炎症によっておこっている。炎症のおもな症状は，発赤・熱感・腫脹・痛み・機能障害であり，これを炎症の 5 徴候という。これらの症状は，血管の収縮・拡張，血管透過性の亢進，好中球等の集積などによって生じており，そこにはヒスタミンやセロトニンといったさまざまな化学伝達物質が関与している。

▶表3-3　白血球の分類

分類			おもなはたらき
骨髄系	樹状細胞		貪食，抗原提示
	単球・マクロファージ		貪食，抗原提示
	肥満細胞		アレルギー反応
	顆粒球	好酸球	寄生虫免疫
		好中球	貪食
		好塩基球	肥満細胞に似るが詳細不明
リンパ系	T細胞	細胞傷害性T細胞（キラーT細胞）	感染細胞などを攻撃
		ヘルパーT細胞（Th1，Th2など）	B細胞やT細胞のはたらきの補助
		制御性T細胞（Treg）	免疫応答の抑制
	B細胞		形質細胞となり，抗体産生
	ナチュラルキラー細胞（NK細胞）		腫瘍細胞や感染細胞などを攻撃

胞傷害性T細胞による攻撃により特異的に異物を排除する。

　免疫系の役割としてよく知られているのは，微生物に対する感染防御免疫としてのはたらきであるが，それ以外にもさまざまなはたらきがある。とくに，生体が侵襲を受けた際には，好中球や単球・マクロファージ，各種のサイトカインなどが，神経系・内分泌系と共同してはたらく。

2 生体侵襲とサイトカイン

　サイトカイン cytokine とは，細胞（サイト）と作動性因子（カイン）を合わせてつくられた言葉である。各種の白血球のほか，血管内皮細胞，線維芽細胞などの細胞から産生され，さまざまな細胞にはたらきかける糖タンパク質である。

NOTE
侵襲を受けた部位への免疫細胞の遊走

　組織損傷や感染によって炎症がおこると，ヒスタミン遊離を感知した単球が必要に応じて組織内に移行し，組織内マクロファージとなって標的を食作用によって分解する。好中球もマクロファージと同様に組織内に移行し，食作用を発揮する。

　炎症時には，免疫細胞の組織内移行をサポートするために血管透過性の亢進がおこっている。さらに，血管内皮細胞は炎症組織からのTNF-αやIL-1などのサイトカインによる刺激を受けることにより，その表面にE-セレクチンという接着因子を発現させ，血液中の白血球を粘着（接着）しやすくする。白血球は，セレクチンを発現した血管内皮細胞と接触すると，血管の表面を転がるようになる（ローリング現象）。ここにさらにインテグリンなどの作用が加わり，白血球は血管内皮細胞と強く接着して，血管内皮細胞間を遊走して，組織内の炎症巣へ浸潤してゆく。

　白血球の粘着性亢進は，侵襲の数分後から細静脈の血管内皮細胞でおこり，15〜30分後に増強し，数時間後にピークに達し，約20時間後には消失するとされる。

▶表3-4　おもなサイトカインの種類

インターロイキン interleukin（IL）	白血球が分泌し免疫系の調節に機能する。現在30種類以上が知られる。
インターフェロン interferon（IFN）	ウイルス増殖阻止や細胞増殖抑制の機能をもつ。
造血因子	血球の分化・増殖を促進する。コロニー刺激因子 colony-stimulating factor（CSF），エリスロポエチン erythropoietin（EPO）などがある。
成長因子	特定の細胞の増殖を促進する。上皮成長因子 epidermal growth factor（EGF），線維芽細胞成長因子 fibroblast growth factor（FGF），血小板由来成長因子 platelet-derived growth factor（PDGF），肝細胞成長因子 hepatocyte growth factor（HGF），トランスフォーミング成長因子 transforming growth factor（TGF），神経成長因子 nerve growth factor（NGF）などがある。
細胞傷害因子	腫瘍壊死因子 tumor necrosis factor（TNF）など。細胞にアポトーシスを誘発する。

　サイトカインの名称や分類にはさまざまなものがあるが，現在一般的なサイトカインの機能的分類を表3-4に示す。

　サイトカインとホルモンとの一番の差異は，ホルモンは産生細胞と標的細胞が決まっているのに対して，サイトカインは産生細胞も標的細胞も多彩であり，ときとして産生細胞が標的細胞ともなりうることである。

　通常，サイトカイン相互の情報システムのことを**サイトカインネットワーク**とよぶ。侵襲時における急性相反応には，このサイトカインネットワークが密接に関与している。通常，損傷を受け炎症をおこした局所では，免疫担当細胞の活性化による特異抗体の産生，補体の活性化などの効果作用で，白血球の機能の促進・補助が行われている。この過程で，さまざまな免疫担当細胞・炎症関連細胞から産生されるサイトカインがきわめて重要な役割を果たしている。

　炎症部位においてサイトカインに活性化されたマクロファージは，補体・サイトカインを分泌する。IL-6，IL-1などは肝細胞に作用しCRPなどの急性相反応物質の合成を促進する。また，IL-8はエンドトキシンの刺激やTNF-α，IL-1などにより誘導され，好中球の遊走や活性化を促し，損傷組織の局所において異物排除や組織の修復に重要なはたらきをしている。

NOTE
サイトカインと発熱

　炎症性サイトカインが視床下部の血管内皮細胞に作用すると，プロスタグランジン合成酵素群が産生され，そのはたらきによってプロスタグランジンE_2が産生される。プロスタグランジンE_2は視床下部にある体温調節中枢の神経細胞の表面にある受容体に作用して，発熱（体温上昇）にかかわる脳内の神経回路を活性化して，末梢（骨格筋）での熱産生（戦慄）反応や放熱抑制（皮膚血管収縮）反応を促す。

●炎症性サイトカイン

侵襲時に最初に産生されるサイトカインは，**炎症性サイトカイン**とよばれる TNF-α，IL-1，IL-6 などである。これらのサイトカインは，多くの機能をもちあわせている。たとえば，血管内皮に作用し，炎症部位へ白血球を到達させるための環境を整える（炎症促進・血管透過性亢進作用）。また，炎症が沈静化してきたころには，組織修復にも作用する。一方では，ベッドサイドで頻繁に観察される発熱にも関係している。

●抗炎症性サイトカイン

炎症性サイトカインが産生されたあとには，引きつづいて炎症性サイトカインに抑制的に作用する IL-10 などが産生される。これらは**抗炎症性サイトカイン**とよばれ，炎症性サイトカインが過剰になりすぎて生体にとって破壊的に作用しないようにしている。

サイトカインのバランスがくずれると，SIRS，CARS，MARS という状態になり，ついには多臓器障害にいたることもある。

B 呼吸機能障害

① 呼吸機能障害の病態生理

呼吸機能障害とは，体内への酸素の取り入れと体外への二酸化炭素放出の機能に障害がおきた状態をいう。障害の種類は，**呼吸調節機能の障害**，**換気障害**，**ガス交換障害**に大別される（▶表3-5）。

▶ 表3-5 呼吸機能障害の種類と原因

種類	原因	クリティカルケアでよくみられる疾患など
呼吸調節機能の障害	呼吸中枢の障害	脳死状態，鎮静薬・鎮痛薬の投与，脳炎，脳血管疾患，心不全など
	化学的調節の障害	CO_2 ナルコーシス，糖尿病性ケトアシドーシスなど
換気障害	閉塞性換気障害	気管支喘息，COPD など
	拘束性換気障害	肺線維症，間質性肺炎など
ガス交換障害	シャント	無気肺，肺水腫など
	拡散障害	肺線維症，間質性肺炎，肺水腫など
	死腔の増大	肺血栓塞栓症，COPD など
	肺胞低換気	鎮静薬・鎮痛薬の投与，神経筋疾患（筋萎縮性側索硬化症など），頸髄損傷など
	換気血流比不均衡	ARDS など

1 呼吸調節機能の障害

● 呼吸中枢の障害

延髄にある呼吸中枢が障害されると，呼吸のコントロールを行う機能が失われるため，自発呼吸が低下・消失する。このような症状は，脳死状態や鎮静薬・鎮痛薬の投与などでもみられる。脳炎や脳血管障害などで呼吸中枢が障害されると，不規則な呼吸パターンを示す**ビオー呼吸**(失調性呼吸)を呈することがある。

また，心不全などの重篤な循環障害があると，血中の酸素分圧(P_{O_2})および二酸化炭素分圧(P_{CO_2})を体内で感知する時間に遅れが生じ，呼吸中枢の感受性が低下する。この場合，**チェーン-ストークス呼吸**がみられることがある。

● 化学的調節の障害

化学的調節が障害されると，自発呼吸が低下・消失する現象である CO_2 ナルコーシスがおこる可能性がある。この病態は，慢性閉塞性肺疾患(COPD)などで慢性的に高二酸化炭素血症が持続している患者でみられる。高二酸化炭素血症の状態が持続すると，二酸化炭素濃度による呼吸制御の反応が鈍くなり，酸素濃度の低下を感知して換気を行うようになる。このとき，急激に高濃度の酸素吸入を行うと，酸素濃度と二酸化炭素濃度のいずれにも反応しなくなり，自発呼吸が低下・消失する。

また，呼吸の化学的調節機能がはたらいた結果，正常呼吸に比べて遅いが深さのわりには速い呼吸を繰り返す**クスマウル呼吸**がみられることがある。これは，糖尿病性ケトアシドーシスなどによって代謝性アシドーシスが生じると，血液中の pH を正常に維持しようと化学的調節機能がはたらいておこる。

2 換気障害

換気障害には，呼気に関する障害と吸気に関する障害とがある。呼気に関する障害は**閉塞性換気障害**で，吸気に関する障害は**拘束性換気障害**でみられる(▶図 3-3)。

● 閉塞性換気障害

閉塞性換気障害は，気道の狭窄によって息が吐きづらくなる障害である。1 秒率が 70% 未満のとき，閉塞性換気障害が疑われる。気管支喘息や COPD などでみられる。

● 拘束性換気障害

拘束性換気障害は，肺のコンプライアンスである胸郭と肺の可動性の障害か，

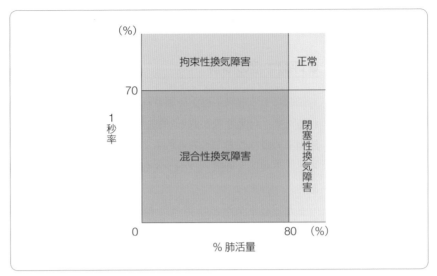

▶ 図3-3　換気障害の分類

肺を動かす機能である神経と呼吸筋の障害によって息が吸いにくくなる障害である。% 肺活量(% VC)が 80% 未満のとき，拘束性換気障害が疑われる。肺のコンプライアンスの異常がおこる疾患には，肺線維症や間質性肺炎などがあり，肺を動かす機能の異常がおこる疾患には筋萎縮性側索硬化症などがある。

3 ガス交換障害

ガス交換障害は，肺胞での酸素と二酸化炭素の交換に障害がある病態で，シャント，拡散障害，死腔の増大，肺胞低換気，換気血流比不均衡の 5 つがある(▶図 3-4)。

● シャント

シャントは，肺胞の中に空気を取り込む過程の障害である。肺胞に空気が取り込まれずガス交換が行われないまま肺胞壁の毛細血管内の血液が流れていくため，低酸素血症が生じる。無気肺では肺容量の減少により，肺水腫では肺胞内に液体成分が貯留することにより，肺胞壁の毛細血管と空気との接触が減少し，シャントが生じる。

● 拡散障害

拡散障害は，酸素が肺胞から肺胞壁の毛細血管に取り込まれる過程でおきる障害であり，低酸素血症をきたす。拡散障害は，炎症や線維化などによって肺胞膜が肥厚したり，肺気腫などの進行によって肺胞が破壊され，肺胞壁の毛細血管の面積が減少することで生じる。

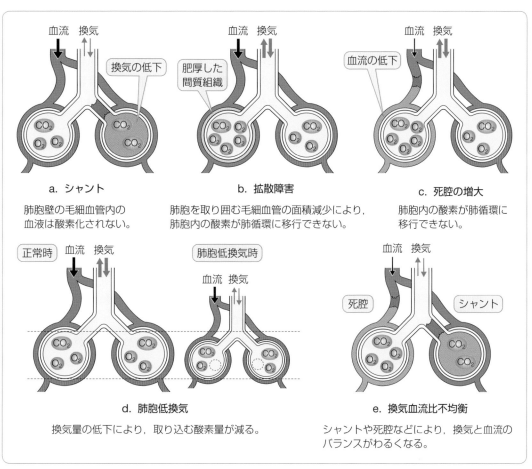

血流　換気

換気の低下

CO₂
O₂　O₂
CO₂
CO₂

a. シャント

肺胞壁の毛細血管内の
血液は酸素化されない。

血流　換気

肥厚した
間質組織

CO₂
O₂　O₂
O₂　CO₂
O₂

b. 拡散障害

肺胞を取り囲む毛細血管の面積減少により,
肺胞内の酸素が肺循環に移行できない。

血流　換気

血流の低下

CO₂
O₂　CO₂
O₂　O₂
O₂
CO₂
O₂

c. 死腔の増大

肺胞内の酸素が肺循環に
移行できない。

正常時　血流　換気

CO₂
O₂　O₂
CO₂
O₂　O₂

肺胞低換気時　血流　換気

CO₂
O₂
CO₂
O₂

d. 肺胞低換気

換気量の低下により,取り込む酸素量が減る。

血流　換気

死腔　シャント

CO₂
O₂　O₂
O₂
CO₂
CO₂

e. 換気血流比不均衡

シャントや死腔などにより,換気と血流の
バランスがわるくなる。

▶ 図 3-4　低酸素血症の原因

● 死腔の増大

　死腔には,もともと肺胞が存在しないスペースである解剖学的死腔と,ガス交換に寄与しない肺胞死腔がある。肺胞の毛細血管の異常などにより,換気されているにもかかわらず血流がない,または非常に少ない場合に,肺胞死腔の増大がおきる。原因として,肺血栓塞栓症などによる肺胞への血流の途絶や,COPDによる肺血管床の減少などがある。

● 肺胞低換気

　肺胞低換気は,肺胞の換気量が低下する障害であり,肺実質には異常がみられないことが多い。肺胞に流れ込む空気の量が減少することによって,取り込まれる酸素量が減少した結果,酸素化が障害される。肺胞低換気では,換気量が低下するため呼気も障害され,二酸化炭素分圧も上昇する。鎮痛薬・鎮静薬などによる呼吸中枢の抑制や筋萎縮性側索硬化症(ALS),頸髄損傷などの原因で生じる。

● 換気血流比不均衡

換気血流比不均衡は，肺胞に到達した空気と肺胞壁の毛細血管の血流量とのバランスが不均衡になっている状態である。毛細血管の肺血流量に適合する肺胞換気が行われないため酸素化が障害される。肺胞では換気が十分にあるにもかかわらず血流がない，もしくは不足している状態（死腔の増大），逆に血流があるものの肺胞の換気が不十分な状態（シャント量の増大）がある。

シャント，拡散障害，死腔の増大が単独で存在することはまれで，これらが複合的に生じることで，換気血流比に不均衡が生じる。シャントの増加と拡散障害の亢進がおこる ARDS では，換気血流比不均衡も低酸素血症の原因となる。

4　呼吸不全

呼吸不全とは，なんらかの呼吸機能障害が生じたため十分なガス交換や酸素化が行えず，生体が正常な機能を営むことができなくなった状態である。脳や心臓などの重要臓器に酸素を供給できない状態となれば，生命に危険をもたらす。血液ガス分析で，室内気吸入時の動脈血酸素分圧（PaO_2）が 60 mmHg 以下であれば呼吸不全とみなされる。

Ⅰ型呼吸不全，▶　呼吸不全は，換気障害を伴わない**Ⅰ型呼吸不全**と，換気障害を伴う**Ⅱ型呼吸**
Ⅱ型呼吸不全　**不全**に分類される。室内気吸入時の動脈血二酸化炭素分圧（$PaCO_2$）が 45 mmHg をこえる場合はⅡ型呼吸不全となる。

Ⅰ型呼吸不全は，無気肺，肺水腫などの肺胞の異常などによって，酸素の血中への取り込みが障害された状態である。Ⅱ型呼吸不全は，COPD などの慢性呼吸不全の急性増悪，脳血管障害による呼吸中枢の障害，呼吸筋の運動神経の障害などによっておこる（▶表3-6）。

急性呼吸不全，▶　呼吸不全は，発症の経過により急性または慢性に分類される。発症経過が数
慢性呼吸不全　時間～数日以内の比較的短期間で急激におこった場合を**急性呼吸不全**という。その原因には，上気道の異物や浮腫，気胸，肺炎，肺塞栓症などがある。これらの原因によって急性の過程で異常が生じており，ただちに治療しなければ生命にかかわる状態となる。

慢性呼吸不全は，1か月以上動脈血酸素分圧（PaO_2）の値に異常が生じているものをいう。慢性呼吸不全は長期間にわたる血液ガスの異常に対して，生体の代償機構をはたらかせて対処されていることが多い。その原因には，COPD，

▶ 表3-6　呼吸不全の分類

分類	PaO_2	$PaCO_2$	症状	疾患
Ⅰ型呼吸不全	$PaO_2 \leqq 60$	$PaCO_2 \leqq 45$	低酸素血症	無気肺，肺水腫など
Ⅱ型呼吸不全	$PaO_2 \leqq 60$	$PaCO_2 > 45$	低酸素血症，高二酸化炭素血症	COPD，神経・筋疾患など

間質性肺炎などがある。慢性呼吸不全のある患者は，つねに呼吸不全の状態にあるため，感染，心不全などを発症すると，代償機構が破綻し，呼吸不全が悪化する。これを慢性呼吸不全の急性増悪という。

5 急性呼吸窮迫症候群(ARDS)

急性呼吸窮迫(促迫)症候群 acute respiratory distress syndrome (**ARDS**)は，先行する誘因をもった，急性に発症する重度の低酸素血症をきたす症候群で，高度な炎症の発生から1週間以内に血管内皮と肺胞上皮の透過性が亢進することで生じる非心原性肺水腫である。原因は，敗血症・肺炎・熱傷・外傷など多岐にわたる。

◉急性呼吸窮迫症候群の病態

ARDS の病態は，先行する誘因によって，マクロファージや好中球などの炎症細胞が活性化し，肺血管内に集積することから始まる。そして，好中球エラスターゼや活性酸素などの組織障害性物質が放出され，血管内皮細胞と肺胞上皮を障害する。血管内皮細胞と肺胞上皮細胞の障害は，肺胞内に水分の漏出・貯留をおこし，**肺水腫**を引きおこす。そのため，酸素投与だけでは改善しない重度の**低酸素血症**を呈する。酸素化障害のおもな原因は肺水腫によるシャントと拡散障害の増加であるが，換気血流比不均衡も関与している。

◉急性呼吸窮迫症候群の症状

ARDS の臨床症状は，重度の低酸素血症により呼吸困難感，頻呼吸，チアノーゼなどを呈する。胸部 X 線写真では，胸水，無気肺，結節では説明のつかない両側性の浸潤影をみとめる。ARDS の重症度は，酸素化能の評価となる「動脈血酸素分圧(PaO_2)÷吸入酸素濃度(FiO_2)」(**P/F 比**)によって分類される。呼気終末陽圧 positive end-expiratory pressure (PEEP)または CPAP≧5 cmH_2O の条件下で測定された P/F 比が 100 未満となると重症と判断する(▶表3-7)。

◉急性呼吸窮迫症候群の経過

ARDS は発症経過によって病態が変化し，肺のコンプライアンス低下が進行する。治癒過程で，呼吸抵抗が上昇して換気障害となり，高二酸化炭素血症を

▶ 表3-7　ARDS の重症度分類

重症度分類	Mild 軽症	Moderate 中等症	Severe 重症
PaO_2/FiO_2 （酸素化能，mmHg）	200＜PaO_2/FiO_2≦300 （PEEP，CPAP≧5 cmH_2O）	100＜PaO_2/FiO_2≦200 （PEEP≧5 cmH_2O）	PaO_2/FiO_2＜100 （PEEP≧5 cmH_2O）
発症時期	侵襲や呼吸器症状（急性/増悪）から1週間以内		
胸部画像	胸水，肺虚脱（肺葉/肺全体），結節ではすべてを説明できない両側性陰影		
肺水腫の原因 （心不全，溢水の除外）	心不全，輸液過剰ではすべて説明できない呼吸不全：危険因子がない場合，静水圧性肺水腫除外のため心エコーなどによる客観的評価が必要		

（日本呼吸器学会ほか：ARDS 診療ガイドライン 2016．p.28, 2016 による）

呈するようになる。発症から1〜7日以内は滲出期であり，肺水腫が病態の中心となる。発症から7〜21日目ごろは増殖期であり，肺の器質化と線維化がおこる。発症から21〜28日目ごろは線維化期となり，高度の肺線維化や気腫化がおこり，コンプライアンスが低下して非可逆性変化がおきる。

② 呼吸機能障害のアセスメント

1 呼吸困難感のアセスメント

呼吸困難感は主観的症状であり，問診によって聴取する。その程度を数値で示すために，スケールが用いられることが多い。修正ボルグ Borg スケール（▶図3-5）は，簡便かつ短期間でそのときの状態が評価できるため，経時的な変化が評価しやすい。そのため，重症患者の呼吸リハビリテーションにおいても活用されている。

重症患者の場合は問診によって主観的症状を聴取できないときも多いが，呼吸時の姿勢，表情，体動の様子などの客観的状況から呼吸困難感を推察することができる。

2 気道開通のアセスメント

聴診器を用いなくても聴取できる異常な呼吸音である喘鳴が聴取されたときや，ユニバーサルチョークサイン（自分ののどを親指と人差し指でつかむ窒息を示す万国共通の合図）を呈する場合は，気道狭窄や窒息があると判断できる。また，発声ができないときにも，気道に空気の通過がないおそれがあり，気道狭窄の可能性がある。胸部の聴診において，高調性連続性副雑音が聴取される場合には，気管支喘息や炎症などによる細い気管支での狭窄が疑われる。吸気時のみに聞かれる喘鳴は，吸気性喘鳴（ストライダー）とよばれ，上気道の狭窄を示している。

3 酸素化のアセスメント

酸素化が不十分な場合は，呼吸回数が増加し，努力呼吸を示す。また，低酸素血症の多くは脱酸素化ヘモグロビンの増加によりチアノーゼを呈するようになる。呼吸姿勢では，酸素を多く取り入れようとするために横隔膜を有効活用しようとする起座呼吸がみられる。胸部であらい断続性副雑音が聴取できる場合には，肺水腫や肺炎などにより肺胞内に分泌物が貯留した状態を示し，酸素化の妨げになる。

SaO_2（SpO_2 モニタリング測定）で90% 以下を示す場合には，動脈血酸素分圧（PaO_2）が60 mmHg 以下である可能性があり，酸素化が障害されていると判断できる（▶図3-6）。

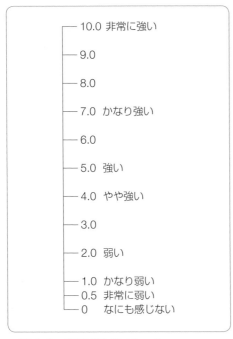

▶ 図 3-5　修正ボルグスケール

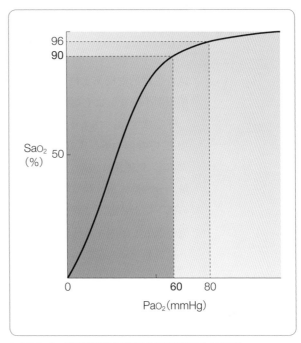

▶ 図 3-6　酸素解離曲線による呼吸不全の指標

　　人工呼吸器装着中は，動脈血酸素分圧 (PaO₂) は，吸入酸素濃度 (FiO₂) に比例して上昇するため，P/F 比で酸素化能を評価する。P/F 比が 100 未満の場合は，重症な低酸素血症である。

4 換気のアセスメント

　　換気不全となっている場合には，胸郭の持ち上がりや呼吸パターンの不良などがみられる。意識レベルの低下によって，呼吸中枢の応答が不良となり，換気不全となる場合もある。聴診で細かい**断続性副雑音**が聴かれる場合は，間質性肺炎や肺線維症などにより吸気流入の遅れが疑われる。

　　動脈血血液ガス分析によって，動脈血二酸化炭素分圧 (PaCO₂) が 45 mmHg をこえる場合は，換気障害があると判断できる。

5 気道浄化のアセスメント

　　聴診により**低調性連続性副雑音**が聞かれる場合や，胸部の触診で空気の移動に伴った振動が感じられる場合には，気道分泌物の貯留が疑われる。人工呼吸器装着中であれば，モニタリングにより呼気の波形に細かい揺れをみとめる。気道分泌物の観察により喀痰が膿性であるときや量が増加しているときには，気道感染の可能性がある。

6 人工呼吸器装着患者のアセスメント

　人工呼吸器装着中は陽圧換気になっており，胸腔内を陰圧にして空気を吸い込む生理的な換気とは大きく異なる。そのため，呼吸状態はもちろんのこと，循環器や脳などにも影響を与える。

　呼吸状態は，フィジカルアセスメントや検査データ，胸部 X 線検査などに加え，呼吸器のモニタリングによってリアルタイムに観察ができる。グラフィック波形（気道内圧波形，吸気流量波形，換気量波形など），気道内圧，1 回換気量，分時換気量，吸気呼気比などがモニタリングできる。循環では，心拍出量の低下による血圧や脈拍数の変化を観察する。また，腎血流量の減少と静脈還流の低下に起因する尿量の減少に注意する。ほかに，人工呼吸器装着によるストレスや苦痛，睡眠への影響など精神的側面のアセスメントも重要である。

③ 呼吸機能障害のケア

1 急性呼吸不全患者の看護

　急性呼吸不全患者に対するケアの目標は，酸素化と換気を適正に維持することによって，臓器障害をきたすことなく早期に QOL を回復させることである。呼吸ケアは，酸素化や換気の状態に応じた適切な酸素療法や人工呼吸療法の実施，気道管理，呼吸理学療法，感染症予防，心理的ケアなど多岐にわたる（▶表3-8）。急性呼吸不全患者は，清拭や排泄，食事など日常生活の軽微な動作でも酸素需要が増えることによって呼吸仕事量が増加し，急速に状態が悪化することもあるため，呼吸回数や呼吸様式，自覚症状などに変化がないかをつねに意識して観察し，病状変化の早期発見・対応に努めることが大切である。

▶表 3-8　急性呼吸不全患者のケア

ケア項目	目的	具体的なケア内容
酸素療法	低酸素血症の改善による酸素化の維持	低流量酸素療法，高流量酸素療法
人工呼吸療法	低酸素血症の改善による酸素化の維持，換気の改善と維持	非侵襲的陽圧換気，侵襲的陽圧換気
気道管理	気道の開通性の維持，気道浄化の維持	気道確保，加温・加湿，吸引，気管チューブの管理
呼吸理学療法	分泌物の喀出，換気量の改善による酸素化の改善，呼吸困難感の改善，呼吸筋力低下の予防	体位ドレナージ，排痰援助，体位管理，早期離床
感染予防	人工呼吸器関連肺炎の予防	口腔ケア，機器の適切な管理
心理的ケア	身体的な苦痛に伴う心理的な苦痛の緩和	インフォームドコンセント，ケアリング，日常生活支援，療養環境の整備，コミュニケーションの工夫

● 酸素療法

酸素療法の目的は，需要に見合う適切な酸素を供給することにより，低酸素血症を改善することである。酸素療法の適応は，①動脈血酸素分圧(PaO_2)が60 mmHg 未満または動脈血酸素飽和度(SpO_2)が90% 未満の場合，②頻呼吸，呼吸困難，チアノーゼなど低酸素血症の所見をみとめる場合，③発熱，痙攣，代謝亢進などにより酸素消費量が多く，酸素の需要が高まっている場合などである。

酸素療法の種類には，鼻カニューレや酸素マスクを用いて，最大15 L/分程度の酸素を投与する**低流量酸素システム**と，高濃度で高流量の酸素を投与できる**高流量酸素システム**とがある。

通常，酸素療法は，低流量酸素システムから開始することが多いが，急性呼吸不全においては，低流量酸素システムでは酸素化を維持できない場合が少なくない。短時間のうちに酸素流量が増加する状況や，酸素流量を上げてもSpO_2，呼吸回数，自覚症状の改善をみとめない状況は，呼吸状態の悪化の徴候であり見逃してはならない。SpO_2値を指標に漫然と酸素流量を上げるのではなく，経時的な呼吸状態の推移をアセスメントし，必要に応じて高流量酸素システムに変更することで，人工呼吸療法への移行を回避できることもある。

COPD がある場合 ▶ COPD がある場合には，急激な酸素流量の増量によりCO_2ナルコーシスを引きおこすことがあるので，意識レベルの低下や呼吸停止にいたることを念頭において，SpO_2の目標値の設定や酸素投与量を検討する。さらに，貧血や循環不全を伴う場合には，酸素の運搬が効果的に行われないため，酸素流量を上げても低酸素血症の改善にはつながらない。重症な急性呼吸不全患者では，循環動態が不安定であることも少なくなく，循環不全が呼吸不全に影響するため，呼吸と循環を併せてアセスメントし，低酸素血症の原因を多角的にアセスメントしたうえで対処する必要がある。

高流量酸素システムの特徴 ▶ 高流量酸素システムは，低流量酸素システムに比べ，高濃度の酸素を供給できることや，酸素を加温・加湿できるため気道クリアランスの維持や快適性にすぐれているものの，酸素化の改善のために高い陽圧を必要とする場合や，CO_2ナルコーシスをきたすような二酸化炭素の貯留には対応できない。高流量酸素システムを開始した場合には，人工呼吸療法への移行の遅れによる病状の急激な悪化をきたすことのないように，呼吸状態は短い間隔で評価を繰り返すことが必要となる。

● 人工呼吸療法

酸素投与を行っても低酸素血症の改善が得られない場合や，呼吸仕事量の増加により著しい努力呼吸をみとめ，有効な呼吸が行えていない場合，高度な二酸化炭素の貯留をみとめる場合には，**人工呼吸療法**の適応となる。人工呼吸療

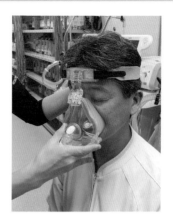

▶ 図 3-7　NPPV 開始時のマスクのあて方

法の目的は，適切な換気量の維持と酸素化の改善，呼吸仕事量の軽減である。その方法には，気管挿管を行わずマスクを介して陽圧換気を行う**非侵襲的陽圧換気（NPPV）**と，気管チューブを介して陽圧換気を行う**侵襲的陽圧換気（IPPV）**の２種類がある。COPD の増悪や心原性肺水腫による急性呼吸不全は，第一選択として NPPV の使用が推奨されている。

　急性呼吸不全患者で酸素療法を行っても酸素化が維持できない場合には，NPPV，IPPV の順に呼吸管理の方法をかえていくことが多い。ただし，患者の状況に応じた適切な NPPV の管理により IPPV に移行せずにすむことも少なくない。

マスク装着時の▶
　支援
　NPPV の継続が困難になる理由の１つに，NPPV のマスクの不快感がある。NPPV のマスクにはいくつかの種類があり，通常は鼻と口をおおうタイプを用いて，固定バンドにより顔に密着させて使用する。患者の吸気に合わせて酸素が送り込まれるが，呼吸障害のある患者にとっては，マスクの装着や陽圧呼吸がさらに呼吸困難感を増悪させることがある。

　NPPV をスムーズに開始し維持できるかは，患者にマスクによる圧迫感や恐怖感をいだかせないような看護師のかかわりが重要である。看護師は，マスク装着前に患者に説明を行ったのち，患者の口と鼻をおおうようにマスクを軽くあて，ゆっくりと呼吸するように声をかけて陽圧呼吸に慣れるように支援する（▶図 3-7）。

●気道管理

　気道管理の目標は，気道の開通性の維持と気道浄化の維持である。

気道の開通性の▶
　維持
　急性呼吸不全のなかでも最も緊急性の高い病態は，窒息による気道閉塞である。発声できない場合や，ユニバーサルチョークサインをみとめる場合は，異物による気道閉塞が疑われる緊急事態である。患者に意識がある場合には，腹

部突き上げ法による異物の除去を行う。異物が除去できず，患者の意識がなくなった場合には，院内救急コールを行うとともに，すぐに心肺蘇生を開始する。

窒息以外にも，気管チューブ抜去後の咽頭浮腫や声帯麻痺が気道の閉塞の原因となることがある。これらは術直後や気管チューブ抜去直後に最もリスクが高いため，少なくとも30分程度は嗄声の増強や吸気性喘鳴の聴取，陥没呼吸などがないかを注意深く観察する。気道閉塞にいたった場合には，気道の開通性を維持するために，緊急に気管挿管や気管切開術が必要となるため，すぐに対応できるように準備しておく。

気道の浄化の維持▶　気道管理のもう1つの目的は，気道の浄化を維持することである。急性呼吸不全患者では，乾燥した酸素の吸入や利尿薬の使用，水分制限などにより痰の粘度が高まっていることも少なくない。一度かたくなった痰をやわらかくすることは容易でないため，含嗽や口腔ケア，脱水予防，病室内を適切な湿度に保つなどのケアを実施する。

分泌物を咳嗽によって喀出できない場合には，口腔内・鼻腔内・気管チューブ内からの吸引により分泌物を除去することで気道の浄化をはかる。吸引操作は，患者に苦痛を与える侵襲的処置である。また呼吸不全患者では，吸引中に酸素投与が十分に行えないことにより，低酸素血症が増悪し，徐脈を呈することもある。そのため，吸引中も SpO_2 や心拍数を確認しながら短時間ですませるようにする。呼吸不全の状態が重症であるほど，吸引による影響は大きくなるため，吸引の必要性のアセスメントを十分に行い，不必要な吸引は控える（▶気管内吸引については205ページ）。

●呼吸理学療法

呼吸理学療法の目的は，分泌物の喀出の促進，換気量の改善による酸素化の改善，呼吸困難感の改善，呼吸筋力低下の予防である。分泌物の喀出を促すためのケアには，体位ドレナージと排痰支援とがある。

体位ドレナージ▶　急性呼吸不全患者は，肺炎や心不全などの病態や，気管チューブによる刺激などにより，痰をはじめとする分泌物が過剰に産生される。痰はすべての気道粘膜から産生されるため，主気管支から末梢までどの部位でも貯留する。重症患者では，意識レベルの低下や鎮静薬の使用，疼痛などにより，自分で体位をかえることがむずかしく，分泌物が貯留しやすくなる。急性呼吸不全患者にとって，分泌物の貯留は無気肺の形成の原因となり，換気血流比不均衡やシャントによりさらに酸素化が障害される。そのため，みずから体位をかえることがむずかしく，分泌物が喀出できない場合には，**体位ドレナージや吸引により分泌物を取り除くケアが必要となる。

分泌物は主気管支付近まで移動してこなければ取り除くことはできないため，聴診により痰の貯留部位を確認し，貯留部位を上にして，痰を重力により主気管支のほうに移動させる。これを体位ドレナージという。実施にあたっては，

ドレーンや管の事故抜去に注意するとともに，不適切な体位による苦痛や褥瘡のリスクを考慮して，患者が安楽かつ安全に体位を保持できるように，枕などを用いた工夫が必要である。

ハフィング▶　意識が清明で，体位をかえることができる急性呼吸不全患者では，咳嗽によって分泌物をのどもとまで上げることができても，肺活量の低下や呼気流速の低下により，分泌物の効果的な喀出にまでいたらないことも少なくない。とくに，腹部から胸部に大きな創部ができる食道や大血管の術後では，疼痛による浅表性呼吸がさらに分泌物の喀出を阻害する要因となる。分泌物の喀出を促進するための支援では**ハフィング**が有効である。

　ハフィングは，数回のゆっくりとした呼吸のあとに，一気に強く腹筋を使って息を吐くことで，咳と同様の効果が得られ，分泌物の喀出を行う方法である。薬物療法による疼痛緩和を行ったうえで，創部への刺激を少なくするために前傾姿勢をとり，創部を手で保護しながら行うとよい。

その他の▶
呼吸理学療法　急性呼吸不全患者に対する呼吸理学療法には，換気量の改善による酸素化や呼吸困難感の改善の目的もある。そのための方法として，**機能的残気量** functional residual capacity（**FRC**）を増加させる体位をとることがある。FRC は，仰臥位よりも座位，立位とからだを起こしていくことで増加させることができる。低酸素血症を主病態とする急性呼吸不全患者の FRC を増やすことは，病態や呼吸困難感の改善のために重要である。循環動態が安定しており，頭蓋内圧亢進症状がない場合には，可能な限り座位や立位がとれるように体位を調整する。

　しかし，急性呼吸不全患者では，多数の管が入っていたり，ベッドからの移動での呼吸仕事量の増加から頻呼吸となるなど，立位をとることは容易ではない。そこで，専用のベッドを用いて，立位に近い状態で横隔膜を下げ，下肢を下垂した**カーディアックポジション**をとるなどの体位管理も行われている（▶図 3-8）。

● 感染予防

　急性呼吸不全患者で最も注意しなければならない感染症は，新たな肺炎の併発である。とくに人工呼吸療法を受けている患者は，口腔内に貯留した分泌物を排出できず，気管チューブの刺激や胃液の逆流などにより，気管チューブのカフの上にも分泌物がたまり，それらが気管チューブのしわから下気道に流れ込むために，肺炎を発症しやすい状況にある。人工呼吸療法の開始から 48 時間以降に発症した肺炎を**人工呼吸器関連肺炎** ventilator-associated pneumonia（**VAP**）といい，QOL の低下や死亡率の増加をまねく。

　VAP 予防の方法の 1 つは，細菌を多く含むプラークを口腔ケアにより除去し，下気道に流れ込む細菌を減らすことである。しかし，急性呼吸不全患者は，意識障害や鎮静薬の影響でコミュニケーションが困難なうえ，気管チューブの挿入により開口が不十分で，視野も限られるため，隅々まで口腔内を清掃するこ

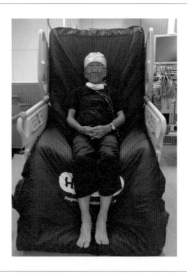

▶図3-8　カーディアックポジション

とは容易ではない。口腔ケアの実施にあたっては，開口器具や口腔ケア物品，手技の工夫が必要である。

　VAP予防のためのその他の方法としてはカフの上にたまった分泌物を専用ポートから定期的に取り除き，下気道への流れ込みを最小限にすることや，人工呼吸器回路が汚染した場合には新しい回路に交換するなどの管理も重要である。

● 心理的ケア

　急性呼吸不全患者の多くは呼吸困難感を自覚している。息が吸えない，吐けない感覚は，死への恐怖をもいだかせる。さらに，呼吸困難によるADLやQOLの低下，気管チューブの挿入により発声ができない状況におかれることは大きなストレスであり，つねに心理的に不安定な状況におかれる。

　可能な限りそばで寄り添い，患者の状況に応じたコミュニケーションのとり方を工夫する必要がある。呼吸困難感がある場合には長い会話が困難であるため，「はい」や「いいえ」で回答できるようなコミュニケーションを取り入れたり，らくに息ができる体位を調整することでも心理的な負担を軽減することができる。

2 急性呼吸窮迫症候群(ARDS)患者の看護

　ARDSは，急性呼吸不全のなかでも最も急性に低酸素血症が進行して重篤化する病態であり，原疾患の治療と並行して，救命や合併症予防，早期回復のための厳重な全身管理を必要とする。

　ARDS患者に必要なケアを表3-9にまとめた。ARDSを発症すると，急速に悪化する低酸素血症と呼吸仕事量の増大により，低流量酸素療法では酸素化が

▶表3-9　ARDS患者に必要な呼吸ケア

ケア項目	目的	具体的なケア内容
適切な人工呼吸療法の実施	●適切な換気量の維持による低酸素血症の改善 ●呼吸仕事量の軽減 ●人工呼吸器関連肺損傷の予防	●病態に応じた人工呼吸器の管理
鎮痛・鎮静管理	●呼吸困難感の改善 ●身体的，心理的苦痛の緩和	●自覚症状や苦痛のアセスメント ●鎮痛薬や鎮静薬の調整 ●体位の工夫や心理的ケアなど非薬物療法の実施
呼吸理学療法	●分泌物の喀出 ●換気量の改善による酸素化の改善 ●呼吸困難感の改善 ●呼吸筋力低下の予防	●体位ドレナージ ●体位管理 ●早期離床
循環管理	●肺水腫の改善 ●酸素供給の維持	●適切な水分出納バランスの調整 ●貧血の是正
感染管理	●新たな侵襲による重症化の予防	●カテーテルやドレーンの適切な管理 ●気道管理 ●口腔ケア ●栄養管理

維持できず，ほとんどの場合に人工呼吸療法が必要となる。また，患者は呼吸困難感や気管チューブの不快感，心理的ストレスなどの身体的・心理的苦痛をかかえている。これらを緩和するための鎮痛・鎮静管理，酸素化を改善するための呼吸理学療法，肺水腫を悪化させないための水分出納バランスの調整，貧血の是正などの循環管理を行う。さらに，感染症の併発による新たな侵襲を防ぎ，病状の重症化を回避するために必要な感染管理には，カテーテルやドレーンの適切な管理，VAP予防のための気道ケアや口腔ケア，栄養管理などが含まれる。

●人工呼吸療法

　ARDS患者の多くは人工呼吸療法の適応となる。酸素化が適正に維持できているかは，SpO_2値・呼吸回数・呼吸様式などの一般的な呼吸のアセスメントに加え，人工呼吸器のグラフィックモニターに表示される換気量や血液ガス分析により得られるPaO_2などから総合的に評価する。とくに，P/F比は，人工呼吸療法中の酸素化の指標として重要である。

　ARDS患者にとって人工呼吸療法は生命維持のために必要なものであるが，一方で陽圧呼吸による弊害もある。陽圧呼吸によって肺胞が過伸展と虚脱を繰り返すことで生じる障害は，**人工呼吸器関連肺損傷** ventilator associated lung injury（**VALI**）といわれる。ARDS患者に対する人工呼吸療法では，酸素化維持とVALI予防の両方を考慮した管理が必要である。VALI予防の具体的な方法として，1回換気量を通常よりも低く設定（6～8 mL/kg）することや，肺胞を

虚脱させないように**呼気終末陽圧（PEEP）**をかけて肺胞の開通を維持するなどの対策が行われる。

　人工呼吸療法中には，二酸化炭素の貯留や呼吸性アシドーシスに注意が必要であることを念頭におき，血液ガス分析の結果から二酸化炭素貯留の推移を確認する。また，意識レベル低下や血圧・脈拍の変動，新たな不整脈の出現は頭蓋内圧上昇やアシドーシスの進行を示唆する所見であり，経時的なモニタリングによって異常の早期発見に努める。

● 鎮痛・鎮静管理

　ARDS 患者では，原因疾患に関連した疼痛に加え，気管チューブの留置に伴う苦痛などさまざまな身体的苦痛が生じる。身体的苦痛は心理的ストレスやスピリチュアルな苦痛に影響し，さらにせん妄の促進因子にもなるため，苦痛緩和のための鎮痛・鎮静管理が必要である。

　鎮痛・鎮静管理は薬物療法が中心となるが，スケールを用いて疼痛の程度や鎮静深度を定期的にアセスメントし，適正な投与量に調整する（▶スケールについては 224，229 ページ）。患者の苦痛が大きく，安静を保持できない場合には，鎮静深度を深くせざるをえないこともある。しかし，過度な鎮静は脳血管系をはじめとした合併症の発見を遅らせたり，早期離床を妨げるなどの弊害がある。そのことを念頭におき，日中と夜間の鎮静深度をかえたり，1 日に 1 回は鎮静薬の投与を中止して意識レベルを確認するなど，患者の状況とケア方針をふまえた目標鎮静深度を医療チーム内で共有したうえで管理する。

● 呼吸理学療法

　ARDS で人工呼吸療法を受ける患者に対する呼吸理学療法の目的は，換気量の増大および酸素化の改善である。重力や横隔膜の挙上により圧迫され虚脱した肺胞を開放することで換気量を増大させ，体位ドレナージにより分泌物の喀出を促すことで酸素化を改善する。

　体位管理では腹臥位が適しているといわれている。ただし，腹臥位はドレーンや管の抜去のリスクがあり，体位をとるために多くの人員を必要とする。また，患者の苦痛が強く長時間の体位の保持がむずかしいため，その実施は困難なことも少なくない。半腹臥位にも腹臥位と同等の効果があるといわれており，患者の状況や人員などを考慮して実施する。半腹臥位とする際には，肩の位置，枕を入れる場所などを工夫し，褥瘡予防や患者の苦痛を最小限にするような配慮が必要である。

● 循環管理

　ARDS は，間質や肺胞への水分の漏出による肺水腫が主病態である。発症初期には，高度な炎症に伴う血管透過性の亢進や人工呼吸の陽圧呼吸に伴う循環

血液量の減少により血管内は脱水傾向となる。循環血液量を補うために輸液を必要とするが，体液量の過剰な増加は，肺水腫を助長させ，酸素化の悪化をまねくため，注意が必要である。時間尿量や血圧，脈拍の変動など循環血液量の不足を示唆する所見がないかを観察しながら，水分出納バランスを適正に維持することが，低酸素血症の改善につながる。

また，ARDS 患者に対する人工呼吸療法中に PEEP を高く設定する目的は，虚脱した肺胞の開通を維持することでガス交換を促進し，低酸素血症を改善することである。高 PEEP は呼吸にとっては有益であるが，静脈還流を阻害するため血圧を低下させ，尿量を減少させるなど循環にとっては抑制的に作用する。そのため，心拍出量や血圧，尿量なども注意して観察する。

さらに，人工呼吸療法により酸素化を維持していても，手術や外傷などに伴う出血により貧血がある場合には，酸素の運搬が障害され，組織や臓器への酸素の供給が不足する。したがって，貧血の是正も呼吸ケアの 1 つとして大切である。

C｜循環機能障害

①循環機能障害の病態生理

循環機能は，心臓，血管，循環血液量の 3 つの要素によって構成される。これらの 3 つの要素が連動して血液を全身に循環させており，いずれかが破綻すると循環機能全体が障害される。

心臓は全身に血液を送るポンプ機能を担っている。そのため，急性心不全や急性冠症候群などによって心臓のポンプ機能が低下すると，心拍出量が減少し，進行するとショックを引きおこす。血管は，収縮・拡大により血管抵抗を変化させて血管容量を調整することで，組織への血流を配分し，心臓への還流調節を行っている。血管損傷や動脈の閉塞などによって血流障害が生じると，末梢組織まで血液を運ぶことができなくなり，臓器障害につながる。出血などにより循環血液量が減少すると，全身をめぐる血液の絶対量が不足し，血流を維持することができなくなり，重症化するとショックに陥る。

クリティカルケア領域では，急性心不全，急性冠症候群，ショック，重症不整脈などにより循環機能障害に陥った重症患者と，侵襲性の高い手術によって循環機能が低下している患者を対象にケアを行っている。

1 急性心不全

●心不全とは

心不全は，心臓の器質的または機能的な障害により，心臓のポンプ機能が低

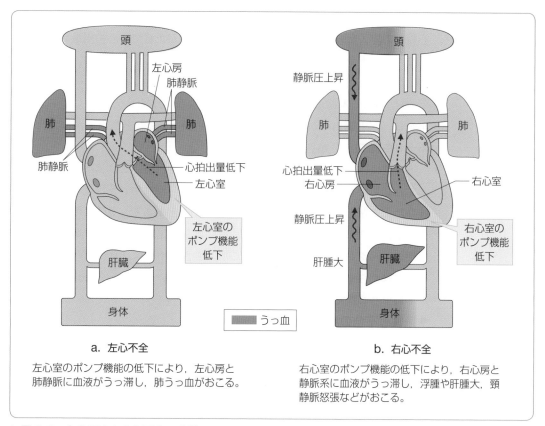

a. 左心不全
左心室のポンプ機能の低下により，左心房と
肺静脈に血液がうっ滞し，肺うっ血がおこる。

b. 右心不全
右心室のポンプ機能の低下により，右心房と
静脈系に血液がうっ滞し，浮腫や肝腫大，頸
静脈怒張などがおこる。

▶ 図 3-9　左心不全と右心不全の病態

下し，心拍出量低下や末梢循環不全，静脈系のうっ血をきたしている状態であ
る。原因疾患には，虚血性心疾患や心臓弁膜症・高血圧・心筋症などがある。
心不全は，心室別・ポンプ機能別・進行別に分類される。

左心不全と▶
右心不全

　心室別の分類では，**左心不全・右心不全・両心不全**に分けられる。左心不全
では，左心室のポンプ機能の低下により，心拍出量が低下し，左心房や肺静脈
に血液がうっ滞し，肺うっ血が引きおこされる（▶図 3-9-a）。動悸や呼吸困難，
血圧低下，意識障害などの症状を呈する。右心不全は，右心室のポンプ機能の
低下により，右心房と静脈系に血液がうっ滞した状態である（▶図 3-9-b）。浮
腫や肝腫大，頸静脈怒張などの症状を呈する。左心不全が進行し，右心室への
負荷が増大することによって右心不全が併発した状態を，両心不全という。

収縮不全と▶
拡張不全

　心臓のポンプ機能の低下による分類では，**収縮不全**と**拡張不全**に分けられる。
収縮不全では，心室の収縮機能の低下により，左室駆出率[1]が低下する。心臓
への流入血液量が正常であっても，血液の駆出効率が不良となるため，心拍出
量は減少する。拡張不全は，心室の拡張機能の低下であり，駆出率は正常であ

---

1) 心臓の 1 回の収縮により拍出される血液量（駆出量）を，拡張したときの左室容積で除
した値を左室駆出率（LVEF）といい，心臓の機能評価の指標の 1 つとされる。

る。高血圧や加齢による心筋の線維化や肥大により，心室の伸展が妨げられて心臓への流入血液量が減少するため，収縮機能が正常でも心拍出量は減少する。

左室駆出率▶
による分類

　また，心不全の多くが左心室の機能障害によることが多いため，左室収縮機能に基づく分類が提唱されている。『急性・慢性心不全診療ガイドライン（2017年改訂版）』（日本循環器学会/日本心不全学会合同ガイドライン）によると，心不全は，左室駆出率が低下した心不全（**HFrEF**）と，左室駆出率が保たれた心不全（**HFpEF**）に分類される。

急性心不全と▶
慢性心不全

　進行別には，**急性心不全**と**慢性心不全**に分類される。これは治療の緊急性を示した分類でもある。急性心不全は，心不全が急激に生じた状態で，急性心筋梗塞による左心不全や慢性心不全の急性増悪などがある。急速に循環動態が悪化するため代償機構[1]が間に合わず，呼吸困難が出現しやすい。進行すると心原性ショック（▶85ページ）を引きおこす。慢性心不全は，長期にわたって代償機構がはたらくことにより，心筋への負担が増し，心室の拡張が進んだりすることにより心機能低下が著明となる状態である。

◉急性心不全の病態

　急性心不全とは，前述の『急性・慢性心不全診療ガイドライン（2017年改訂版）』では，「心臓の構造的および/あるいは機能的異常が生じることで，心ポンプ機能が低下し，心室の血液充満や心室から末梢への血液の駆出が障害されることで，種々の症状・徴候が複合された症候群が急性に出現あるいは悪化した病態」と定義されている。

　急性心不全の病態評価には，血圧を基準に病態を分類し，初期対応のために提唱された**クリニカルシナリオ分類（CS分類）**がある（▶表3-10）。これは，①

▶ 表 3-10　急性心不全に対する初期対応における CS 分類

CS 分類				
分類	CS1	CS2	CS3	CS4	CS5
主病態	肺水腫	全身性浮腫	低灌流	急性冠症候群	右心機能不全
収縮期血圧	＞140 mmHg	100〜140 mmHg	＜100 mmHg	―	―
病態生理	・充満圧上昇による急性発症 ・血管性要因が関与 ・全身性浮腫は軽度 ・体液量が正常または低下している場合もある	・慢性の充満圧/静脈圧/肺動脈圧上昇による緩徐な発症 ・臓器障害/腎・肝障害/貧血/低アルブミン血症 ・肺水腫は軽度	・発症様式は急性あるいは緩徐 ・全身性浮腫/肺水腫は軽度 ・低血圧/ショックの有無により2つの病型あり	・急性心不全の症状・徴候 ・トロポニン単独の上昇ではCS4に分類しない	・発症様式は急性あるいは緩徐 ・肺水腫なし ・右室機能障害 ・全身的静脈うっ血徴候

（日本循環器学会・日本心不全学会：急性・慢性心不全診療ガイドライン〔2017年改訂版〕．p.75, 2018による）

---

1) ここでは，心臓のポンプ機能が低下した際に，交感神経系とレニン-アンギオテンシン-アルドステロン系を活性化させることにより，循環を維持しようとするはたらきをさす。

急性肺水腫, ②全身的な体液貯留(溢水), ③心拍出量低下による低灌流の3つの病態を基本としている。

CS1は, 収縮期血圧が140 mmHgより高くなり, 充満圧の急速な上昇により急激な進行がみられる。広範な肺うっ血による呼吸困難を呈すが, 全身性浮腫は軽度のことが多い。CS2は, 収縮期血圧100〜140 mmHgの正常群で, 肺水腫は軽度だが全身性浮腫がみられる。症状は徐々に進行し, 慢性心不全の状態を呈す。腎機能障害, 貧血, 低アルブミン血症などさまざまな臓器障害を合併する。CS3は, 収縮期血圧が100 mmHgより低く, 低灌流の病態を示す。発症は急性あるいは緩徐で, 全身性浮腫と肺水腫は軽度である。患者の多くは進行した終末期心不全の状態となっている。CS4は, 急性冠症候群に伴う急性心不全群である。CS5は右心機能不全で, 発症は急性あるいは緩徐である。通常, 肺水腫はみとめず, 全身の静脈うっ血徴候を呈する。

◉急性心不全の症状

急性心不全が左心不全に由来している場合は, 肺うっ血(肺水腫)による呼吸困難がおもな症状となる。初期には無症状のときもあるが, 心不全の進行に伴い, 労作時に息切れがみられるようになる。肺うっ血により心臓喘息をおこすと, 夜間に突発的な呼吸困難がおこり, 起座呼吸となったり, 喘鳴や発汗, 虚脱などの症状があらわれたりする。

右心不全の場合は, 右心系と静脈系に血液がうっ滞した状態であるため, 全身性の浮腫, 肝腫大, 頸静脈怒張, 腹水などの症状を呈する。

急性心不全による心拍出量の低下により, 疲労感, 脱力感, 乏尿, チアノーゼ, 四肢冷感, 食欲低下などがみられる。低心拍出量が高度になると, 意識障害や不穏, 肝不全, 腎不全などが出現する。

2 急性冠症候群

冠状動脈に形成された粥腫(プラーク)の破綻とそれに伴う血栓形成により, 冠状動脈が高度に狭窄または閉塞して急性心筋虚血を呈する病態を, **急性冠症候群** acute coronary syndrome(**ACS**)という。急性心筋梗塞, 不安定狭心症, 虚血による心臓突然死を包括した疾患概念である。

● 急性心筋梗塞

急性心筋梗塞は, 虚血性心疾患の1つで, 冠状動脈の高度狭窄または閉塞により, 閉塞部より末梢側の血流が途絶して, 急速に心筋が壊死した状態である。

◉急性心筋梗塞の分類

ST変化による▶
分類

急性心筋梗塞は, 心電図のST部分の変化に着目して, **ST上昇型心筋梗塞**と**非ST上昇型心筋梗塞**に分類される(▶図3-10)。

冠状動脈主分枝が完全閉塞し, 心室壁の心内膜から心外膜まで壊死にいたったものを**貫壁性梗塞**という(▶図3-10-a)。貫壁性梗塞はST上昇型心筋梗塞で

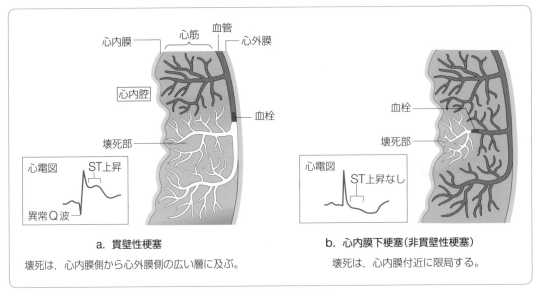

心内膜 心筋 血管 心外膜

心内腔

血栓

壊死部

心電図 ST上昇

異常Q波

a. 貫壁性梗塞
壊死は，心内膜側から心外膜側の広い層に及ぶ。

血栓

壊死部

心電図 ST上昇なし

b. 心内膜下梗塞（非貫壁性梗塞）
壊死は，心内膜付近に限局する。

▶ 図3-10　貫壁性梗塞と心内膜下梗塞の病態と心電図

▶ 表3-11　急性心筋梗塞の症状

・特徴的な痛み：強く，持続性で，典型的には胸骨下の疼痛
・交感神経刺激症状：発汗，冷たく湿った皮膚
・副交感神経（迷走神経）刺激症状：吐けき，嘔吐，脱力
・炎症反応：軽度の発熱

▶ 表3-12　キリップ分類

クラスⅠ	心不全徴候なし
クラスⅡ	軽度～中程度心不全。全肺野の50%未満でラ音を聴取，あるいは心臓Ⅲ音が聴取される。
クラスⅢ	重症心不全。肺野の50%以上～全肺野でラ音を聴取。肺水腫がみられる。
クラスⅣ	心原性ショック

あり，ST上昇だけでなく異常Q波を伴う。

　一方，**心内膜下梗塞（非貫壁性梗塞）**は，梗塞部位が心内膜付近に限局され，比較的小さな壊死が散在した病態である（▶図3-10-b）。心内膜下梗塞では典型的なST上昇がみられない場合が多く，非ST上昇型心筋梗塞となる。

壊死部位による▶分類　　また，心筋壊死の部位によって，前壁中隔梗塞，側壁梗塞，下壁梗塞，後壁梗塞，右室梗塞などに分類される。

●急性心筋梗塞の症状

　症状は，20分から数時間持続する強い胸痛や苦悶感，交感神経または副交感神経刺激症状，炎症反応がある（▶表3-11）。進行すると，心原性ショック症状を示す。急性心筋梗塞の重症度判定は**キリップ分類** Killip classification が用いられている（▶表3-12）。

●不安定狭心症

　不安定狭心症は，労作性狭心症や安静狭心症の悪化，あるいは重度の狭心症

症状が新たに出現した状態で, 心筋梗塞に移行する可能性が高い。

◉不安定狭心症の症状

　症状のパターンは変化しやすく, 安静時や軽い運動のあとでも胸痛や息苦しさといった狭心発作がおきる。不安定狭心症では, 安静時におこった発作が10分以上継続している, 症状が重篤である, 新規発症した発作である, 症状が徐々に悪化する, といった症状のいずれか, あるいは複数が生じる。

3 ショック

　ショックとは, 侵襲やそれに対する生体反応の結果, 急激に低循環に陥り, 脳や主要臓器, 末梢へ必要な血流が供給できなくなり, 生命の危機にいたる急性の症候群である。全身の循環動態を規定する心機能, 循環血液量, 末梢血管抵抗のいずれかの要素に異常が生じることによってショックとなる。

◉ショックの分類

　ショックは発生原因によって分類され, 循環血液量の減少による**循環血液量減少性ショック**, 末梢血管抵抗の低下を主因とする**血液分布異常性ショック**, 内因性の心拍出量低下を主因とする**心原性ショック**, 外因性の心拍出量低下による**心外閉塞・拘束性ショック**の4つに分けられる(▶表3-13)。

　[1] 循環血液量減少性ショック　外傷や消化管出血などによる**出血性ショック**と, 広範囲熱傷や脱水による**体液喪失性ショック**がある。循環血液量の1/3〜1/4が急激に失われた場合におこる。およそ20%以上喪失すれば, 血圧は低下し, 皮膚は蒼白となり, チアノーゼが生じる。40%以上の喪失は致死的で

▶ 表3-13　ショックの分類と原因

分類		原因
循環血液量減少性ショック	出血性ショック	外傷(血管損傷, 骨折, 臓器損傷), 消化管出血(胃十二指腸潰瘍, 食道静脈瘤, 潰瘍性大腸炎, マロリー–ワイス症候群, 消化器系がんなど), 大動脈瘤破裂, 異所性妊娠破裂, 外科手術後の再出血
	体液喪失性ショック	広範囲熱傷, 腹膜炎, 急性膵炎, 腸閉塞, 重症の嘔吐・下痢, 利尿薬の乱用, 重度の糖尿病, 熱中症
血液分布異常性ショック	アナフィラキシーショック	薬剤投与(抗菌薬, ヨード系造影剤など), 生物毒(ハチやクラゲの刺傷), 食物(そば, ピーナッツ, 甲殻類など)
	敗血症性ショック	重症感染症(汎発性腹膜炎, 化膿性胆嚢炎, 熱傷などによる), 敗血症, エンドトキシン血症, 急性膵炎など
	神経原性ショック	精神的衝撃, 激しい疼痛, 頸部や腹部の叩打, 脊髄損傷, 重度の脳障害(脳出血, 脳腫瘍, 脳死)
心原性ショック		急性心筋梗塞, 急性心筋炎, 拡張型心筋症, 急性大動脈弁閉鎖不全症, 急性僧帽弁閉鎖不全症, 不整脈, 外傷性心損傷など
心外閉塞・拘束性ショック		心タンポナーデ, 緊張性気胸, 肺塞栓症

(山勢博彰ほか：救急看護学〈系統看護学講座〉, 第6版. p.201, 表5-7, 医学書院, 2018による)

ある。末梢循環が障害され，代謝性アシドーシスがおこり，高度の侵襲により過剰放出されたサイトカインにより全身状態がさらに悪化する。

　[2] **血液分布異常性ショック**　末梢血管抵抗の低下により血液分布の異常が生じ，有効な循環血液量が減少して，血圧が低下する状態をいう。**アナフィラキシーショック，敗血症性ショック，神経原性ショック**に分類される。

　①**アナフィラキシーショック**　おもに IgE 抗体を介したアレルギー反応により引きおこされる。薬剤や生物毒，食物などが抗原となり，体内でアレルギー反応がおこった結果，放出されたサイトカインなどの化学伝達物質により，毛細血管が拡張して末梢血管抵抗が低下し，血圧が低下する。また，血管透過性亢進によって血管から組織間へ血漿が漏出し，循環血液量も減少する。ときに気管支の収縮により呼吸困難を伴う。

　②**敗血症性ショック**　敗血症性ショックは，敗血症の循環不全と細胞機能・代謝の異常が重症化し，死亡リスクが高くなった状態である。感染の起炎菌が産生する物質などにより大量のサイトカインが産生され，組織傷害や血栓形成，血管透過性亢進などがおきることが発症の原因と考えられている。初期には生体の防御反応により心拍出量を増加させようとするが，ショックが進行するにつれて心拍出量は低下する。血圧の低下を伴わずに末梢血管が拡張している初期では皮膚はあたたかいため，**ウォームショック**とよばれることもある。

　③**神経原性ショック**　脊髄損傷や重度の脳障害によっておこる。精神的衝撃や激しい疼痛が原因になることもある。自律神経系の失調によって末梢血管が拡張することにより血圧が低下する。徐脈を伴うことが多い。

　[3] **心原性ショック**　心臓のポンプ機能不全によって生じるショックである。急性心筋梗塞や急性心筋炎，心筋症，弁膜症，重症不整脈などによって引きおこされる。心拍出量の低下によって前負荷が上昇し，肺水腫を合併することが多い。また，ポンプ機能不全が継続すると，全身の臓器が低酸素・低栄養状態に陥り，**低心拍出量症候群** low output syndrome（**LOS**）に移行する。

　[4] **心外閉塞・拘束性ショック**　心タンポナーデや緊張性気胸，肺塞栓症など，外因性の障害によってポンプ機能不全をおこしている状態である。心タンポナーデは，急性心筋梗塞に続発する心破裂や，外傷，急性心外膜炎，急性大動脈解離などで合併する。心囊内に液体が貯留することにより心臓の拡張障害が生じ，心拍出量低下によるショックが引きおこされ，さらに，冠血流の低下により突然の心停止が引きおこされる。緊張性気胸は，外傷や自然気胸，医原性の気胸などを原因とする。患側の胸腔内圧が異常に上昇することにより，患側肺虚脱，横隔膜低位，健側への縦隔偏位，静脈還流障害による心拍出量の低下をきたす。

◉**ショックの症状**

　ショックの主症状は低血圧で，収縮期血圧 90 mmHg 未満を指標とすることが多い。典型的な臨床徴候として，**蒼白** pallor，**虚脱** prostration，**冷汗** perspiration, 脈拍触知不能 pulselessness, 呼吸不全 pulmonary deficiency があり, ショックの **5P** として知られている。これ以外にも, さまざまな症状が生じる。

② 循環機能障害のアセスメント

1 循環機能のアセスメント

●バイタルサイン

バイタルサインのうち, 脈拍と血圧には, 循環動態が直接的に反映される。

脈拍▶ **頻脈**では, 心不全やショック, 頻脈性不整脈, 出血などの循環機能の問題が疑われる。**徐脈**は, 洞不全症候群や房室ブロックなどの徐脈性不整脈でみられる。回数以外にも, 脈の緊張度やリズム, 橈骨動脈の同時測定による左右差などにも注意する。

血圧・脈圧▶ 血圧測定により, 心拍出量および血管の収縮と拡張の程度を知ることができる。クリティカルケアで注目すべき状態は**血圧低下**である(▶表3-14)。脈圧も循環機能を反映する重要な指標である。脈圧が低下していれば, 心原性または心外閉塞・拘束性ショックや大動脈弁狭窄症, 頻脈性不整脈の可能性が示唆される。

血圧測定には, 非観血的な方法と観血的方法がある。非観血的な測定には, 触診法や聴診法によるもの, 超音波血流血圧計, 自動血圧計などがある。集中治療を受けている患者は, 観血的方法によって連続的な血圧測定をする場合が

▶ 表3-14 血圧低下に伴う身体症状と要因

身体症状・所見	血圧低下の要因	予測される疾患・病態
ショック症状:顔面・皮膚蒼白, 冷汗, 四肢冷感, チアノーゼ, 脈拍微弱, 脈圧減少, 尿量減少, 意識低下	体液の喪失に伴う循環血液量減少によっておこる心拍出量の低下	出血, 熱傷, 骨折, 嘔吐を伴う重症の下痢, 多量の発汗や利尿
胸痛, 胸部不快感, 呼吸困難, 不整脈, ショック症状	心臓のポンプ機能低下に伴う心拍出量低下と末梢循環不全	急性心筋梗塞, 心筋炎, 重症不整脈, 心タンポナーデ
末梢血管拡張(末梢があたたかい), 悪寒戦慄, 発熱, 頻脈, 過呼吸	細菌, 内毒素, 外毒素の作用による心機能障害, 末梢血管抵抗の低下, 末梢動静脈シャントの増加, 末梢組織での酸素利用障害	敗血症
咽頭浮腫, 呼吸困難, 皮膚紅潮, 末梢血管拡張(末梢があたたかい), 頻脈, 徐脈, 頻呼吸	アレルギー反応によっておこる末梢血管拡張, 血管透過性亢進	薬物や食物アレルギー, 異型輸血, ハチやヘビなどによる刺咬症
四肢の麻痺や神経障害, 徐脈, 脈圧減少, 努力呼吸, 末梢血管拡張(末梢があたたかい)	副交感神経の亢進に伴う末梢血管拡張による血圧低下	脊髄麻痺, 脊髄損傷, 副交感神経緊張症(ワゴトニー)

(山勢博彰ほか:救急看護学〈系統看護学講座〉, 第6版. p.137, 表4-16, 医学書院, 2018による)

多い(観血的動脈圧モニター，▶183ページ)。

その他▶　ほかのバイタルサインである呼吸や意識，体温は，心拍出量減少や循環血液量の減少，末梢循環不全などの循環機能障害によって影響を受ける。脈拍・血圧測定と並行して呼吸や意識状態をアセスメントする。

● フィジカルアセスメント

　循環機能は，問診とフィジカルイグザミネーション(視診・聴診・打診・触診)により多くの情報を得ることができる。問診では，動悸や胸痛，めまい，呼吸困難など，循環機能障害による症状を観察することができる。しかし，クリティカルケアでは，意識レベルの低下や鎮静薬投与，気管挿管による言語的コミュニケーションの支障などによって，十分な問診ができないことも多く，客観的観察であるフィジカルイグザミネーションによる観察が主になる。

視診▶　視診では，皮膚の色や湿潤状態，表情，頸静脈の状態などを観察する。ショックや急性心不全が疑われる場合には，ショックの5Pである蒼白や冷汗のほか，四肢のチアノーゼと冷感などの有無をアセスメントする。表情の観察からは，胸痛や呼吸困難による苦悶表情，意識状態，不穏状態などが確認できる。頸静脈が怒張している場合は，右心不全による静脈圧上昇，または心タンポナーデを疑う。

聴診▶　聴診では，心音と呼吸音を聴取する。心音の異常には，**過剰心音**と**心雑音**がある。正常ではⅠ音とⅡ音のみが聴取されるが，心疾患があるとⅢ音とⅣ音の過剰心音が聞かれる。Ⅲ音は，心筋梗塞や心筋症・僧帽弁閉鎖不全症・大動脈弁閉鎖不全症などで聴取され，心不全の重要なサインである。Ⅳ音は，Ⅲ音よりも病的状態の存在があることを示しており，虚血性心疾患・大動脈弁狭窄症・肺高血圧症・心筋炎などで聞かれる。Ⅰ音とⅡ音にⅢ音またはⅣ音が組み合わされると，馬の早がけの音に似た奔馬調律 gallop rhythm (ギャロップリズム)として聞こえる。

　心雑音は，血流の乱流によって生じる音で，**収縮期雑音**と**拡張期雑音**がある。収縮期雑音はおもに僧帽弁逸脱症や大動脈弁狭窄症で聴取される。拡張期雑音はおもに大動脈弁閉鎖不全や僧帽弁狭窄などで聴取される。

　呼吸音で副雑音が聴取される場合は，肺の病変だけでなく心疾患が原因になっていることも多い。とくに，左心不全による肺水腫を合併している場合は水泡音が聞かれ，うっ血性心不全では笛音が聞かれることがある。

触診，打診▶　その他のフィジカルイグザミネーションとして，触診による四肢の浮腫や皮膚温の観察，打診による心拡大の程度や胸水の有無の観察がある。

● 症状アセスメント

　循環機能障害がおきると，**胸痛**や**動悸・呼吸困難・失神・チアノーゼ・浮腫**などのさまざまな身体症状があらわれる(▶表3-15)。これらの症状を観察する

▶表 3-15 循環機能障害を示す症状の原因とおもな病態・疾患

症状	原因	おもな病態・疾患
胸痛	心筋虚血による乳酸の蓄積または内臓の感覚神経受容体の刺激など	急性冠症候群，急性心膜炎，急性大動脈解離
動悸	心臓の調律異常，心臓の収縮力（1 回拍出量）の増加	心室頻拍，期外収縮，発作性心房細動，房室ブロック，洞性頻脈
呼吸困難	肺うっ血，心拍出量減少による代謝性アシドーシス	左心不全による肺水腫，ショック
失神	脳血流の途絶または著しい低下	大動脈弁狭窄症，急性冠症候群，アダムス-ストークス症候群，血管迷走神経性失神
チアノーゼ	血液中の酸素濃度低下により，脱酸素化ヘモグロビン（デオキシヘモグロビン）が 5 g/dL 以上になると出現	末梢性チアノーゼ：心拍出量の低下，下肢動脈の狭窄・閉塞，末梢血管収縮 中心性チアノーゼ：先天性心疾患，肺疾患
浮腫	右心房と静脈系へのうっ血（心臓由来），ほかに腎疾患，肝疾患，内分泌疾患，低栄養など	右心不全（全身性浮腫），血管性静脈炎（局所性浮腫）
乏尿	心拍出量低下に伴う腎血流の減少	循環血漿量の減少，左心不全，ショック

▶表 3-16 ニューヨーク心臓協会（NYHA）の心機能分類

クラス	定義
クラス I	心疾患はあるが身体活動に制限はない。日常的な身体活動では著しい疲労，動悸，呼吸困難あるいは狭心痛を生じない。
クラス II	軽度ないし中等度の身体活動の制限がある。安静時には無症状だが，日常的な身体活動で，疲労，動悸，呼吸困難あるいは狭心痛を生じる。
クラス III	高度な身体活動の制限がある。安静時には無症状だが，日常的な身体活動以下の労作で疲労，動悸，呼吸困難あるいは狭心痛を生じる。
クラス IV	心疾患のため，いかなる身体活動も制限される。心不全症状や狭心痛が安静時にも生じ，わずかな労作でこれらの症状は増悪する。

ときは，症状のメカニズムと原因疾患の病態を把握したうえでアセスメントを行う。たとえば，左心不全では，左心系（左房・肺静脈）に血液がうっ滞することによる呼吸困難が出現しやすく，右心不全では静脈系に血液がうっ滞することによる浮腫がみられやすい。急性冠症候群などの虚血性心疾患では，心筋虚血による胸痛が主訴となる。不整脈では，動悸やアダムス-ストークス症候群による失神に注意する。

呼吸困難と循環機能との関係は深く，呼吸困難の自覚症状の程度によって心疾患の重症度を評価するニューヨーク心臓協会の心機能分類（**NYHA 分類**）がよく知られている（▶表 3-16）。

動悸・胸痛・呼吸困難については，患者の自覚症状を問診するが，胸部を押さえつける姿勢や苦悶表情，起座呼吸，頻呼吸などの客観的な観察からもアセスメントすることができる。

2 モニタリングと検査

● 心電図

　心電図は，体表面に電極を装着し，心筋の活動に際して発生する電気的現象を記録したものである。とくに重症不整脈，急性冠症候群，心肥大，電解質異常などの診断では，心電図の情報が重要となる。

心電図モニター▶　3点誘導法で測定される**心電図モニター**は，心拍数のほか，虚血性変化の有無，電解質異常の情報を非侵襲的かつリアルタイムに得ることができる。さらに，連続的な検知によって，不整脈などの心電図波形を観察できる。とくに，**致死性不整脈**の発現に注意する。致死性不整脈には，頻脈性不整脈の心室細動，持続性心室頻拍，トルサード-ド-ポワンツ，徐脈性不整脈の房室ブロック，洞不全症候群がある。

　集中治療室（ICU）などでは，生体情報モニターにより，心電図に加えて，経皮的動脈血酸素飽和度（SpO_2）や呼吸数，体温などの複数の項目を観察していることが多い。

標準12誘導▶　**標準12誘導心電図**は，基本となる12種類の誘導部位から心電図を記録し
心電図　たものである。急性冠症候群の発生とその部位，不整脈の種類，心肥大の有無，脚ブロックの有無などが判定できる。急性冠症候群のうち ST 上昇型心筋梗塞では，初期には ST 上昇がおこり，ついで数時間かけて T 波が逆転し，そして異常 Q 波が出現する。不安定狭心症および非 ST 上昇型心筋梗塞では ST 低下がみられ，T 波の逆転を伴うこともある。

● 血行動態の評価

　スワン-ガンツカテーテルは肺動脈カテーテルの一種で，1回拍出係数（SVI），肺動脈楔入圧（PAWP[1]），肺動脈圧（PAP），心係数（CI）などの血行動態をモニタリングできる（▶212ページ）。肺動脈楔入圧と心係数の値から急性心不全の重症度を評価するものが**フォレスター Forrester 分類**である（▶図3-11-a）。肺うっ血の指標として肺動脈楔入圧 18 mmHg，心拍出量の指標として心係数 2.2 L/分/m^2 を基準にし，I群～IV群までの4つの病態に分類している。

　I群は正常であり，循環機能に問題はない。II群は，左室の前負荷が増加してはいるが心拍出量を維持している状態で，肺うっ血になっている。III群は，肺うっ血はみとめないが心拍出量が低下しており，出血・脱水や右室梗塞の可能性が考えられる。IV群は，肺うっ血と心拍出量低下がともにみとめられ，血行動態が最も悪化している。

1）pulmonary arterial wedge pressure の略。同義語に肺毛細血管楔入圧 pulmonary capillary wedge pressure（PCWP）がある。

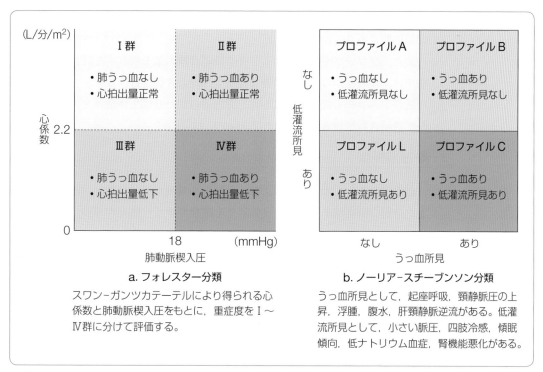

▶ 図 3-11　フォレスター分類とノーリア-スチーブンソン分類

スワン-ガンツカテーテルによる検査は侵襲的な手技が必要だが，最近では診察所見（低灌流所見とうっ血所見の有無）をもとに非侵襲的に血行動態を評価するノーリア-スチーブンソン Nohria-Stevenson 分類も用いられている（▶図 3-11-b）。

ICU などでは中心静脈カテーテルを用いて中心静脈圧（CVP）の測定を行っていることが多い。中心静脈圧は右心房圧を反映しており，基準値は5～10 cmH_2O である。中心静脈圧の上昇は，右心不全，過剰輸液，心タンポナーデなどを示唆し，下降は，脱水などによる循環血液量の減少を示している。

● 心臓超音波検査

心臓超音波検査（心エコー検査）では，心臓の大きさや心臓壁の運動，心臓弁の動きと状態，心室内の血流，心嚢水の貯留，心腔内血栓の有無，急性大動脈解離の存在などを，非侵襲的かつ簡易に検査できる。ICU のベッドサイドや救急初療室でも検査が可能で，得られた所見は血行動態の評価や重症度判定，治療の効果判定，予後予測などの指標となる。

心臓超音波検査の検査法（モード）には，おもに次のものがある。

①**断層法**　心血管の構造ならびに，壁や弁の動きなどの全体像を把握できる。

②**Mモード法**　壁厚や心内径の測定，弁の動きの評価，時間経過に伴う状態変化の観察に適している。

③**ドプラ心エコー法**　血流の速度と方向が測定される。逆流やシャントの状況を把握することができる。

また，プローブを食道に挿入して心臓超音波画像を観察する経食道心エコー法では，体表面からは描写困難な構造や血流の評価を行うことができる。最近は携帯型エコーも数多く導入され，聴診器のかわりに生体情報を得るツールとして活用されている。

● 血液検査

静脈血を用いた血液検査により，血球数や凝固機能，血糖値，電解質濃度などのほか，肝機能や腎機能，炎症反応も確認できる。輸血が必要なときは，血液型検査と交差適合試験も行われる。

心筋梗塞を含む急性冠症候群では，**心筋マーカー**が測定される。ST上昇型急性心筋梗塞では，血清CK-MB値は3～8時間で上昇し，10～24時間で最高に達し，3～6日後に正常化する。心筋トロポニンT（cTnT）は，心筋梗塞発症3～4時間で上昇し12～18時間で最大値を示す。そのほかのバイオマーカーとして，乳酸脱水素酵素（LDH）も上昇する。

● 動脈血ガス分析

動脈血ガス分析は，動脈血に含まれる酸素と二酸化炭素の分圧を測定することによって，呼吸状態を評価するものであり，心機能と肺循環の指標にもなる。左心不全による肺水腫では，肺胞でのガス交換が十分に行われず，肺静脈の酸素分圧が低下し，動脈血酸素分圧が低下する。

また，pHと炭酸水素イオン（HCO_3^-）の測定によって酸塩基平衡の状態も評価できる。pHとHCO_3^-が低下している場合は，代謝性アシドーシスに陥っていることが示唆され，ショックや重症心不全などにより組織が低酸素状態となっていることを示している。

● 胸部X線検査

胸部X線検査では，心陰影の拡大，肺うっ血，胸水の有無，急性大動脈解離などの評価ができる。心肥大や心拡大を心陰影から評価する指標として，**心胸郭比（CTR）**がある。正常では50％未満である。左心不全では，肺うっ血像を示す。また，大動脈瘤や大動脈解離では，大動脈弓の一部が拡大する。

③ 循環機能障害のケア

1 急性冠症候群患者の看護

● 初期治療とケア

初期対応と▶
早期の再灌流

急性冠症候群が疑われる患者が入院すると，診察のほか，心電図検査や血液検査，心エコー検査，胸部 X 線検査などが行われる。ST 上昇の有無により診断がなされ，ST 上昇型心筋梗塞あるいは非 ST 上昇型急性冠症候群に応じた初期治療が行われる（▶図 3-12）。

ST 上昇型心筋梗塞の場合は，梗塞範囲を少しでも小さくするために**再灌流療法**の適用となる。発症後 12 時間以内の急性心筋梗塞では，**経皮的冠状動脈**

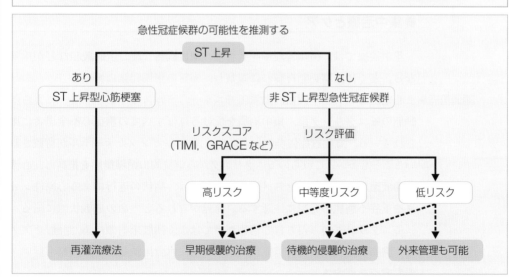

（日本循環器学会ほか：急性冠症候群ガイドライン，2018 年改訂版. 2019-06-01
<http://www.j-circ.or.jp/guideline/pdf/JCS2018_kimura.pdf><参照 2019-09-05>）

▶ 図 3-12　急性冠症候群の診断・治療フローチャート

インターベンション[1]percutaneous coronary intervention（**PCI**）が施行される。病院到着から PCI による冠状動脈拡張までの時間 door-to-balloon time を 90 分以内にすることが奨励されている。血栓をとかすことによって再灌流を得る血栓溶解療法では，病院到着から血栓溶解療法開始までの時間 door-to-needle time は 30 分以内とすることが奨励されている。

　急性冠症候群の初期治療は，短時間での対応が重要であるため，看護師は診察や検査がスムーズに行われるための診療補助を行う必要がある。また，再灌流療法に必要な物品や薬品は日ごろから準備しておき，再灌流療法を実施する際には，適切な介助を行う。緊急の**冠状動脈バイパス手術（CABG）**の適応となった場合は，手術室とシームレスな連携をしながら手術への準備をし，その後の術後管理に備える。

胸痛へのケア▶　患者の訴えのうち最大のものが胸痛である。心筋虚血による胸痛は，個人差はあるものの，重篤な場合は意識を失うほどの痛みを経験する。また，痛みをがまんすることで心負荷がかかり，心不全が増強されるので，疼痛の程度を迅速に評価し，その軽減や除去に努める。

薬物療法▶　持続性の疼痛，あるいは広範囲前壁梗塞を伴う患者に対しては，ニトログリセリンの静脈内注射，アスピリンや β 遮断薬の投与，不整脈薬および低血圧に対応する薬剤などが投与される。循環動態そのものに作用する薬剤を投与する際には，その使用目的と効果を十分理解し，少量で血行動態が変化することを念頭に，投与量と投与時間を正確に管理する。アスピリンなどの抗血小板薬が投与されるときは，出血傾向の副作用に注意する。輸液が過剰となった場合は前負荷が増大して心臓に負担がかかるため，輸液量の厳密な管理が必要になる。

●集中治療とケア

　集中治療では，循環管理や呼吸管理，ME 機器管理，苦痛緩和などが重要となる。とくに循環動態をつねに観察し，異常の早期発見に努める。

循環管理▶　心電図モニターや観血的動脈圧モニター，パルスオキシメーターによる循環動態のモニタリングは，集中治療を受けるほぼすべての重症心不全患者に施行されている。急性冠症候群の患者には，スワン-ガンツカテーテルが留置されていることも多い。これらのモニタリングから継続的に循環動態を把握し，心機能と血液循環の状態をアセスメントする。とくに，病状の進行による心原性ショックや重症不整脈の発現に注意する。発見が遅れると生命の危機状態に陥る。

　モニタリングから得られる情報だけではなく四肢末梢の冷感，浮腫，チアノーゼ，胸痛・呼吸困難の自覚症状，尿量変化，水分出納量などの観察も行い，循環動態を把握する。

---

1) 冠状動脈造影により狭窄・閉塞部位を確認し，バルーンでその部位を拡張したり，ステントを留置することで再灌流を得る方法。

呼吸管理▶ 　左心不全では，肺うっ血（肺水腫）による呼吸困難が発症する。呼吸困難に対しては一般的に酸素投与が行われる。基礎疾患として慢性閉塞性肺疾患（COPD）がある場合は，酸素投与により CO_2 ナルコーシスをおこす可能性があるので注意する。呼吸障害が重症であれば，非侵襲的陽圧換気（NPPV）または気管挿管による人工呼吸管理を行うこともある。

　呼吸管理では，呼吸状態が循環に及ぼす影響，逆に循環が呼吸状態に及ぼす影響を理解し，呼吸のフィジカルアセスメントのほか，経皮的動脈血酸素飽和度（SpO_2）の持続的観察や，動脈血ガス分析と胸部 X 線検査の確認などを行う。また，酸素投与や人工呼吸管理による血行動態の変化に注意をはらう。

ME 機器管理▶ 　心不全が進行した場合，補助循環装置を用いた集中治療が実施される。補助循環装置には，大動脈内バルーンパンピング（IABP）や，呼吸と循環を補助する体外式膜型人工肺（VA-ECMO），経皮的心肺補助装置（PCPS），補助人工心臓（VAD）である左心補助装置（LVAD）がある。最近では，補助循環用ポンプカテーテル[1]（IMPELLA）が導入され，より心臓への負担がかからない補助循環装置が使用されている。

　こうした ME 機器が患者に装着されていると，装置特有の循環への影響によって生理的な循環動態が変化する。そのため，装置の原理から構造までを詳細に理解し，循環の状態をアセスメントする必要がある。また，血栓・塞栓症や出血，血腫，動脈虚血，感染などの合併症をおこす可能性があるので，挿入部や固定部のスキントラブル，末梢循環の状態，装置の回路やカテーテルの屈曲・抜去の有無を観察する（▶ME 機器管理の詳細は 261 ページ）。

苦痛の緩和▶ 　患者は，疾患・病態に起因する疼痛や呼吸困難・吐きけなどの症状のほか，身体に装着された複数の点滴ラインや各種モニター・補助循環装置などによる拘禁状態から生じるストレス，病状に対する不安や抑うつ状態など，さまざまな身体的・精神的苦痛をもつ。

　急性冠症候群の疼痛緩和では，モルヒネが静脈内注射で投与される。モルヒネは，疼痛除去だけでなく静脈拡張作用もあるため，肺うっ血の改善にも効果がある。非麻薬のオピオイド鎮痛薬が用いられている場合は，呼吸抑制に注意する。胸部不快感には硝酸薬（ニトログリセリン）が有効である。疼痛は主観的感覚であるため絶対的な評価はむずかしく，NRS（数値的評価スケール numerical rating scale）などによって経時的な観察を続ける。

　ストレスや不安などの精神的苦痛があると，交感神経の興奮によって血圧や心拍が増加し，心筋の酸素消費量が増大する。精神的苦痛に対しては，睡眠導入薬や抗不安薬の投与により十分な睡眠と精神的安定を確保し，リラクセーションやタッチングなどによるケアを積極的に実施する。

---

1) カテーテルを用いて小型のポンプを左心室に挿入し，左心室の負荷を直接軽減する補助人工心臓。2017 年に日本にも導入された。

安静の保持 ▶　心仕事量の軽減と治療の実施のため，患者は安静を余儀なくされる。体位変換や清潔ケア，排泄ケアなどの日常生活援助も，患者への身体的な負担となり，心仕事量を増やすことになる。また，疾患がもたらす苦痛，さまざまな処置や機器によるストレス，殺伐（さつばつ）とした ICU の環境は，安静を妨げる要因になる。そのため看護師は，安静の必要性について説明を行い，患者の苦痛やストレスを緩和し，環境の調整を行うことで，身体的・精神的負荷を軽減して安静が保持できるよう援助する。

回復期に向けた ▶
　　ケア　　　入院早期より，急性期の心臓リハビリテーションが実施される。急性期を過ぎると，専用の心臓リハビリテーション室で回復期早期心臓リハビリテーションが行われる。こうしたリハビリテーションプログラムを医療チームにより実施し，早期離床から一般病棟への転棟，退院へと進めていく。

2　ショック患者の看護

●ショックの初期対応

　急性心不全や急性冠症候群，重症不整脈，侵襲性の高い手術，外傷などにより循環障害が急速に進行すると，ショックに陥り生命の危機状態になる。こうした重症疾患や病態にある患者では，ショックの予防策と早期発見が重要である。また，短時間で病状が進行するため，迅速な初期治療が必要となる。

ショックの予防 ▶　ショックに移行する可能性のある病態では，原因疾患の早期診断と早期治療がただちに実施される。救急搬送された患者や外来で初期対応がなされた患者の場合は，診察や検査と並行して初期治療の準備を進め，病状が悪化する前に処置に着手できるようにする。入院患者の場合は，病態と現在実施されている治療内容を把握し，ショックへと進行しないための予防的処置とケアの工夫をする。たとえば，重症心不全患者の体位変換は，過剰な心負荷をかけないよう，複数の看護師でゆっくり行うなどの配慮をする。

ショックの ▶
　早期発見　　ショックの早期発見のためには，各種ショックによる循環動態の変化を把握しておく（▶表 3-17）。また，循環動態の異常のみに注意をはらうのではなく，急変に伴う生理的徴候をとらえる必要がある。

　系統的方法として，A（気道 airway），B（呼吸 breathing），C（循環 circulation），D（意識 dysfunction of CNS）を評価する**プライマリーサーベイ** primary survey の評価を用いるとよい（▶188 ページ）。ABCD のいずれかに変化や異常が生じていないかを観察し，ショックの徴候をとらえる。具体的には，A は，発声ができない，窒息の可能性（チョークサイン），呼吸音で吸気性喘鳴が聴取されるといった症状に注意する。B は，呼吸回数の増加，浅い呼吸，起座呼吸に注意する。C は，脈拍数の増加や血圧低下とともに，ショックの 5P を確認することが重要である。D は，意識レベルの低下や不穏などの発現を見逃さないよう注意する。

▶表3-17　各種ショックの循環動態所見

項目	循環血液量減少性ショック	血液分布異常性ショック			心原性ショック
		アナフィラキシーショック	敗血症性ショック	神経原性ショック	
血圧	↓	↓	↓	↓	↓
脈拍数	↑	↑→↓	↑	↓	↑→↓
尿量	↓	↓	↓	↓	↓
心拍出量	↓	↓	↑→	↓	↓
中心静脈圧	↓	↓	↑→	↑→	↑
末梢血管抵抗	↑	↓	↓	↓	↑

（山勢博彰ほか：救急看護学〈系統看護学講座〉，第6版．p.202，表5-9，医学書院，2018による）

ショックの
初期治療　ショックの初期対応では，一次救命処置，二次救命処置，循環管理，呼吸管理を主体とした治療とケアを実施する。

　ショックが進行し，心肺停止状態になっている場合は，ただちに一次救命処置と二次救命処置による心肺蘇生を実施する。

　循環管理では，心電図モニターなどを用いて循環動態のモニタリングを行い，心拍数の変動や不整脈の出現，血圧値の推移を観察する。また，尿量と体温の経時的測定，血液検査，胸部X線検査，心エコー検査なども実施する。

　大量輸液や輸血が必要になることが多いため，ゲージの太い静脈留置針で静脈路を確保する。場合によっては，中心静脈カテーテルを優先的に挿入することもある。静脈路の確保は，薬剤の投与ルートとしても必須の処置である。心室細動などの致死的不整脈が出現した場合は，ただちに除細動を行う。

　呼吸管理として，迅速な酸素投与や人工呼吸管理，呼吸状態のモニタリングなどが実施される。酸素投与では，血中の酸素濃度を早急に上昇させるために高流量の酸素が投与される。気道に異常がある場合は，早期に気道を確保し，換気が不十分である場合には機械的人工換気を開始して人工呼吸管理下におく。

　呼吸状態のモニタリングでは，パルスオキシメーターによる動脈血酸素飽和度（SaO_2）の測定を開始する。ただし，末梢血管の収縮があるショックでは，正確な測定ができないことがある。動脈血ガス分析は，いずれのショックでも必須の検査である。左心不全による肺水腫が疑われる場合は，呼吸音の聴診により断続性ラ音の有無を確認する。

●ショックの分類に応じた治療とケア

◉循環血液量減少性ショック

　循環血液量が減少しているため，その減少を防ぐことと失われた血液量を補正する治療が主となる。

止血　出血の場合，循環血液量の減少を防ぐための初期対応は止血である。止血に

は，直接圧迫止血法・止血帯止血法・間接的圧迫止血法などの救急処置がある。外科手術による，縫合や結紮，開胸・開腹止血術，動脈塞栓術，内視鏡下止血術なども行われる。

輸液と輸血▶　循環血液量の補正は，輸液と輸血で対応する。外傷などによる出血性ショックでは静脈路を2本確保し，加温した輸液製剤を大量投与する。輸血が必要な場合は，赤血球濃厚液および血漿製剤の輸血が実施される。輸液・輸血への反応が乏しい場合は，投与量が不足しているか，または進行中の出血が見逃されている可能性があるので，投与量を増やしたり出血源の再探索が行われる。

　診療の補助にあたっては，止血のための緊急手術の準備と介助，静脈路確保の準備と介助，輸液・輸血のための製剤の加温，輸血に必要な血液型検査や交差適合試験の準備などを行うとともに，手術部や輸血部などの関係部署との連絡調整を行う。

●血液分布異常性ショック

　アナフィラキシーショックでは，アドレナリンと副腎皮質ステロイド薬，抗ヒスタミン薬などによる治療が行われる。まず第一にアドレナリンが投与される。アドレナリン投与では，頻脈や不整脈，呼吸困難などの副作用に注意する。気道浮腫がある場合は気道確保をし，高流量の酸素を投与する。咽喉頭浮腫が高度な場合は，輪状甲状靱帯穿刺あるいは緊急気道切開を行う必要があるため，その準備と介助が必要となる。

　敗血症性ショックでは，末梢血管が拡張しているため，ノルアドレナリンが投与される。昇圧効果が不十分な場合は，バソプレシンが投与されることもある。大量輸液が必要になることも多い。感染症の原因菌を特定し，抗菌薬や免疫グロブリン製剤の投与などが継続して実施される。

　神経原性ショックは，高位の脊髄損傷を原因とするショックのため，外傷の初期対応と並行してショックへの対応を実施する。血管収縮薬が投与され，トレンデレンブルグ体位をとるなどの処置が行われるが，輸液の効果はあまりない。徐脈がみられる場合はアトロピンを投与する。患者は意識が清明である場合が多く，強度の不安や精神的危機状態に陥る可能性があるため，精神的ケアに力を入れる。

●心原性ショック

　心原性ショックは，心臓のポンプ機能が低下した病態であるため，その改善をはかるとともに，ショックの原因となった心疾患の治療が実施される。ポンプ機能の改善では，ドパミンやノルアドレナリンなどの昇圧薬などが投与される。補助循環として大動脈内バルーンパンピング intra-aortic balloon pumping (IABP) が用いられることもある。原疾患が急性心不全や急性冠症候群である場合は，経皮的冠状動脈インターベンション (PCI) や血栓溶解療法，冠状動脈バイパス手術などの治療が行われるため，これらの処置と手術に対し，すみやかな準備と介助を行う。

◉**心外閉塞・拘束性ショック**

心タンポナーデが原因であれば，ただちに心嚢ドレナージや穿刺によって心嚢貯留液を排出する。緊張性気胸では，胸腔穿刺または胸腔ドレナージによる脱気をすみやかに行う。広範な肺塞栓症の場合は，抗凝固療法や血栓溶解療法，外科的塞栓除去術などが実施される。外科的治療が多いため，その準備と介助を迅速に行い，処置による出血や細菌感染に注意する。

3 心臓手術後の看護

手術直後の観察▶　心臓手術の多くは侵襲性が高く，生体へのさまざまな影響があるため，ICUや病棟に帰室した直後は，気道状態と呼吸動態，循環動態，体温を中心とした観察をする（▶表3-18）。帰室直後の循環動態の安定が確認されたあとは，循環動態以外の観察や検査などを行う（▶表3-19）。

低心拍出量症候群▶　心臓手術後における**低心拍出量症候群**（LOS）は，①患者の病態（術前の心収の予防と早期発見　縮力など），②選択する術式，③心筋の過度な伸展や手技による直接的な心筋障害，④術中経過（不十分な心筋保護や大動脈遮断時間の遷延など）に起因して引きおこされる。LOS が発症した場合，肺や腎臓・肝臓・脳などの主要な臓器の血流が不足し，腎不全や肝不全，不穏状態が引きおこされる。バイタルサインの変化や心拍出量の低下，肺動脈楔入圧の上昇，中心静脈圧の上昇，尿量の減少，体表温と深部体温の温度差の拡大，末梢冷感やチアノーゼ，四肢末梢の皮膚の湿潤などに注意する。

▶表3-18　帰室直後の観察とモニタリング

①心電図モニターを装着し，帰室時の心拍・心電図の記録をする。
②動脈圧ラインの装着：動脈圧ライン，肺動脈圧ラインをベッドサイドモニターへ装着し，0点（基準点）を調整する。圧と波形の記録をする。
③心拍出量と心係数を記録する。
④人工呼吸器装着後，両肺野の換気状態を聴診する。
⑤パルスオキシメーターを装着し，値の記録と波形の確認を行う。
⑥四肢の脈拍と循環動態を観察し，触診を行う。
⑦前縦郭と心嚢内ドレナージからの排液の量や色，性状を観察し，エアリークはないか確認する。
⑧深部体温計を装着して記録する。低体温からの回復のための保温を指示により開始する。

▶表3-19　循環動態が安定したあとの観察や検査

①尿量と性状
②帰室後30分以内の血液データ
③胸部X線検査
④12誘導心電図
⑤動脈血ガス分析，Na^+，K^+，Cl^-などの電解質濃度，血糖値，PTTなどの凝固系の検査を実施し記録する
⑥脳・神経系と意識レベルの記録
⑦ペースメーカーの作動状態のアセスメント
⑧カプノメーター（呼気中二酸化炭素モニター）の観察

体温の回復▶　心臓手術では低体温になりやすく，低体温により血液凝固障害や免疫抑制，薬物代謝障害などが引きおこされる。体温の回復を促すためには，毛布による保温や室温の調整を行うが，回復が不十分な場合は，保温マットや電気毛布などを使用する。しかし，体温が1℃上昇するごとに基礎代謝は10%亢進するため，体温上昇は呼吸・循環への負荷になる。急激な復温により，末梢血管拡張や循環血液量減少，深部体温の低下，電解質異常による致死的不整脈をきたすこともあるため，患者の体表温と深部体温，およびバイタルサインの変化を注意深く観察し，危険な徴候の早期発見と早期対処に努める。

不整脈の早期発見▶　術後に生じる不整脈の原因は手術によるものが多い。①手術に伴う刺激電動系の障害，②体外循環装置の利用や利尿薬の投与などによる電解質異常，③心機能改善薬の過剰投与，④低酸素血症，⑤酸塩基平衡の異常などが原因となる。不整脈は心拍出量を低下させるだけではなく，頻拍性の不整脈は生命をおびやかすこともある。

　心電図モニターによる継続的な監視を行い，脈拍数の変化や期外収縮といった軽度の不整脈などの発生にも留意し，異常の早期発見に努める。高齢者や弁置換術後の患者は，心房のリズム不整がよく見られ，予防的にβ遮断薬かアミオダロン療法が行われる。危険な不整脈の発生に備え，救急医薬品や除細動器をすぐに使用できる状態に準備しておく。治療には，抗不整脈薬の投与，人工ペーシングによる心拍数の確保とコントロール，除細動が必要となる。

呼吸管理▶　心臓手術後は一般的に人工呼吸管理を行うが，合併症として無気肺や肺炎をおこすことがある。作用時間の短い麻酔薬を使用したり，呼吸抑制をきたすモルヒネなどのオピオイドの使用を最少にするなどの対応によって，循環動態の安定をはかり，人工呼吸器からの早期離脱や気管挿管の早期抜管を目ざす。循環動態に大きな影響がなければ，体位ドレナージや気管吸引で十分な気道の清浄化をはかる。

出血量の観察と▶
凝固系への影響　体外循環を行っている間は，抗凝固薬であるヘパリンが投与される。そのため術後は血液凝固機能を正常に戻す薬剤が投与される。血液凝固機能が不安定となっているため，手術部位から出血が生じたり，凝血によりドレーンの閉塞をおこす可能性もある。

　ドレーンからの出血量の急増や創部からの出血，それに伴う血圧の低下を観察する。3〜4 mL/kg/時の出血量が2時間以上続く場合，再開胸術となる場合もある。また，ドレーンからの出血量の急激な減少は，ドレーンの閉塞が原因となっている可能性があるので注意する。

心タンポナーデの▶
予防と早期発見　心嚢や前縦郭に貯留した血液がドレーンから排出されない場合，心タンポナーデをきたす。ドレーンからの排液量の急激な減少とともに中心静脈圧の上昇や血圧の低下がみられる場合は心タンポナーデを疑い，緊急の対応が必要となる。

脳・神経障害の▶
　早期発見
　麻酔からの覚醒状況と意識レベルを経時的に確認する。とくに，冠状動脈バイパス術では，脳卒中や一時的な虚血発作がおこることがあるため，脳・神経系の観察を怠らない。手術中の麻酔薬の使用や鎮痛・鎮静薬の使用状況を確認し，意識レベルの回復状況を把握する。意識レベルのほかに瞳孔の大きさや対光反射の有無・左右差，四肢の運動麻痺の有無，痙攣，不随意運動の有無なども観察する。

感染予防▶
　心臓手術では，気管挿管チューブや複数のカテーテル類が挿入されているため，感染経路が多くなっている。術後の持続する発熱や炎症反応など，感染徴候を観察し，早期発見に努める。清潔操作を徹底し，ベッド環境を整備することによって感染予防をはかることが重要である。

疼痛への対応▶
　心臓手術後の疼痛は，切開部の疼痛のほか，胸骨を開いたためにおきる背部痛や，各種ドレーン挿入部の疼痛などがある。鎮痛薬による積極的なペインコントロールを実施する。咳嗽に伴う痛みは，体位の工夫や補助的に創部に手をあてることでも軽減されることから，患者に合った咳嗽方法を指導する。

精神的支援と▶
家族への対応
　生命活動を支える重要臓器である心臓の手術をするということは，患者に大きな恐怖と強い不安をもたらす。看護師は，手術直後には手術が終わったことを伝えて安心感を与えるとともに，術後の早期回復のための闘病意欲を高めるかかわりをする。ICUの滞在期間が長くなれば，精神的疲労感が高まりストレスも増大するため，合併症の予防に努めながら，早期離床をはかる。

　心臓手術に対する家族の不安も大きい。手術直後からの面会を設定して患者の術後の様子を知ってもらい，家族がいだくさまざまなニーズにこたえる必要がある。

D｜脳・神経機能障害

　脳・神経は生命の中枢であり，手足を動かす，人や物を認知するなど，人が生きて生活していくうえで重要な機能をもつ。機能障害を受けると，生命の危機状況に陥るだけでなく，多彩な症状を呈する。クリティカルケア領域で遭遇する脳・神経領域の機能障害は，脳血管障害が多い。

① 脳・神経機能障害の病態生理

脳血管障害

　脳血管障害は，脳血管に異常がおこることによる疾患の総称である。脳血管障害には，無症候性のものや高血圧性脳症なども含まれるが，ここでは脳卒中

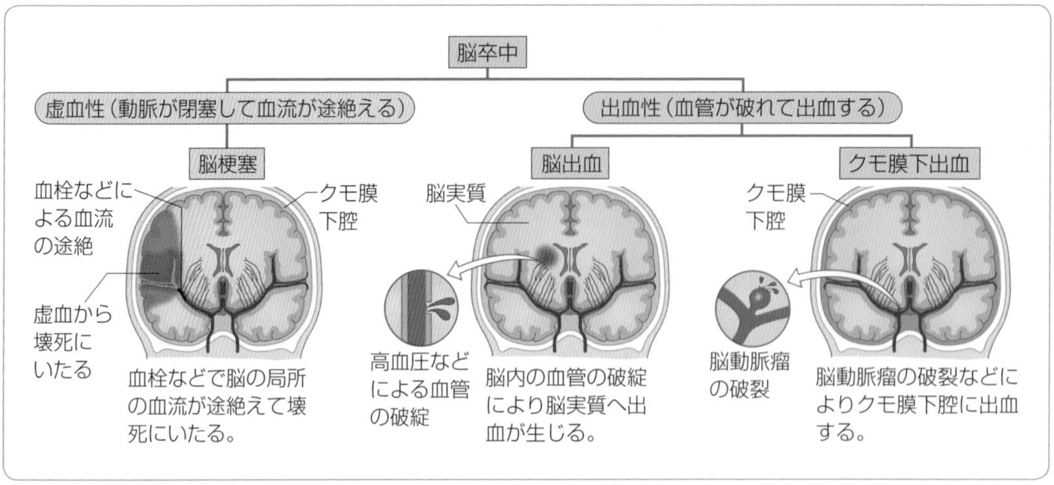

▶ 図3-13　脳卒中の分類と脳血管障害

のうち，脳梗塞と，脳出血・クモ膜下出血を取り上げる。脳梗塞は血管が狭窄あるいは閉塞する虚血性の疾患であり，脳出血・クモ膜下出血は脳血管が破綻する出血性の疾患である（▶図3-13）。

● 脳梗塞

　脳梗塞とは，脳動脈の狭窄や閉塞により脳への血流が完全または不完全に途絶えた結果，その動脈の支配する領域の脳組織が機能障害や壊死に陥ることをいう。臨床的には，閉塞の原因により，①アテローム血栓性梗塞，②心原性脳塞栓，③ラクナ梗塞などに分類される。

　①アテローム血栓性梗塞　頭蓋外血管または脳主幹動脈におこったアテローム硬化が原因で発生する脳梗塞である。プラークに血栓が付着して徐々に閉塞する血栓性の梗塞と，プラークやそれに付着した血栓が遊離して，それより末梢の動脈が閉塞する塞栓性のもの，高度狭窄に伴う血行不全に起因する血行力学性のものがある。

　②心原性脳塞栓　おもに心臓由来の塞栓子により脳主幹動脈が閉塞しておこる脳梗塞のことである。心原性脳塞栓の塞栓子は大きいことが多く，結果として脳梗塞が広範囲に及ぶことがある。脳塞栓は，塞栓子が詰まった瞬間に発症するため，片麻痺や失語などの症状は突然出現する。

　③ラクナ梗塞　穿通枝とよばれる細い分枝の動脈は，長い期間高血圧にさらされると変性して閉塞する。この穿通枝の閉塞による脳梗塞をラクナ梗塞という。ラクナとは「小さな」という意味であり，ラクナ梗塞の大きさは15 mm以下とされている。病巣は限局しているため，軽症であることが多いが，閉塞部位によっては片麻痺や失語などが生じ，日常生活に大きく影響を及ぼすこともある。

● 脳出血

脳出血（脳内出血）の原因の多くは高血圧性のものだが，血管の奇形や外傷によるものもある。

①高血圧性脳出血　動脈硬化の進行により，脳内の微小動脈が変性して微小動脈瘤が形成され，そこに高い血圧がかかることで，動脈瘤が破綻して脳出血が引きおこされる。発症の機序はクモ膜下出血に似るが，出血の部位は，より末梢の脳動脈である。

出血部位により，視床出血，被殻出血およびその混合型，皮質下出血，小脳出血，脳幹出血などに分類される。症状は急性に発現し，頭痛・意識障害・片麻痺・言語障害などがみられる。

②非高血圧性脳出血　高血圧などの危険因子をもたない人に発症する脳出血をいう。高齢者の皮質下出血では，皮質枝の脳血管にアミロイドが沈着し，脆弱になった動脈が破綻しておこるアミロイド血管症による脳出血が第一に疑われる。若年者の脳出血は，脳動静脈奇形による脳出血が第一に疑われる。

● クモ膜下出血（SAH）

クモ膜下出血 sabarachonoid hemorrhage（**SAH**）は，クモ膜と軟膜の間のクモ膜下腔に出血したものである。クモ膜下腔を走行する主幹動脈に形成された脳動脈瘤の破裂によるものが最も多く，SAH の原因の 80% 以上を占める。脳動脈瘤とは脳動脈の一部がふくらんだものである。

脳出血が直接的に脳組織の破綻を示すのとは異なり，SAH は脳動脈瘤破裂に伴う頭蓋内圧亢進による脳虚血や脳への圧迫が一次性脳損傷となる。症状は急激に発現し，突然の「いままでに経験したことがないような」激烈な頭痛が主症状で，一過性の意識障害，吐きけ・嘔吐を伴うことが多い。頭痛は軽度のこともあるが，頭痛の出現時刻が何時何分まではっきりしていることが特徴である。

神経学的所見では，項部硬直やケルニッヒ徴候などの髄膜刺激症状がみられる。一次的脳損傷に続き，脳動脈瘤の再出血，さらに遅発性脳血管攣縮，正常圧水頭症などが出現する。

② 脳・神経機能障害のアセスメント

脳・神経機能障害の症状は，意識障害や高次脳機能障害，運動機能障害，感覚機能障害などさまざまなかたちであらわれるため，アセスメント項目は多岐にわたる。また，クリティカルな状態にある患者は病状が不安定であり，急激に悪化することも少なくない。したがって，患者のさまざまな，そして細かな変化を見逃さず，迅速かつ的確にアセスメントを行うことが求められる。

1 意識障害の評価

● 意識障害

　脳血管障害の発症直後は，脳血管の閉塞あるいは破綻によって，意識障害を呈する患者が多い。意識障害は，その後の検査や治療にも影響する重要な評価項目であり，意識の概念を正しく理解しておかなければならない。

　意識とは，覚醒しており，自己と周囲の状況を認識している状態である。意識には，①覚醒度（意識水準）と②認知機能（意識内容）の2つの要素が含まれ，両方とも正常であれば，意識清明といえる。覚醒度とは，自己や自己のおかれている環境に気づいている覚醒の度合いで，脳幹にある網様体賦活系がおもに担っている。認知は，覚醒しているだけでなく，外界からの刺激に対して自己がおかれている時間・場所・人を正しく認識しているかという認知の程度をあらわし，大脳皮質が担っている。

　意識障害の評価にあたっては，この覚醒度と認知機能を評価することになる。

● 意識障害の評価法

　意識障害のある患者に対しては，まず緊急性の有無を判断し，次に意識障害の程度を評価することが重要である。さらに，意識障害が脳血管障害によるものなのか，それ以外の原因で生じているのかを考える必要がある。クリティカルケアの領域では，「AIUEO TIPS」[1]という疾患鑑別リストがよく用いられる（▶表3-20）。

　意識障害を評価するときには，評価者の主観に左右されることのない，客観的かつ具体的指標に基づき行う必要がある。これにより，誰でも同じように評価できるだけでなく，意識障害の有無や程度とその変化を経時的に観察することができるようになる。意識障害の代表的な評価法に，グラスゴー-コーマ-スケール Glasgow Coma Scale（GCS），ジャパン-コーマ-スケール Japan Coma Scale（JCS）などがある（▶表3-21, 22）。

GCS ▶　GCS は，器質的疾患による意識障害の評価に用いられることが多い。意識レベルを，開眼（E），最良言語反応（V）および最良運動反応（M）の3項目で表現する。また，合計点数で意識障害の程度を把握することもでき，最低点は3点（深昏睡），最高点は15点（意識清明）である。8点以下を重症とみなす。

　患者に呼名や刺激を与え，従命が可能かを確認し，合計点と各項目の点数を記載する。たとえば，呼びかけにより開眼し会話は混乱，自発運動は可能だが命令に従えない場合は，E3V4M5（12点）となる。

JCS ▶　JCS は，わが国で広く用いられている。この分類は，刺激による開眼状況を

1）「あいうえおてぃっぷす」と読む。

▶ 表 3-20　意識障害の鑑別（AIUEO TIPS）

A	Alcohol Arrhythmia	アルコール 不整脈
I	Insulin（hypo/hyper glycemia）	低/高血糖
U	Uremia	尿毒症
E	Encephalopathy（hypertensive, thyroid） Endocrinopathy（adrenal, thyroid） Electrolyte（hypo/hyper-Na, K, Ca, Mg）	高血圧 内分泌疾患 電解質異常
O	Opiate or other overdose decreased O_2 （hypoxia, CO intoxication）	薬物中毒 低酸素
T	Trauma Temperature（hypo/hyper）	外傷 低/高体温
I	Infection（CNS, sepsis, pulmonary）	感染症（髄膜炎，敗血症，肺炎）
P	Psychogenic	精神疾患
S	Seizure Shock Stroke	てんかん（発作） ショック 脳卒中

▶ 表 3-21　グラスゴー-コーマ-スケール（GCS）

観察項目	反応	スコア
開眼（E） （eye opening）	自発的に開眼する 呼びかけにより開眼する 痛み刺激により開眼する まったく開眼しない	4 3 2 1
最良言語反応（V） （best verbal response）	見当識あり 混乱した会話 混乱した言葉 理解不明の音声 まったくなし	5 4 3 2 1
最良運動反応（M） （best motor response）	命令に従う 疼痛部を認識する 痛みに対して逃避する 異常屈曲 伸展する まったくなし	6 5 4 3 2 1

3つの項目のスコアの合計を求め，重症度の評価尺度とする。

▶ 表 3-22　ジャパン-コーマ-スケール（JCS）

Ⅰ．刺激しないでも覚醒している状態（1桁の数字で表現）
　　1．だいたい意識清明だが，いまひとつはっきりしない。
　　2．見当識障害がある。
　　3．自分の名前，生年月日が言えない。

Ⅱ．刺激すると覚醒し，刺激をやめると眠り込む状態（2桁の数字で表現）
　　10．ふつうの呼びかけで開眼する。
　　20．大きな声，または身体を揺さぶることにより開眼する。
　　30．痛み刺激を加え，呼びかけを繰り返すと，かろうじて開眼する。

Ⅲ．刺激しても覚醒しない状態（3桁の数字で表現）
　　100．痛み刺激に対し，払いのけるような動作をする。
　　200．痛み刺激で少し手足を動かしたり，顔をしかめたりする。
　　300．痛み刺激に反応しない。

大まかに3段階（Ⅰ，Ⅱ，Ⅲ）で把握し，各段階をさらに3つに細分化し，全体を9段として分類している。そのため，**3-3-9度方式**ともいわれる。このほか，R（不穏），I（糞便失禁），A（自発性喪失）などの付加情報をつけ，JCSⅢ-100-Rなどとあらわす。

2 運動機能の評価

脳血管障害による▶
運動麻痺

脳血管障害で最も頻度の高い症状は，皮質脊髄路（錐体路）の障害による**運動麻痺**である。運動麻痺の程度は，皮質脊髄路がどの程度障害されるかによる。脳血管障害では多くの場合，病巣と反対側の上下肢の麻痺（**片麻痺**）を呈する。しかし，頻度は少ないが，一上肢あるいは一下肢の麻痺（**単麻痺**）を生じることもある。橋出血や脳底動脈血栓症などにより橋底部や大脳脚が広範に障害されると，両側上下肢麻痺（**四肢麻痺**）をきたす。

● 運動機能の評価法

運動麻痺の発見▶
脳血管障害発症直後では，運動麻痺の出現，とくに軽度の運動麻痺を発見することが重要である。評価法には，上肢や下肢のバレー徴候を評価する**バレー試験**などがある（▶図3-14）。

麻痺の程度の把握▶
運動麻痺がある場合は，麻痺の程度の把握も重要となる。運動麻痺の評価は，徒手筋力検査法 manual muscle testing（MMT）を用いることが多いが，ブルンストロームステージ Brunnstrom stage 法などの共同運動を評価する方法も併用するとよい。ブルンストロームステージ法は，急性期・回復期・維持期のどの時期においても切れ目なく利用されているが，とくに麻痺の回復が著しいときに有用である。

3 頭蓋内圧亢進症状のアセスメント

頭蓋内圧亢進症状▶
脳はやわらかい組織であり，頭蓋骨がそれをまもる役割を果たしている。頭

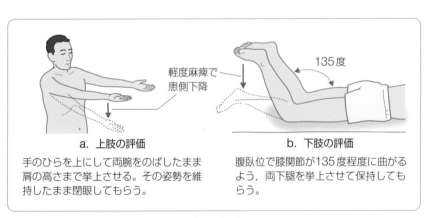

a. 上肢の評価	b. 下肢の評価
手のひらを上にして両腕をのばしたまま肩の高さまで挙上させる。その姿勢を維持したまま閉眼してもらう。	腹臥位で膝関節が135度程度に曲がるよう，両下腿を挙上させて保持してもらう。

軽度麻痺で患側下降　135度

▶図3-14　バレー試験による運動麻痺の評価法

蓋内には，脳実質が約80％，脳脊髄液が約10％，血液が約10％の割合で存在し，一定の頭蓋内圧で保たれている。脳がなんらかの損傷を受けると，一定に保たれていた頭蓋内圧が亢進し，正常な脳機能を保てなくなる。これを**頭蓋内圧亢進症状**という。

　頭蓋内の容積が増えても，脳血流量を減らすなどの代償機構がはたらく代償期では，頭蓋内圧の上昇は緩徐である。しかし，代償機構が限界点に達したり，脳血管障害などにより代償機構そのものが破綻したりしたときには，頭蓋内圧は急激に上昇する。これにより，頭蓋内圧亢進がおこる。圧が上昇しだすと急速に進行するため，いかにして早期に頭蓋内圧亢進に気づくかがカギとなる。

アセスメントの▶
ポイント　脳腫瘍が徐々に増大して頭蓋内圧亢進をきたしたときは，頭痛，吐きけ・嘔吐，うっ血乳頭（慢性頭蓋内圧亢進の三徴）が生じる。一方，急激な頭蓋内圧亢進では，特徴的なバイタルサインの変化として，収縮期血圧の上昇，脈圧の増大，徐脈という**クッシング現象**がみられる。これらの症状のアセスメントに加え，意識レベル（JCS，GCS）や，瞳孔所見（大きさ，左右差，対光反射），呼吸状態，体温の観察が重要となる。

　頭蓋内圧の進行とともに，バイタルサインや瞳孔所見は悪化する。頭蓋内圧亢進を早期に発見し，代償期に適切な治療やケアを行わなければ，最終的に非可逆的な変化である**脳ヘルニア**にいたり，死を迎える（▶図3-15）。

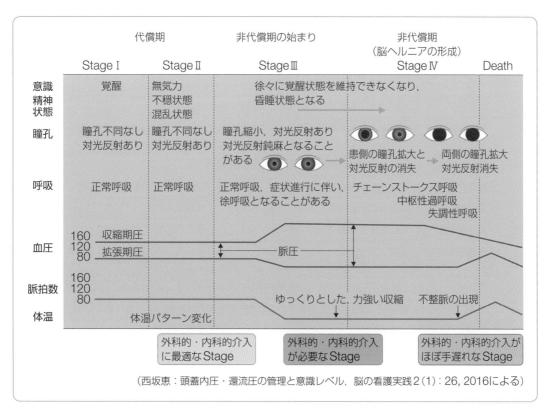

（西坂恵：頭蓋内圧・還流圧の管理と意識レベル，脳の看護実践2(1)：26，2016による）

▶ 図 3-15　頭蓋内圧亢進症状の変化と脳ヘルニアのステージ

4 高次脳機能障害の評価

高次脳機能▶ 高次脳機能とは，言語・認識・行為などといった，大脳皮質が関与し，左右半球優位性と局在性が明確な脳機能のことであり，単に物が見える，物に触れるといったことではなく，物を見て，触れて，それがなにかを判断するといった複雑な行為をさす。

高次脳機能障害の症状は，失認，失行，注意障害など実にさまざまであるが，ここでは失認，失行，失語について取り上げる（▶表3-23）。脳損傷を受けた患者は，意識レベルの改善にしたがい，それまでに見えなかった症状が出現する可能性がある。その症状が，その場にふさわしくない言動ならば，「もしかしたら高次脳機能障害かもしれない」と気づく感性をみがく必要がある。

● 失認

失認とは，ある感覚を介した対象認識の障害で，しかも対象認識の障害がそのほかの感覚異常や知能低下，意識障害によらないものをいう[1]。しかし，そ

▶ 表3-23 失認・失行・失語の種類と定義

種類		定義
失認	視覚失認	視覚性に提示された物品の認識障害であり，ほかの感覚を介せば容易に認識できる。
	視覚失語	物品を見ても呼称できないが，一般的な失語はなく，ほかの手がかりがあれば呼称が可能な状態である。
	相貌失認	一般的な物体認識は可能だが，相貌認識だけが特異的に障害される。しかし，声を聞けばすぐにわかる。
	色彩失認	色の認知や呼称などが特異的に障害される。
失行	観念運動失行	言語命令により再現可能な，社会的習慣性の高い，道具を使用しない運動行為の障害である。
	観念失行	社会的習慣性の高い物品の使用が困難になる。
	構成失行	言語命令や見本を模倣するなど，さまざまな空間的な形の構成ができない。
	着衣失行	衣類を自分の身体との関連で正しく着ることが困難となる。
失語	運動性失語	聞いて理解することはできるが，話すことや書くことができず，ぎこちなくなる。
	感覚性失語	言語了解と復唱がおかされ，なめらかに話せるが言い間違いが多く，聞いて理解することが困難となる。
	健忘失語	流暢で文法的に正しい言葉を話すにもかかわらず，きわだった換語困難がある。
	伝導失語	復唱能力が選択的に障害され，ほかの言語能力は比較的よく保たれている。
	全失語	言語機能のすべての側面が重度に障害され，実用となる言語がほとんど完全に失われる。

1) 福井国彦ほか編：脳卒中最前線――急性期の診断からリハビリテーションまで，第3版. pp.255-259，医歯薬出版，2003.

のほかの感覚様式を用いれば対象を認識できる。たとえば，ボールペンなどの日常的に用いる物を見ても，それがなにであるか認識できないが，手で触りそれがボールペンだとわかれば失認といえる。

失認には，視覚失認，視覚失語，相貌失認，色彩失認などがあり，いずれも物の形態や名称，人の表情などの特定の感覚要素の認識障害である。

● 失行

失行とは，身体部位が動くにもかかわらず，目的に応じて運動を遂行できない状態をいう。たとえば，包丁を使う運動機能の障害がないにもかかわらず，目的にそって包丁を使えない場合，観念失行といえる。失行には，観念運動失行や着衣失行などさまざまな種類がある。

● 失語

失語とは，正常な言語機能をいったん獲得したあとに，なんらかの原因で大脳半球の言語野領域に器質的病変をおこし，その結果として聞く，話す，読む，書くという言語機能に障害をきたした状態である。感覚性失語・運動性失語・健忘失語などさまざまな種類がある。

③ 脳・神経機能障害のケア

1 クモ膜下出血(SAH)患者の看護

● 一時的脳損傷から再出血予防手術まで

脳動脈瘤が破裂し，クモ膜下腔に血腫が広がることで，頭蓋内圧亢進や出血部の血栓形成により出血は一時的に止血される。しかし，この血栓は「かさぶた」のような状態であり，血圧上昇や頭蓋内圧亢進により容易に再出血する。

再出血による死亡率は高く，初回出血生存者のうち 20〜30% が 10 か月以内にこの再出血で死亡する[1]。そのため発症から手術までは，再出血予防のために，血圧管理，鎮痛・鎮静，呼吸管理，および頭蓋内圧管理を厳重に行っていく必要がある。再出血は，発症 24 時間以内，とくに 6 時間以内が最も多いため，この時期は十分な鎮痛・鎮静のもと安静を保ち，降圧により再出血を予防する。

再出血予防処置として，開頭クリッピング術や血管内治療によるコイル塞栓

1) Winn, H. R., et al. : The long-term prognosis in untreated cerebral aneurysms : I. The incidence of late hemorrhage in cerebral aneurysm : a 10-year evaluation of 364 patients. *Annals of Neurology*, 1 (4) : 358-370, 1977.

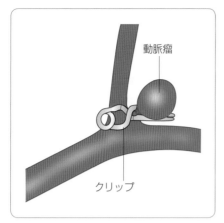

▶ 図 3-16　クリッピング術

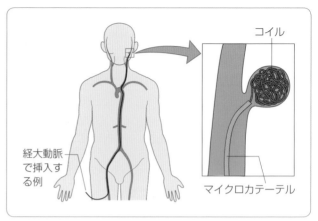

▶ 図 3-17　コイル塞栓術

▶ 表 3-24　ハントとヘスの重症度分類

Grade I	無症状か，最小限の頭痛および軽度の項部硬直をみる。
Grade II	中等度から強度の頭痛，項部硬直をみるが，脳神経麻痺以外の神経学的失調はみられない。
Grade III	傾眠状態，錯乱状態，または軽度の巣症状を示す。
Grade IV	昏迷状態で，中等度から重篤な片麻痺があり，早期除脳硬直および自律神経障害を伴うこともある。
Grade V	深昏睡状態で除脳硬直を示し，瀕死の様相を示す。

(Hunt, W. E. and Hess, R. M. : Surgical risk as related to time of intervention in the repair of intracranial aneurysms. *Journal of Neurosurgery*, 28（1）: 14-20, 1968 をもとに作成)

術などが行われる（▶図 3-16, 17）。術式の選択は，重症度分類や患者の臨床所見（年齢，合併症など），脳動脈瘤の所見（部位，大きさ，形など）により総合的に判断される。重症度分類として，ハントとヘスの重症度分類が用いられる（▶表 3-24）。この分類の Grade I ～ III では，臨床所見などの制約がない限り，早期（72 時間以内）に再出血予防手術を行うことがすすめられている。

◉血圧管理

　高い血圧は再出血を助長するため，血圧は極力下げる必要があり，再出血予防手術までの血圧管理は 140/90 mmHg 以下を目標とする。術直後までは十分に降圧し，手術翌日以降は，出血性合併症がなければ降圧指示は段階的に緩和される。

◉鎮痛・鎮静管理

　SAH に伴う頭痛は，血圧上昇に影響するため，鎮痛をはかることは重要である。意識状態がわるく，頭痛を訴えられない重症 SAH 患者であっても，頭痛があるものと認識すべきである。刺激を避けるために暗室かつ静かな環境を提供し，ADL 全介助のもと絶対安静を保つ。必要であれば鎮静薬を使用する。

◉頭蓋内圧管理

　頭蓋内圧亢進を早期に発見するために、バイタルサイン・意識レベルなどの神経学的所見の観察を綿密に行う。ただし、再出血の危険性がある間は、意識レベル確認のための痛覚刺激は与えない。神経学的所見では、瞳孔不同（散大）、対光反射鈍麻（消失）、頭痛、吐きけ・嘔吐、運動麻痺などを経時的に確認する。脳出血合併症例などの高度の頭蓋内圧亢進がみとめられるときは、高浸透圧利尿薬を用いる。

◉呼吸管理

　この時期は、中枢性の呼吸状態の悪化や鎮静薬の使用などにより、気管挿管・人工呼吸器管理を必要とすることが多い。気管挿管時の喉頭展開の刺激は再出血を引きおこしやすいため、鎮痛・鎮静を強化し、可能であれば筋弛緩薬を用いて、喉頭展開による咳嗽反射をおこさないようにする。吸引も刺激となるため、吸引の必要性を十分にアセスメントし、やむをえず実施する場合は、痰の粘稠度を調整し、持続的にモニターを観察しながら短時間で行えるようにする。

● 術後から脳血管攣縮期まで

　発症から 72 時間〜2 週間は**脳血管攣縮**の好発時期である。この時期は、再出血予防のための降圧管理から、脳血管攣縮予防のために血圧を高く保つ管理へと移行する時期であり、血圧管理の方針が短期間に大きく変更される。

◉バイタルサイン，脳神経学的所見の観察

　持続的な脳血管攣縮は、脳血管を局所性またはびまん性に狭小化させ、脳虚血を引きおこす。そのうちの約半数は脳梗塞を発症し、予後不良となる。したがって、脳血管攣縮の早期発見が重要となる。脳血管攣縮の症状は、発生部位によって虚血による症状が異なる（▶表3-25）。これらの虚血症状をバイタルサインや脳神経学的所見などとともに観察し、症状があらわれた際には、すみやかに医師に報告する。

◉水・電解質管理

　脳循環を維持するための電解質バランスの管理は重要であり、水分出納を排泄水分量が少ない状態（プラスバランス）に維持する必要がある。ナトリウム値の低下をみとめた場合、中枢性塩類喪失症候群 cerebral salt wasting syndrome（CSWS）と、抗利尿ホルモン（ADH）が過剰分泌している状態である ADH 不適

▶ 表 3-25　脳血管攣縮によるおもな虚血症状

脳血管攣縮の発生部位	おもな虚血症状
内頸動脈-後交通動脈（IC-PC）分岐部	動眼神経麻痺（複視，瞳孔散大，眼瞼下垂）
前交通動脈部（A-com）	精神障害，下肢麻痺，尿崩症
中大脳動脈部（MCA）	片麻痺，構音障害，失語，感覚障害，意識障害
椎骨動脈部（VA），脳底動脈部（BA）	意識障害，運動麻痺，眼球運動障害，小脳症状，嚥下障害

切分泌症候群 syndrome of inappropriate secretion of antidiuretic hormone（SIADH）の鑑別が行われ，病態に応じた治療が行われる。

CSWS は低張性脱水による低ナトリウム血症であるため，塩分補給と脱水の改善が必要となる。対して，SIADH は水中毒による低ナトリウム血症であるため，治療は水制限である。

◉脳血管攣縮症状出現時のケア

脳虚血症状がみられたら脳血管攣縮を強く疑い，医師の指示のもと，トリプル H 療法[1]を開始する。近年では，循環血液量を正常に保ち，心機能を増強させることによる脳循環障害改善法としてハイパーダイナミック hyperdynamic 療法が行われることもある。

● 正常圧水頭症出現時期

脳血管攣縮期を脱した数週間から数か月の間におこる合併症として，**正常圧水頭症** normal pressure hydrocephalus（NPH）がある。NPH は，SAH により生じる脳脊髄液の吸収障害が原因となり，頭部 CT で脳室拡大をみとめる。記銘力低下・歩行障害・尿失禁が三主徴である。これらの早期発見が重要であり，症状がみとめられた場合は，医師に報告する。検査として髄液排除試験（タップテスト）が行われることがある。

NPH に対しては，腰部クモ膜下腔-腹腔短絡術（L-P シャント）や脳室-腹腔短絡術（V-P シャント）が行われる。シャント術が施行された場合，低髄圧症状の出現に注意しながら離床を行う。さらに社会復帰に向けて機能障害を評価し，排便管理の必要性の指導や，残存機能の維持・向上に向けた支援を行う。

2 脳梗塞患者の看護

脳梗塞では，閉塞した脳血管の支配領域の中心部の細胞はすぐに壊死し，梗塞巣が出現・拡大していく。一方，その周辺部の領域は機能不全の状態ではあるが，細胞は生存しており，早期に血流が再開すれば回復する。脳梗塞の急性期の治療の目的は，この周辺部領域の救済である。ただし時間がたてば，生存していた細胞も壊死へと移行するため，詰まった血管を一刻も早く再開通させなければならない。脳梗塞の治療には，抗血小板療法や，静注血栓溶解療法，外科的療法（内・外減圧術，バイパス術など），血管内治療などがある。

●静注血栓溶解療法

遺伝子組換え組織プラスミノゲンアクチベータ（rt-PA，アルテプラーゼ）は，血栓のフィブリン溶解を引きおこす血栓溶解薬である。細胞が壊死する前に血

---

1) トリプル H（triple H）療法は，循環血液量増加 hypervolemia，血液希釈 hemodilution，人為的高血圧 hypertension の頭文字をとったものである。

流を再開させる必要があるため，**静注血栓溶解療法**の適応には，発症後4.5時間以内の患者であること，来院後少しでも早く（遅くとも1時間以内に）治療を開始することなどの時間制限[1]がある。

　患者が搬送されてから1時間以内に治療を開始するためには，搬送から治療開始までの流れに精通しておく必要がある。

投与開始後の▶　rt-PA投与開始後24～36時間以内は，出血性合併症がおこりやすいことを
管理指針　念頭においてケアを行わなければならない。そのため，rt-PA投与開始後の管理は厳密に指針が示されている（▶表3-26）。

血圧の管理▶　脳梗塞発症時は，血圧上昇をみとめることが多い。しかし，脳虚血により血圧の自動調節能が障害されていると，降圧とともに脳血流量が減り，かえって

▶ 表3-26　静注血栓溶解療法後の管理指針

1. 神経学的評価

　投与開始後24時間以内は，神経学的所見を頻回（少なくとも投与開始から8時間は30分毎，8～24時間は1時間毎）に評価して急激な悪化に注意する。激しい頭痛，悪心・嘔吐，急激な血圧上昇や神経症候の悪化を認めた場合，脳出血や出血性梗塞の合併を疑って緊急CTスキャンを実施する。アルテプラーゼ投与中であれば，直ちに投与を中止する。

2. 血圧測定

　投与開始後24時間以内は，血圧を頻回（推奨頻度：投与開始から2時間は15分毎，2～8時間は30分毎，8～24時間は1時間毎）に測定して，収縮期血圧180mmHgまたは拡張期血圧105mmHgを超えないようにする。
　収縮期血圧が180mmHgまたは拡張期血圧が105mmHgを超えた場合，測定回数を増やし，これ以下の血圧値を維持するため降圧療法を開始する。降圧薬の選択については，わが国の高血圧治療ガイドライン2014の推奨に準じる。

3. 機械的血栓回収療法

　前方循環系の主幹動脈閉塞例では，速やかに機械的血栓回収療法の適応を決定し，適応がある場合には迅速にこれを開始する。血圧管理はアルテプラーゼ投与後に準じる。

4. その他の注意事項

　a. CT（MRI）が24時間撮像可能な施設のSCU（ICU）またはそれに準じる病棟で管理する。
　b. 経鼻胃管，膀胱カテーテル，動脈圧測定カテーテルの挿入は，投与開始直後を避け，なるべく遅らせる。
　c. 治療後24時間以内は抗血栓療法を制限する。血管造影時や深部静脈血栓症予防目的のヘパリン（1万単位以下）は使用可能であるが，頭蓋内出血の危険性を考慮する必要がある。
　d. 血尿，歯肉出血，皮下出血，カテーテル穿刺部位からの出血等の出血傾向や舌，口唇，顔面，咽頭，喉頭等の腫脹（血管浮腫）を認めた場合には，適切な処置を行う。重篤な出血（消化管出血，肺出血，後腹膜出血など）や喉頭浮腫による気道狭窄など重大な副作用が疑われた場合，アルテプラーゼ投与中であれば直ちに中止する。

（日本脳卒中学会　脳卒中医療向上・社会保険委員会，静注血栓溶解療法指針改訂部会：静注血栓溶解（rt-PA）療法適正治療指針，第3版．p.30, 2019による）

1）日本脳卒中学会脳卒中ガイドライン委員会編：脳卒中治療ガイドライン2015．協和企画，2015．

脳梗塞を悪化させる危険がある。そのため，降圧は慎重に行わなければならない。急激な血圧の上昇をみとめた場合は，出血性合併症が疑われるため，すぐに医師に報告する。出血性合併症がおこり，収縮期血圧 140 mmHg 以上の場合，出血の増大を予防するために降圧療法が開始される。

　血圧上昇を予防するためには，まず頭痛や吐きけなどの症状の緩和に努める。また，吸引や体位変換などの身体への負担を伴うケアは，一時的であっても血圧や頭蓋内圧の急激な上昇を引きおこす危険性がある。やむをえず吸引を実施する場合は，痰の粘稠度を調整して短時間で行う。また，体位変換の際も，持続的にモニターを観察しながら短時間で行うようにする。これらのケアを実施しているときに血圧の目標値をこえた場合は，ケアを中止するという迅速な判断も必要となる。

頭蓋内圧亢進の▶
予防
　頭蓋内圧亢進を予防するためには，血圧低下や，頸部の角度，体位のずれに注意しながら頭部を 20〜30 度挙上することで静脈還流が促され，頭蓋内圧を低下させることができる。呼吸状態や呼吸パターンの変化，血液ガス値にも注意する必要がある。$PaCO_2$ の上昇は，脳血管を拡張して脳血流を増加させ，頭蓋内圧が上昇する要因となる。

3 開頭術を受ける患者の看護

　開頭術には，脳梗塞に対する内・外減圧術や，SAH に対する開頭クリッピング術，脳腫瘍に対する開頭腫瘍摘出術など，さまざまな手術方法がある。脳梗塞や SAH，脳出血などの脳血管障害に対する開頭術は緊急手術になることが多いが，脳腫瘍に対する開頭術は一般的に待機手術となる。ここでは，脳腫瘍に対する開頭腫瘍摘出術について取り上げる。

● 術前の看護

観察のポイント▶
　脳腫瘍の部位・大きさによってどのような症状がおこりうるのかを予測したうえで，意識レベルなどの神経学的所見を把握する必要がある。術前の身体所見は，術後観察の基礎データとなる。術前には，以下のような観察が必要となる。

(1) 自覚症状：頭痛，吐きけ・嘔吐，視力・視野障害，めまい，痙攣，嚥下状況など。

(2) 脳神経学的所見：意識レベル（JCS，GCS），瞳孔所見（大きさ，左右差，対光反射の有無・緩慢・消失，眼球偏位），理解力，高次脳機能障害，神経脱落症状など。

(3) バイタルサイン：体温，脈拍，血圧，呼吸状態（深さ，リズム，回数），SpO_2。

(4) その他：疾患や手術の受けとめ・理解度，食事摂取状況，睡眠状況，家族背景，現病歴，既往歴，検査結果など。

術前オリエンテー▶
ションの注意点　　　脳腫瘍患者は，意識が清明ではないことも多い。手術のオリエンテーションを行う際は，患者の意識状態に合わせ，患者・家族が十分に理解できるように，わかりやすい言葉でていねいに行う。

症状に対する看護▶　　　症状が出現している場合は，症状緩和と安全の確保を行い，ADL に応じた日常生活を支援する。また，頭蓋内圧亢進症状がある場合は，排便時の努責により腹腔内圧が上昇して頭蓋内圧亢進を助長するため，緩下剤を使用して排便を調整する。浣腸もまた排便時の努責を助長するため行わない。

ボディイメージの▶
変容に対する支援　　　剃髪（ていはつ）は，患者のボディイメージにも大きく影響する。ボディイメージの変容が最小限になるよう，術前から帽子を準備するなど工夫する。

● 術後の看護

● 術後のモニタリングと術後合併症の早期発見

バイタルサイン▶　　　脳は他臓器に比べて酸素不足に対してきわめて脆弱であるため，呼吸状態（深さ，リズム，数）の観察が重要である。血圧（収縮期血圧の上昇の有無）や脈圧，脈拍（徐脈の有無）は，頭蓋内圧亢進症状を早期に発見するためにも注意深く観察する必要がある。腫瘍の部位が視床下部に近い場合は中枢性の発熱が生じうるため，体温にも注意する。

水分出納▶　　　水分出納の観察では，手術侵襲に対する生体反応を考慮する。それに加えて，開頭術後に頭蓋内圧を下げるための浸透圧利尿薬を用いる場合は，薬剤の効果判定のためにも尿量測定が重要である。また，トルコ鞍に近い部位の腫瘍摘出の場合には，尿崩症のリスクを念頭におき，水分出納を観察する必要がある。

神経学的所見の▶
観察　　　開頭術は全身麻酔下で行われる手術であるため，必然的に全身麻酔による合併症がおこりうる。加えて，開頭術に特徴的な合併症として，①術後出血による頭蓋内血腫形成，②脳浮腫，③痙攣などがおこりうる。これらを早期発見するために，術前と同様に，神経学的所見の観察が重要となる。術直後や夜間は，覚醒状況により意識レベルを判断しにくいこともあるが，寝ているから問題ないと安易に判断するのは危険である。

　　　運動麻痺の観察については，意思疎通がはかれる場合は，バレー徴候の有無を確認すればよい。意思疎通がはかれない場合は，膝立て試験・腕落下試験を行うなど，患者の状態に応じて正しく評価できる方法を選択する。さらに，臥床している患者の様子をよく観察し，動いてない箇所がないか，とくに手術した側と反対側の手足の動きに着目する。

● 術後合併症に対するケア

術後出血による▶
頭蓋内血腫形成　　　開頭術では，手術部位が頭蓋内にあるため出血がおきていてもわかりにくい。さらに，明らかな症状があらわれたときには，血腫は大きくなっている危険がある。そのため，神経学的所見の綿密な観察により頭蓋内圧亢進症状を早期に発見するとともに，好発時期である術後 1 日目に，頭部 CT 撮影により出血の有無を確認することが多い。

脳浮腫 ▶　脳浮腫は，開頭術により脳に刺激が加わることでおこり，術後1〜3日が好発時期である。脳浮腫により頭蓋内圧が亢進する可能性があり，これに対しては，ベッドを20〜30度挙上し，頸部の屈曲を避け，静脈還流を促す。また，努責や咳嗽による腹腔内圧・胸腔内圧の上昇を避ける。浸透圧利尿薬を用いる場合，尿量の観察を行う。利尿が進むことによって，電解質バランスの異常や高ナトリウム血症をきたす可能性もあるため，血液データの推移も注意深く確認していく。

痙攣 ▶　大脳皮質への手術侵襲や術後出血，脳浮腫などにより神経細胞が刺激を受け，痙攣が生じることがある。痙攣により脳浮腫が助長されるという悪循環をまねくため，早期発見と迅速な対応が重要となる。痙攣を発見したら，随伴症状・持続時間・部位などの観察，痙攣をとめる処置，バイタルサインの確認，および二次的な事故の予防を迅速に行う。

◉ADL拡大と退院に向けた支援

　術後急性期を脱したら，患者の状態に応じて段階的に離床を進めていく。意識障害がある患者では，動けると患者自身で判断した結果，転倒などの事故をおこしやすいため，安全確保への対策も怠らないようにする。

精神的支援 ▶　運動麻痺などの機能障害が出現している場合は，回復への不安が大きいため，患者・家族に対する精神的支援を行う。障害をかかえながら生活していくことになる場合，患者・家族の不安はさらに大きいものとなる。看護師は，障害受容のプロセスを熟知し，患者がたどるであろう心理的プロセスにそった支援を行っていく。また，障害をかかえながらも，もてる力を最大限に発揮し，その人らしく生活できるように，できるだけ早期からリハビリテーションを開始することも重要である。

E｜消化機能障害

　クリティカルな状況の消化機能障害は，消化管出血や消化管の炎症，急性腹症など，消化管そのものの傷害や機能の障害により生じるほか，他臓器の侵襲によっておこる場合もある。

① 消化機能障害の病態生理

1 消化管出血

　消化管出血は上部消化管出血と下部消化管出血に分類される。上部消化管出血は，口腔咽頭からトライツ靱帯までの消化管におこる出血であり，下部消化

管出血はトライツ靱帯から肛門までの消化管からの出血である。

◉消化管出血の病態

上部消化管出血▶　上部消化管出血は，上部消化管近傍の動静脈が炎症や潰瘍^{かいよう}性病変，もしくは外力により破綻をきたして生じる。とくに注意すべきは，**急性胃粘膜病変** acute gastric mucosal lesion（**AGML**）である。急性胃粘膜病変は，胃体部や十二指腸に多く発症し，粘膜に異常がみとめられ，急性炎症や急性の潰瘍を伴うものをいう。大手術後や重症感染症，人工呼吸器の装着など大きな侵襲を受けていたり，疾患の突然の発症による強度な不安が持続したりすると，腹部臓器の血流は減少し胃粘膜は虚血状態となり，低酸素による胃粘膜の障害がおこる。

下部消化管出血▶　下部消化管出血は，さまざまな病態から生じる。感染や薬剤性，自己免疫反応などによる大腸粘膜の炎症からの出血をはじめ，腫瘍など血管性に富んだ部位からの出血などがある。

◉消化管出血をきたす疾患

上部消化管出血▶　上部消化管出血は，胃潰瘍や十二指腸潰瘍などの消化性潰瘍によることが最も多く，そのほかに食道静脈瘤や，胃悪性腫瘍，出血性胃炎，マロリー–ワイス症候群などが考えられる（▶表3-27）。

下部消化管出血▶　下部消化管出血は，悪性腫瘍，ポリープなどの良性腫瘍，炎症性腸疾患，虚血性大腸炎，大腸憩室のほか，痔核や裂肛などの肛門疾患などが原因と考えられる（▶表3-27）。

◉消化管出血の症状

上部消化管出血▶　上部消化管出血の症状は，吐血もしくは下血としてあらわれる。吐血が赤く新鮮血に近い場合は，胃より手前の口腔や食道などからの出血と考えられ，黒っぽいコーヒー残渣様の場合は，胃や十二指腸からの出血と考えられる。黒く変色しているのは，胃液により血液中のヘモグロビンが酸化したためであり，便中に排泄されると黒色便（タール便）となる。

下部消化管出血▶　下部消化管出血の症状は，下血としてあらわれる。下血とは，消化管から出血した血液が肛門から排出されることであり，出血部位や出血量によって，おもに黒色便（タール便）と鮮血便に分けられる。食道や胃など上部消化管からの出血の場合は，便中に排出されるまでの間に胃酸や消化液の影響を受けて血液が変色して黒色便になるが，出血量が多い場合は暗赤色となる。盲腸や上行

▶表3-27　消化管出血をきたすおもな疾患

	腫瘍	潰瘍	炎症	血管性	その他
上部消化管出血	胃悪性腫瘍	胃潰瘍・十二指腸潰瘍	出血性胃炎	食道静脈瘤	マロリー–ワイス症候群
下部消化管出血	ポリープ 悪性腫瘍	—	潰瘍性大腸炎 感染性腸炎 薬剤性腸炎	虚血性大腸炎 痔核・痔瘻	大腸憩室

結腸からの出血では黒色便となることがある。横行結腸から肛門に近づくほど鮮紅色の強い血便となる。便の表面に血液が付着する場合は，S状結腸や直腸，肛門からの出血が考えられる。また，感染や潰瘍性大腸炎など消化管粘膜に炎症があると，血液に粘液と膿が混じった粘液便となる。

2 急性腹症

急性腹症とは，突然発症した腹痛を主訴とし，緊急に迅速な処置や治療が必要な腹部疾患群のことである。

●急性腹症の病態

急性腹症をきたす病態は，出血や臓器の虚血，汎発性腹膜炎，臓器の急性炎症であり，消化器疾患以外に婦人科疾患や泌尿器科疾患の可能性も含まれる。

腹痛を主訴としているが，局所的な症状のものから全身性ショックにいたるものまであり，重症度や緊急度はさまざまで病態の解釈が困難なことがある。

●急性腹症をきたす疾患

急性腹症を生じる疾患は数多くあり，その一部を表3-28に示した。一刻も早く治療を要する急性心筋梗塞や腹部大動脈瘤破裂，肺動脈塞栓症，大動脈解離も含まれ，これらは専門的治療が可能な施設での集中治療を要する。

●急性腹症の症状

急性腹症による症状には，腹痛，吐血・下血，嘔吐，下痢がある。

[1] 腹痛　痛みを神経学的機序で分類すると侵害受容性疼痛と神経障害性疼痛があり，急性腹症の腹痛は，侵害受容性疼痛の内臓痛と体性痛にあたる。また病変部から離れた場所に発生する痛みを関連痛という。腹痛部位によりさまざまな疾患が考えられる（▶図3-18）。

①内臓痛　食道・胃・小腸・大腸などの管腔臓器の炎症や閉塞により平滑筋

▶表3-28　急性腹症を生じるおもな疾患

緊急度	疾患
超緊急疾患	急性心筋梗塞 腹部大動脈瘤破裂 肺動脈塞栓症 大動脈解離（心タンポナーデ）
緊急疾患	肝がん破裂 異所性妊娠 消化管出血 腸管虚血 重症急性胆管炎 敗血症性ショックを伴う汎発性腹膜炎 内臓動脈瘤破裂
その他	腎・尿路結石 急性膵炎 総胆管結石

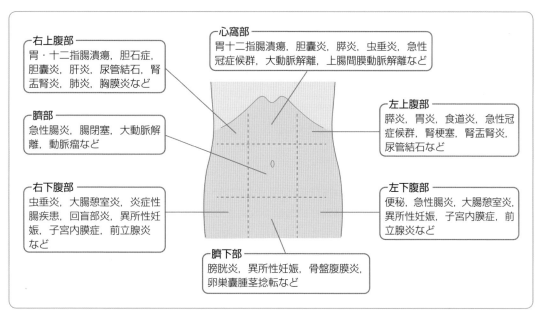

右上腹部
胃・十二指腸潰瘍，胆石症，胆囊炎，肝炎，尿管結石，腎盂腎炎，肺炎，胸膜炎など

心窩部
胃十二指腸潰瘍，胆囊炎，膵炎，虫垂炎，急性冠症候群，大動脈解離，上腸間膜動脈解離など

左上腹部
膵炎，胃炎，食道炎，急性冠症候群，腎梗塞，腎盂腎炎，尿管結石など

臍部
急性腸炎，腸閉塞，大動脈解離，動脈瘤など

右下腹部
虫垂炎，大腸憩室炎，炎症性腸疾患，回盲部炎，異所性妊娠，子宮内膜症，前立腺炎など

左下腹部
便秘，急性腸炎，大腸憩室炎，異所性妊娠，子宮内膜症，前立腺炎など

臍下部
膀胱炎，異所性妊娠，骨盤腹膜炎，卵巣囊腫茎捻転など

▶図 3-18　腹痛の部位と疾患

が収縮や過伸展し，虚血がおこり生じる。そのほか肝臓・腎臓・膵臓などの炎症・腫瘍などによる圧迫や，臓器の被膜の急激な過伸展により痛みがおこる。また，腎臓や尿管は片側に，発作的で間欠的な疝痛とよばれる強い痛みがおこる。

②**体性痛**　皮膚や骨・関節・筋肉・結合組織といった体性組織への機械的刺激により生じる。壁側腹膜や腸間膜・横隔膜などに炎症が生じた場合におこる。

③**関連痛**　冠動脈や心筋・肺など胸郭や胸腔内の病変から生じる。

[2] **嘔吐**　急性腹症では，消化管の内容物が停滞して消化管の伸展が生じたり，腹膜の機械的受容体や，肝や消化管の化学受容体が刺激されたりすると，迷走神経を介して嘔吐中枢が刺激される。

[3] **下痢**　ウイルスや細菌による感染性の腸炎によって生じることが多い。サルモネラ属や赤痢菌，カンピロバクター，病原大腸菌，黄色ブドウ球菌などの細菌性腸炎では，発熱も伴い重症な下痢となる。ノロウイルス，ロタウイルスなどウイルス性腸炎は，比較的軽症な下痢である。その他，抗菌薬の投与により腸内細菌叢が変化しクロストリジウム-ディフィシレなどの菌毒素により発症する偽膜性大腸炎がある。

3 腸閉塞

●腸閉塞の病態

腸閉塞とは，なんらかの原因により腸管内容物の通過障害がおきる病態をいい，腸管内腔が閉塞した**機械的腸閉塞**と，腸管の蠕動運動が低下した**機能的腸閉塞**に分けられる。機械的腸閉塞には，腸管の血流がある単純性(閉塞性)腸閉塞と，血流が途絶えている複雑性(絞扼性)腸閉塞がある(▶表 3-29)。また，

▶表 3-29　腸閉塞の分類

分類		特徴
機械的腸閉塞	単純性（閉塞性）腸閉塞	腸管内腔が閉塞，腸管の血流あり
	複雑性（絞扼性）腸閉塞	腸管内腔が閉塞，腸管の血流なし
機能的腸閉塞	麻痺性腸閉塞（イレウス）	腸管運動が低下
	痙攣性腸閉塞	腸管運動が亢進

　機能的腸閉塞は麻痺性腸閉塞（イレウス）と痙攣性腸閉塞に分けられる。

　単純性腸閉塞は保存的治療で改善することもあるが，完全に閉塞した場合や保存的治療で改善しない場合には手術が必要となる。一方，複雑性腸閉塞は，壊死した腸管を切除し，腸穿孔を予防するためにも緊急手術が必要となる。

◉**腸閉塞の原因**

　腸閉塞の原因で多いのは，開腹術後の癒着である。癒着の程度が軽度で形態が単純であれば，単純性腸閉塞として保存的治療の対象となるが，癒着により腸管がねじれ（腸軸捻転），腸管が完全に閉塞されると緊急手術になる。手術以外の原因としては，単純性腸閉塞では大腸がんによる閉塞などがあり，複雑性腸閉塞では腸重積や鼠経ヘルニアの嵌頓などが，イレウスでは腹膜炎や急性膵炎などの炎症，薬剤によるものがある。

4 過大侵襲による消化管の変化

　消化管は，通常であれば粘膜での免疫反応による生体防御機能によって，侵入してきた細菌やウイルスからの感染を防いでいる。しかし，クリティカルな状態になると，その病態や治療によりさまざまな影響を受け，消化管運動や粘膜・粘液のバリア機能が変化する。

血流の低下▶　循環不全がおこると，重要臓器である脳や心臓への血流を保持することが優先され，腹部臓器への血流は減少する。消化管粘膜の細胞周期は，腸管粘膜で1〜2日，胃粘膜は3日程度と短いため，血流が途絶えると細胞はすぐに影響を受ける。したがって低酸素状態が続くことによっても，消化管粘膜の細胞は影響を受ける。

　また，外傷や手術など大きな侵襲を受けると生体は交感神経が優位となり，末梢血管収縮により消化管の血流が低下するとともに腸蠕動は抑制され，消化酵素の分泌は低下し，粘液分泌も抑制される。

腸内細菌叢の変化▶　絶食により消化管に食物が取り込まれず，腸管運動が抑制されると，腸内細菌叢は変化する。それにより腸管の免疫能は低下し，病原体の侵入への防御機能は低下する。また，腸管運動が抑制されることにより腸内細菌が異常に増殖し，本来は消化管内に存在する腸内細菌が，腸管粘膜のバリアをこえて血流やリンパ流を介して体内へ運ばれ，感染を引きおこすこともある。これを**バクテ**

リアルトランスロケーション bacterial translocation という。腸内細菌叢の変化は，H_2 受容体拮抗薬の使用による胃酸分泌の抑制がきたす胃内の酸性度低下や，抗菌薬の使用によっても生じる。

② 消化機能障害のアセスメント

1 症状のアセスメント

●吐血・下血

いずれも消化管から出血している際にみとめられる症状である。大量に出血した場合は出血性ショックに陥ることがあるため，血圧・脈拍など循環動態に注意するとともに，顔面蒼白や冷汗などのショック症状がないかを観察する。

吐血▶　吐物の性状は，出血部位の判断材料となる。激しい嘔吐や頻回な嘔吐により生じた吐血や，大量のアルコール摂取が誘因と推測できる場合は，胃食道接合部の粘膜が損傷して出血するマロリー–ワイス症候群と考えられる。

その他，吐血時の状況や食事との関係，腹痛や背部痛との関係についても観察し情報を聴取する。また，胃・十二指腸潰瘍はストレスにより発症するため，侵襲的な治療を受けているかなど，環境についても情報収集する。

吐血と似ている症状に，喀血がある。肺や気道など呼吸器から出血した場合の出血を喀血という。喀血は鮮紅色であり，泡沫状で咳嗽とともに喀出される。

下血▶　下血は出血部位やその原因によって性状が異なるため，便の性状や血液が付着した便の状態，腹部症状や肛門をふいた際のティッシュに付着する血液などを注意深く観察し情報収集する。長期間にわたり消化管の出血が持続していると貧血を発症していることもある。痔核による出血は肛門の違和感や疼痛など伴うこともあるが，伴わない場合もある。直腸診により，痔核などの肛門疾患を確認でき，消化管出血と判別することができる。

●腹痛

腹痛を伴うおもな疾患は，腹膜炎，急性胃炎，胃食道逆流症，胆嚢炎，胆石症，急性膵炎，潰瘍性大腸炎，過敏性腸症候群，虫垂炎，腸閉塞，イレウスなどである（▶119ページ，図3-18）。

痛みの部位や痛みの性質を主訴や観察，フィジカルアセスメントなど客観的データから把握するとともに，現在の治療とその経過，既往歴や手術歴などから原因を判断する。腹痛を訴える部位は，臓器の位置している場所にある程度一致していることもあるが，腹膜炎を発症していると腹部全体に痛みが生じるため，注意が必要である。また腹部に痛みがあっても腹部臓器ではなく血管系疾患や泌尿器系疾患，もしくは精神的な疾患からも生じることもあり，鑑別が

困難な場合もある。呼吸回数，血圧や脈拍数，意識レベル，体温測定により，腹部臓器に限定せず全身状態を把握し，緊急性を判断する。

アセスメントの▶
視点と観察項目
①**腹痛の部位や性質**　腹部全体もしくは限局した部位か。痛みの性質は，激痛・疝痛・鈍痛・灼熱痛・絞扼痛のうちどれか。痛みは持続性か間欠性か。

②**排便との関係**　排便の有無や回数・性状など，排便との関係。

③**食事との関係**　腹痛と食事時間との関係（満腹時か・空腹時か・夜間か）。食事内容との関係。

④**婦人科疾患との関係**　月経との関係。

⑤**その他の症状の有無**　食欲不振，吐きけ・嘔吐，背部への放散痛の有無。

腹痛を訴え，膝を屈曲し背中を丸くした体位で動かずにいるときは腹膜炎をおこしている可能性がある。急性腹膜炎や消化管穿孔により炎症が腹壁腹膜に及ぶと腹膜刺激徴候である筋性防御がみとめられる。苦悶状で身をよじるような姿勢をしている場合は，尿管結石や胆石発作が考えられる。

既往歴に胃・十二指腸潰瘍があったり，疾患や治療により心身ともにストレスフルな状況にあると，消化管潰瘍による穿孔性腹膜炎がおこる場合があるため，発病までの経過や治療経過にも目を向ける。

皮膚の黄疸や結膜の黄染を伴う場合は，胆道系の閉塞が推測され，顔面や前胸部にクモ状血管腫や手掌紅斑があると肝硬変が考えられる。腹部膨満は，腹水や婦人科系腫瘍によりおこる。

● 下痢・便秘

便性状と回数，腹痛の性質や部位と程度，テネスムス（裏急後重）などの症状や，腹部の聴診・触診・打診などのフィジカルイグザミネーションにより，下痢や便秘の原因と苦痛をアセスメントする。便性状は，**ブリストル便性状スケール**[1]を用いるとよい。

◉下痢

アセスメントの▶
視点と観察項目
急性の**下痢**は感染性腸炎により発症することが多く，その原因菌を特定するためには，食事や生活環境，旅行履歴，内服薬について情報収集する。食中毒が疑われる場合は，発症までの経過時間が重要な情報となる（▶表3-30）。また，抗菌薬の継続使用により発症することがあるため，内服も含め抗菌薬の使用状況を確認する。

便の性状も重要な情報である。ウイルス性腸炎の場合は水様便（ブリストル便性状スケールで7）となることが多く，腸管出血性大腸菌やサルモネラ属，赤痢菌，カンピロバクター属による感染は血性の下痢となる。

1）ブリストル便性状スケールは，便の性状を7段階に分類している。1：コロコロ便，2：かたい便，3：ややかたい便，4：普通便，5：やや，やわらかい便，6：泥状便，7：水様便。

▶表 3-30　食中毒の原因となる細菌・ウイルスの特徴

原因	おもな食品	潜伏期間（食後）	おもな症状
サルモネラ属	卵，またはその加工品生レバー，鶏肉など	8〜48 時間	腹痛，下痢，発熱（38〜40℃），嘔吐
腸炎ビブリオ	魚介類	5〜24 時間	激しい腹痛や下痢，発熱，吐きけ・嘔吐
カンピロバクター属	生肉・生レバーなど	2〜3 日（平均）	激しい腹痛や下痢，発熱，嘔吐，筋肉痛
黄色ブドウ球菌	化膿した手によって調理された食品	1〜5 時間（平均）	吐きけ・嘔吐，腹痛，下痢
ウェルシュ菌	煮込み料理（カレー，煮魚，煮物）など	8〜12 時間	下痢，腹痛（軽症で 1 日で回復）
病原大腸菌（腸管出血性大腸菌を除く）	生肉，家畜ふん堆肥を使った野菜など	12〜72 時間	下痢（血性も含む），腹痛，発熱，嘔吐
腸管出血性大腸菌	生肉・生レバー，感染者の便で汚染された食品	4〜9 日	激しい腹痛，水様性の下痢，血便
ノロウイルス	貝類（二枚貝）など	24〜48 時間	吐きけ・嘔吐，腹痛，頭痛，激しい下痢

▶表 3-31　便秘の原因となる薬剤と作用

便秘の原因となる薬剤	便秘をおこす作用
医療用麻薬（モルヒネ），鎮咳薬	腸の蠕動運動を抑制
抗コリン薬（気管支拡張薬，鎮痛薬など），抗ヒスタミン治療薬	消化管の緊張を突破
降圧剤（カルシウム拮抗薬）	収斂作用*消化管運動の低下
制酸薬，鉄剤，収斂薬	収斂作用*

＊皮膚や粘膜のタンパク質と結合して，保護膜をつくる作用。粘膜への刺激が弱まり，腸の蠕動を抑える。

　免疫抑制薬の使用や栄養状態の低下による免疫能低下や，抗悪性腫瘍薬による副作用により，下痢が生じる場合もある。現在の身体状況および治療経過の把握が必要不可欠である。

◉便秘

　クリティカルな状況では，治療や疾患などさまざまな原因により便秘が生じる。便秘は患者に苦痛や不快をもたらし，せん妄の原因のひとつになる。また，肝機能が低下している患者では便秘により肝性脳症が発症する場合もある。

　クリティカルな患者では，身体侵襲・精神的ストレスによる強い緊張，出血などによる循環血液量の減少などから腸管運動が低下する。腹部の手術後や長期臥床によりイレウスが生じ，便秘となる場合もある。また，医療用麻薬などの薬剤も便秘の原因となる（▶表 3-31）。

　腫瘍による腸管の圧迫・閉塞も便秘の原因となる。また，糖尿病や甲状腺機

能低下症をもつ患者では消化管の運動が低下している。消化器自体に問題がなくても，腸管運動に影響する疾患を併存していることもあるため，基礎疾患に注意する。排便反射が鈍くなっている高齢者では，便秘から腸閉塞につながる可能性もあるため注意が必要である。

アセスメントの▶
視点と観察項目

排便回数と便性状，便意の有無，残便感，排便困難感をたずねるとともに，腹部の聴診・触診・打診のフィジカルイグザミネーションを行い，身体状況と苦痛の程度，食事内容を把握し，腹部単純X線画像も合わせてアセスメントする。直腸に便が停滞していると，直腸診により容易に判断できるため，必要時は行う。

● 嘔吐

クリティカルな患者では，疾患や治療，精神的な刺激などが原因となって嘔吐がおこる。

脳腫瘍・脳出血・髄膜炎・クモ膜下出血などの患者では，頭蓋内圧亢進により嘔吐がおこる。頭蓋内圧亢進では，嘔吐のほかにも頭痛などの症状がおこる場合がある。食中毒では細菌の毒素が原因となり，多くの場合下痢も同時におこる。また，肝不全や腎不全の患者では，体内の有害物質が代謝・排泄されずに血液中にとどまることが嘔吐を引きおこす。咽頭や心臓，消化管，腹膜，腹部・骨盤臓器の機械的刺激，また消化管運動の低下による腸管内容物の停滞も嘔吐の原因となる。そのほか，精神的に不安であるときや，いやなにおいをかいだり，気持ちのわるい光景を見たりしたときに，嘔吐がおこる場合がある。

アセスメントの▶
視点と観察項目

吐きけが先にあり，それに続いての嘔吐か，それとも突然の嘔吐なのかに注意する。クモ膜下出血など中枢神経系に原因のある場合には，吐きけを伴わずに突然嘔吐することもある。嘔吐が繰り返される場合，消化管の狭窄もしくは閉塞や腹膜炎などが考えられる。

腸閉塞など下部消化管の腸管内容物が停滞して嘔吐がおこる場合，吐物の色やにおいに特徴がある。胆汁が混ざると茶褐色となり，便臭があることもある。

嘔吐の回数物の量と性状，飲食との関係，腎機能や肝機能，使用薬剤や治療経過を把握することで嘔吐の原因を推測できる。

2 検査

● 血液検査

血液検査によって，消化機能障害のなかでもとくに肝機能障害の有無がわかる場合が多い。肝臓は，さまざまな物質の代謝と合成を行う臓器である。肝機能障害は，肝臓で合成される物質の減少や，肝細胞中に存在した酵素が細胞の破壊により血液中に増えることにより判断される。

肝細胞に障害があると，AST（GOT），ALT（GPT），γ-GTP が高値になる。

γ-GTP はアルコールに敏感に反応し値が上昇することがある。

　肝細胞のはたらきは，総タンパク質（TP），アルブミン，アルブミン/グロブリン比（A/G 比），中性脂肪（TG），総コレステロール（TC），コリンエステラーゼ（ChE），乳酸脱水素酵素（LDH），アンモニア，プロトロンビン時間（AP），活性化トロンボプラスチン時間（APTT）でみることができる。

● 膵液検査

　膵炎を発症し膵臓に異常があると，リパーゼやアミラーゼなど膵液に含まれる酵素の値が高値となる。

● 画像検査

X 線検査▶　腹部単純 X 線検査の画像から，腸管の形態や，ガスや便の有無・状態を把握することができる（▶図 3-19）。

超音波検査▶　腹部超音波検査から肝臓，胆嚢，膵臓，脾臓，腎臓の結石や腫瘍を調べることができる。

CT 検査▶　腹部 CT 検査により腹部臓器の腫瘍や結石も含めて，状態をより詳細に把握し診断することができる。

内視鏡検査▶　消化管出血が疑われる場合，上部消化管内視鏡や下部消化管内視鏡により患部を特定し診断される。治療の対象となる患部の場合には，そのまま止血処置が行われる。

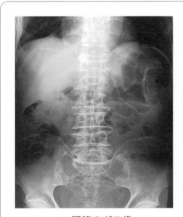

a. 腸管のガス像
腸管のガスの動きを確認することで，腸管の動きを推察することができる。また，ガスの形と部位によって，小腸・大腸などの判別をすることも可能である。

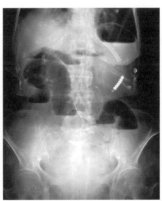

b. 腸管の通過障害
イレウスなどの腸管の通過障害が生じているときには，鏡面像（ニボー）が確認できる。

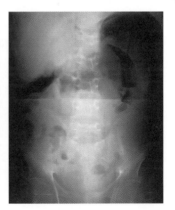

c. 消化管穿孔
消化管穿孔では，腹腔内の横隔膜下に遊離したガス像がみとめられる。

（道又元裕ほか：クリティカルケア看護学〈系統看護学講座〉，第 1 版．p.25，図 2-5，医学書院，2008 による）

▶ 図 3-19　腹部 X 線写真でわかること

③ 消化機能障害のケア

1 腸閉塞患者の看護

● 治療・処置

　単純性（閉塞性）腸閉塞では，保存的治療を行い，症状が改善しない場合は手術を行うことが原則である。

　保存的治療では，まず腸管内の減圧をはかる。そのため経口からの飲食を禁止して，胃腸内容物を排除する。胃腸内容物の排除には，胃管を用いる場合と，閉塞している腸管の口側まで**イレウス管**を挿入し，減圧をはかり排液を行う場合がある（▶図3-20）。禁飲食であり，また胃腸内容物の排出により水・電解質を大量に失うため，体液の補充や栄養補給の目的で中心静脈栄養が行われる。

　複雑性（絞扼性）腸閉塞では，腸穿孔を予防するためにも緊急の手術が必要となる。

手術▶　腸閉塞の手術法は，その原因によって異なる。腸管の癒着を剝離する方法や，閉塞部分の腸管を切除して腸管を吻合する方法，腸管のねじれを戻したり，腸管を絞めているひも状の組織を切除する方法がある。また腸管が壊死している場合には，その部分は切除される。

● ケア

◉保存的治療中のケア

　胃管やイレウス管から効果的に排液されること，および挿入されている管による苦痛と不快に対するケアが重要である。管による鼻翼の圧迫壊死を防ぐた

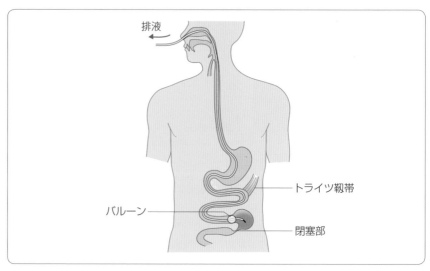

▶ 図 3-20　イレウス管による排液

めに，固定法を工夫する。また，イレウス管は，先端のバルーンが腸蠕動運動により肛門側へ移動し，閉塞部位に近い部位で減圧を行うことを期待する治療である。そのために体外に出ているチューブは長く保ち固定する。

水分出納バランス ▶
の確認
　排液の性状・量を観察するとともに尿量も確認し，脱水にならないよう輸液量との水分出納バランスに注意する。

口腔内の清潔保持 ▶
　長期間にわたり管を留置しており，通常の口腔ケアがしにくいことや，経口から飲食できないために唾液の分泌量が減少していることから，口腔内の清潔が保持しにくい。口腔感染症や耳下腺炎を発症することもあるため，口腔内の清潔保持に努める。

身体的苦痛の軽減 ▶
　胃管やイレウス管の挿入時はもちろん，つねに管が挿入されていることは，大変な苦痛である。また，排液バッグをもちながら動くことも苦痛である。少しでも動きやすいよう工夫し，励まし，必要以上に安静状態で過ごすことなく，活動できるよう支援する。

心理的・社会的 ▶
苦痛の除去
　治療に対する不安から，心理的・社会的苦痛も強い。患者が身体的苦痛だけではなく，さまざまな苦痛を体験していることを理解する。

◉手術に伴うケア

　保存的治療の期間によっても異なるが，栄養状態が低下している場合もあり，術後の回復過程に注意する。聴診や自覚症状の聴取などから術後の腸管運動・腸蠕動を確認し，腹部単純 X 線画像も参考に回復状況をアセスメントする。

　術前の身体状況や治療による影響から，活動範囲が狭められ，筋力や体力が低下したなかでの手術であることが多い。身体状況もさることながら，本人が不安を感じることもあるため，術後の離床は注意深く進める。

　吐きけや嘔吐がなく，排ガスもあり腹部膨満もなくなると，経口での水分摂取のあと，少量ずつの食事が開始される。食事開始後も，注意深く腸蠕動の回復状況を確認する。

2 急性肝不全患者の看護

　急性肝不全は，薬物および肝炎ウイルスによりおこる場合が多く，黄疸や凝固障害，脳症がおもな臨床症状である。「正常肝ないし肝予備能が正常と考えられる肝に肝障害が生じ，初発症状出現から 8 週以内に，高度の肝機能障害に基づいてプロトロンビン時間が 40% 以下ないしは INR 値 1.5 以上を示すもの」[1]と定義されている。

　急性肝不全は昏睡 II 度以上の肝性脳症を伴う**昏睡型**と，肝性脳症を伴わない，ないしは昏睡度が I 度までの**非昏睡型**に分類される。昏睡型は，初発症状出現から 10 日以内に脳障害が出現する急性型と，それ以降に出現する亜急性型に

---

1) 厚生労働省「難治性の肝・胆道疾患に関する研究」班：急性肝不全の診断基準 2015 年改訂版による。

分類される。なお8週〜24週以内に昏睡度Ⅱ度以上の脳症を発現するものは遅発型肝不全といわれる。

●治療・処置

治療はその原因に対する治療と，肝庇護療法により肝壊死の進展を阻止することである。多臓器不全に陥る場合もあり全身管理が必要であるため，厳重なモニタリングを行う。

絶対安静で原則として禁食で，中心静脈栄養（アミノ酸を含まないグルコースが中心の輸液）が行われる。血漿交換療法や持続血液濾過透析など人工肝補助療法が行われるが，肝細胞の再生が期待できなければ肝移植が選択肢となる。

●ケア

肝不全の悪化に伴い，黄疸や肝性脳症，腹水，消化管からの出血などの症状も進行するため全身状態の観察を行う。また，症状の変化と合わせて臨床検査データの変化に注意する。これらに合わせて適切な薬剤投与が行われる。

皮膚は脆弱化しており，内出血もおこりやすい状態である。皮膚を傷つけないよう気をつけながら皮膚の清潔を保つとともに，水分や油分を補い，外傷および感染からまもる。経口摂取はできず中心静脈栄養による栄養管理となるため，水・電解質バランスの変化に注意する。

家族へのケア▶ 病状は厳しい状況である。スコアリングシステム[1]などを用いた予後予測により死亡が予想される場合には，家族に生体部分肝移植について説明され，肝移植実施施設へ患者情報が提供される。家族は，生命の危機にある家族員を失うかもしれない強い不安と失いたくないという強い思いをいだきながら，ドナーとして自身の肝臓の一部を提供するか否かの意思決定を迫られる。また，提供したくても条件に合わず提供できない場合も苦悩をしいられる。厳しい状況のなかで，家族が納得のいく意思決定ができるように支援する。家族内にドナー候補があらわれた場合には，肝移植へ向けてドナーの準備を始める。

3 急性膵炎患者の看護

急性膵炎はさまざまな原因により膵酵素が膵臓内で活性化し，膵組織や膵臓周辺の組織を自己消化することによって，壊死や出血が生じるものである。短期間の入院加療で治癒する軽症例から，循環不全や多臓器不全，感染症などにより生命の危機にいたる重症例まで重症度はさまざまである。そのため，重症度を判定することが重要である（▶表3-32）。

急性膵炎の原因で多いのは，アルコール多飲と総胆管結石である。また，膵

---

1) 厚生労働省「難治性の肝・胆道疾患に関する調査研究」班：劇症肝炎の肝移植適応ガイドライン．2009.

▶ 表 3-32　急性膵炎の重症度判定基準

A. 予後因子(予後因子は各 1 点とする)	1　Base Excess≦−3 mEq/L，またはショック(収縮期血圧≦80 mmHg)			
	2　PaO₂≦60 mmHg(room air)，または呼吸不全(人工呼吸管理が必要)			
	3　BUN≧40 mg/dL(or Cr≧2 mg/dL)，または乏尿(輸液後も 1 日尿量が 400 mL 以下)			
	4　LDH≧基準値上限の 2 倍			
	5　血小板数≦10 万/mm³			
	6　総 Ca≦7.5 mg/dL			
	7　CRP≧15 mg/dL			
	8　SIRS 診断基準*における陽性項目数≧3			
	9　年齢≧70 歳			
B. 造影 CT Grade	1　炎症の膵外進展度	前腎傍腔		0 点
		結腸間膜根部		1 点
		腎下極以遠		2 点
	2　膵の造影不良域膵を便宜的に 3 つの区域(膵頭部，膵体部，膵尾部)に分け判定する。	各区域に限局している場合，または膵の周辺のみの場合		0 点
		2 つの区域にかかる場合		1 点
		2 つの区域全体を占める，またはそれ以上の場合		2 点

重症の判定　①予後因子が 3 点以上，または　②造影 CT Grade 2 以上の場合は重症とする。
＊SIRS 診断基準項目：(1) 体温>38℃ または<36℃，(2) 脈拍>90 回/分，(3) 呼吸数>20 回/分または PaCO₂<32 torr，(4) 白血球数>12,000/mm³ か<4,000/mm³ または 10% 幼若球出現

(武田和憲ほか：急性膵炎重症度判定基準最終改訂案の検証．厚生労働科学研究費補助金難治性疾患克服研究事業難治性膵疾患に関する調査研究，平成 19 年度総括・分担研究報告書 2008；29-33.(OS)による)

がんやオッディ括約筋の機能異常により，膵液の流れが停滞したり膵管内圧が上昇したりすることでも生じる。さらに，内視鏡的逆行性胆管膵管造影 endoscopic retrograde cholangiopancreatography (ERCP)[1]後や，胃や膵臓の手術後の合併症として発症することもある。

●治療・処置

治療のおもな目的は，膵外分泌をこれ以上拡大しないよう抑制し，疼痛を緩和し，合併症への対策ならびに感染の予防をすることである。患者はベッド上安静で禁食となる。

総胆管結石により膵炎を発症している場合は，内視鏡的治療により，結石が除去される，もしくはファーター乳頭が切開される。いずれの場合にも，輸液により循環動態を安定させて電解質バランスを補正する。疼痛は強く，効果的な薬剤使用が必要であるが，モルヒネ製剤はオッディ括約筋の緊張を高めて膵管内圧を上昇させてしまうため，使用できない。

軽症な場合は，禁食と補液により症状は消失し膵炎は治癒する。しかし重症な場合は，急性呼吸窮迫症候群(ARDS)を合併し，人工呼吸器による呼吸の補

---

1) ERCP は造影剤を用いて胆管や膵管の形態を見たり，内視鏡的に観察して胆石などを除去する治療を行うことも可能である。

助が必要となったり，腎不全となり血液透析が必要となる場合もある。

●ケア

　看護では，疼痛緩和をはかり苦痛を最小限に抑え，循環動態を維持することが大切である。重症化させず膵臓の回復を促進させるためには，膵臓に負荷をかけず安静にさせ，二次感染を予防する。

　[1] **観察項目**　循環動態の変動がおこりやすく，重症化して生命の危機にいたることもあるため，全身状態や症状，検査データを確認し，変化を正確にとらえる。

　①**疼痛の部位と程度**　疼痛のある部位と痛みの強さ，出現する時期と持続時間，痛みの性質など。表情や姿勢など。

　②**全身状態**　バイタルサイン（意識レベル，脈拍，血圧，体温など），水分出納バランスなど。

　③**症状**　吐きけ・嘔吐，腸蠕動音，腹部の膨隆や腹部膨満感（腹水の観察），皮下出血など。

　④**検査データ**　血液生化学検査では，白血球数，ヘマトクリット値，ヘモグロビン，血小板数，プロトロンビン時間，血液尿素窒素，クレアチニン，アミラーゼ，血糖値，総タンパク質，C反応性タンパク質（CRP），AST，ALTなど。そのほか，血液ガス分析や画像検査など。

　[2] **ケア**　急性膵炎による痛みは心窩部から左肩・左背部へかけて放散し，その痛みは強く苦痛が強い。激しい疼痛は，循環動態や呼吸状態へも影響を及ぼし，また不安や恐怖を助長する。鎮痛薬の効果を適切に評価し，効果的な疼痛コントロールがはかれるよう，注意深い観察を行う。

　①**安楽な体位**　少しでも安楽な姿勢や体位でいられるように，圧迫しない寝衣を着用し，安楽枕や寝具を活用して安楽な体位となるよう援助する。

　②**口腔・皮膚の清潔**　患者は禁食により唾液の分泌量が減少し，なおかつ疼痛が強く口腔の清潔まで注意や関心を向けられない。口腔の清潔を保持するとともに皮膚の清潔を保つことは，感染予防とともに安楽につながるケアのひとつである。

　③**環境整備・心理的支援**　患者は身体的苦痛を体験しながら，治療として安静がしいられ，強いストレス状態にある。安静を保つためにも，ベッド周囲の環境を整備するとともに，心理的支援を継続する。

④ 食道がんで手術を受ける患者の看護（頸部・胸部）

　食道がんは40歳代後半から60歳代の男性に多い。ほとんどが扁平上皮がんであり，喫煙と飲酒がリスクファクターである。また，腺がんでは胃食道逆流症によるバレット食道がリスクファクターとなる。

　初期の症状は，嚥下時に胸がしみる・やける感じ，食べ物がつかえる，咳嗽

や喀痰，嗄声などである。腫瘍が食道をふさいでしまうと，食べ物がつかえて嚥下困難もしくは不可能となり，結果的に低栄養となり体重は減少する。

● 治療・処置

食道がんの治療には，内視鏡的治療を含む手術療法，放射線療法，薬物療法がある。治療方法は病期によって異なり，また併存症や患者の希望を考慮して決定される。

食道がんの標準的な治療法は，手術療法である。開胸および開腹により，食道の患部と胃の一部を周囲のリンパ節とともに切除し，その後，胃や腸を用いて**食道再建**が行われる。食道の再建経路には，胸骨前・胸骨後，後縦隔（胸腔内）がある（▶図3-21）。

術式は，腫瘍の発生部位（頸部食道・胸部食道・腹部食道）により異なるが，いずれも手術時間が長く，身体侵襲が大きい治療である（▶図3-22-a）。そのため，

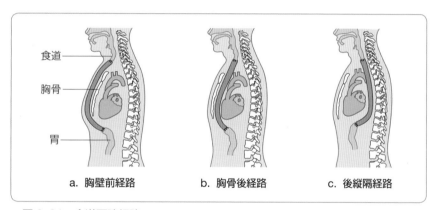

食道
胸骨
胃

a. 胸壁前経路 b. 胸骨後経路 c. 後縦隔経路

▶ 図 3-21 食道再建経路

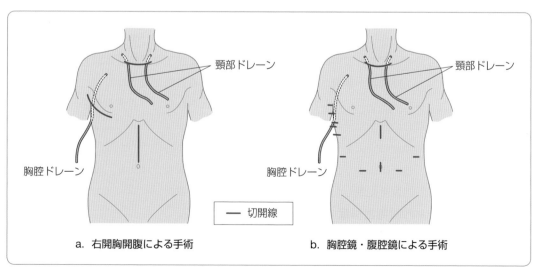

頸部ドレーン 頸部ドレーン

胸腔ドレーン 胸腔ドレーン

── 切開線

a. 右開胸開腹による手術 b. 胸腔鏡・腹腔鏡による手術

▶ 図 3-22 食道がん切除のアプローチ法

一般的に術後は ICU で治療を受け，呼吸状態が安定していない場合は，人工呼吸器による呼吸管理が継続されることもある。最近では，積極的に胸腔鏡や腹腔鏡下での手術を行う施設もある（▶図 3-22-b）。また食道がんでは集学的治療として，術前補助化学療法もしくは術後補助化学療法が多く行われる。

　術後は縫合不全や呼吸器合併症，循環不全，嗄声など多くの合併症を発症するリスクが高い。食道壁はほかの消化管部位と異なり，漿膜が存在せずとても薄いため，縫合不全が生じやすい。また一時的にでも胸腔内圧がかかり吻合部に圧力が加わることで，縫合不全をおこすことになる。

　手術は長時間にわたることから，手術体位の影響や胸腔内操作により，無気肺が生じやすい。また，リンパ節郭清の操作により気管の血流が減少したり，声帯の動きが低下したりするため，喀痰がうまくできずに肺炎を発症する。反回神経周囲のリンパ節郭清時に神経を損傷すると，嗄声や嚥下障害が生じる。

頸部食道がんの ▶
手術
　切除範囲に喉頭が含まれる場合は発声機能を失うことになる。近年は，術前に化学放射線療法を行うことで喉頭を温存できるよう，治療が計画されることもある。喉頭や気管に腫瘍の浸潤がない場合は温存手術が適応となり，浸潤がみとめられる場合は咽頭喉頭頸部食道摘出術の適応となる。食道の再建には遊離空腸が用いられる。喉頭を摘出した場合には，永久気管孔がつくられる。

胸部食道がんの ▶
手術
　胸部食道がんでは，右側胸部を開胸して手術が行われ，胸部食道すべてが切除される。また，胸部や腹部のリンパ節に転移することが多いため，縦隔リンパ節は郭清される。食道の再建には胃を用いて胃管をつくるのが基本である。胃を用いることができない場合は，結腸や空腸が用いられる。

● ケア

　食道がんの手術は，侵襲が大きく合併症のリスクも高く，心身ともに苦痛が強い。患者はモニタリングのために，さまざまな機器やルート類を装着され，治療が優先される環境におかれている。手術創部の疼痛だけではなく，身体を思うように動かせない苦痛や，呼吸がしにくい苦痛，手術で長時間にわたり体位を固定されていたことによる疼痛などさまざまな苦痛を体験している。また人工呼吸器が装着されていると，挿管による苦痛だけではなく，言語的コミュニケーションがはかれず苦痛や要求を伝えられないつらさが生じ，無力感や自尊心の低下が生じることもある。

　体位の工夫をしたり，鎮痛薬と鎮静薬を効果的に用いたり，ホットタオルによる清拭により快の刺激を与えたりして苦痛緩和をはかり，術後合併症を予防し回復を促進しながら異常の早期発見に努める。

◉ 呼吸器合併症の予防

[1]**観察項目**　呼吸回数や呼吸パターン，経皮的動脈血酸素飽和度（SpO_2），呼吸音，胸部 X 線の画像所見，創部痛の程度と鎮痛薬の効果，咳嗽反射，胸腔ドレーンからの液量と性状・エアリークの有無，人工呼吸器の設定と作動状

態などを観察する。

[2] **ケア** 気管内吸引により気道クリアランスをはかる。呼吸状態に合わせて人工呼吸器からの離脱(ウィーニング)を進める。不安を増強させないよう説明し，状態に合わせて体位変換や離床を積極的に行い，深呼吸を促す。口腔内の清潔を保つように援助する。

◉循環動態の観察と異常の早期発見

[1] **観察項目** バイタルサイン，電解質などの血液生化学検査データ，胸部 X 線の画像所見，心電図の変化，水分出納，創部やドレーンからの排液量や性状とその変化，発汗や末梢の四肢冷感などの皮膚の状態などを観察する。

[2] **ケア** 体位変換などケアを行う際には血圧や心電図の変化に注意しながら行う。異常時，また異常が予測される場合には，医師に報告する。

◉縫合不全の予防

[1] **観察項目** バイタルサイン，創部の状態，経鼻胃管や腹腔内ドレーンからの排液の量と性状，咳嗽の有無と状況などを観察する。

[2] **ケア** 口腔や咽頭・気道に咳嗽を誘発する状況がある場合，含嗽や吸引，口腔ケアを行う。胃管の圧が高まらないように必要時減圧する。腸管運動の回復を促進するよう，腰背部温罨法を行う。

5 肝切除術を受ける患者の看護

　肝臓は，タンパク質の合成や解毒をつかさどる重要な臓器であるため，肝臓を外科的に切除する治療が生体機能へ与える影響は大きい。**肝切除術**は，原発性肝細胞がん・転移性肝がん・肝内胆管がんなどの場合に行われる。

● 治療・処置

　予備能は**肝障害度分類**やチャイルド-ピュー Child-Pugh 分類を用いて判定され，可能な治療方法が検討される(▶表3-33)。切除術式には，部分切除・亜区域切除・区域切除・葉切除・三区域切除がある。

▶ 表3-33 肝障害度分類

項目 ＼ 肝障害度	A	B	C
腹水	ない	治療効果あり	治療効果少ない
血清ビリルビン値(mg/dL)	2.0 未満	2.0〜3.0	3.0 超
血清アルブミン値(g/dL)	3.5 超	3.0〜3.5	3.0 未満
ICG R$_{15}$(%)	15 未満	15〜40	40 超
プロトロンビン活性値(%)	80 超	50〜80	50 未満

注：2項目以上の項目に該当した肝障害度が2か所に生じる場合には高いほうの肝障害度をとる。

(日本肝癌研究会編：臨床・病理原発性肝癌取扱い規約，第6版補訂版. 金原出版，2019による)

●ケア

とくに注意を要する術後合併症は，術後出血，胆汁漏，呼吸器合併症である。

①**術後出血**　肝臓は血管に富んでいる臓器であること，また血液凝固因子の合成を担っていることから，肝予備能が低い場合や肝切除範囲が広い場合には出血のリスクが高くなる。血圧や脈拍，尿量，創部・ドレーンからの排液の量と性状，腹部膨満感を観察する。術後出血は術後24時間以内におこることが多く，出血量が1時間で100 mL以上となる場合には再手術が必要である。

②**胆汁漏**　ドレナージが有効にはたらかず，もれ出た胆汁が腹腔内に貯留することを胆汁漏という。ドレーンからの排液の性状やその変化を観察する。ドレーン排液が黄色や褐色となったり，ビリルビンが高値の場合は，胆汁漏の可能性が高い。

③**呼吸器合併症**　肝臓は横隔膜のすぐ下に位置する臓器である。手術操作により横隔膜が損傷したり，炎症が腹膜まで及んだ場合には，呼吸機能の低下をまねき，無気肺や肺炎などの合併症を発症するリスクが高くなる。呼吸状態や呼吸音，SpO_2，呼吸困難感，痰の喀出状況などを観察し，胸部X線所見も確認する。疼痛コントロールをはかりながら，深呼吸を促し，早期離床を進める。

F｜栄養・代謝機能障害

① 栄養・代謝機能障害の病態生理

過大侵襲時の栄養代謝▶　クリティカルな患者は，生体の内部環境を乱すさまざまな外的・内的な刺激（侵襲）にさらされており，それにより多くの生体反応を示す。それらが複雑に関連し合って，栄養代謝系にも影響を及ぼす。主要な栄養代謝に関連する変化としては，図3-2（▶57ページ）で示したとおり，①エネルギー消費量の増大と，図3-23に示すとおり，②高血糖，③異化亢進による筋タンパク質・脂肪の分解，④体液量の増加，などがある。

1 エネルギー消費量の増大

生体が過大侵襲を受けると，直後の数時間の間は一時的にエネルギー代謝が低下しエネルギーの消費量は減少する。しかしその後，侵襲の程度に応じてエネルギー消費量が増加し，最も大きな侵襲である広範囲熱傷などでは安静時エネルギー消費量の2倍に達することもある。このエネルギーは免疫系の活性化や創傷治癒促進のために利用されるものであるため，侵襲が大きいほどエネルギー消費量が多くなる。エネルギー代謝の増大には，コルチゾールやカテコールアミン（アドレナリン・ノルアドレナリン），グルカゴンなど異化亢進に関

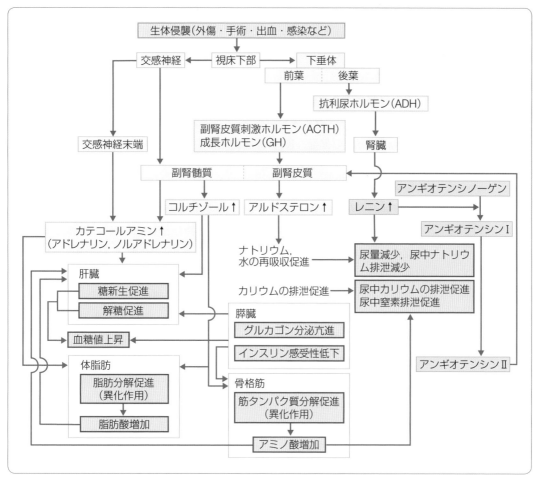

▶ 図 3-23　生体侵襲による栄養代謝，体液・電解質バランスへの影響

連する物質が影響している。

2 高血糖，異化亢進による筋タンパク質・脂肪の分解

　　エネルギー消費量の増大により，生体は新たにみずからエネルギーを生み出す必要がある。生体は，糖質・タンパク質・脂肪を分解し，グルコース・アミノ酸・グリセロールをつくり出し，それらをもとにしてクエン酸回路でアデノシン三リン酸 adenosine triphosphate（ATP）を産生する。これが異化による身体の内部からのエネルギー供給（内因性エネルギー供給）のメカニズムである。こうした異化に伴って生体内では栄養源となる物質の大きな代謝変動が生じる。

　　アミノ酸やグリセロールはそれ自体がエネルギー源として用いられるが，それ以外にも糖新生のためにも利用される。そのため過大侵襲後には**高血糖状態**が生じる。

　　過大侵襲を受けるクリティカルな患者に対して，外部からの適切な栄養供給が行われない場合，**タンパク質異化亢進**により，筋肉量の減少，アルブミンの

減少，免疫能障害，創傷治癒の遅延，臓器障害などがつぎつぎに生じる。タンパク質が健常時の 70% 以下になると，窒素死とよばれる生命危機状態が生じる。

3 体液，電解質の変化

過大侵襲による生体反応により，ADH（抗利尿ホルモン）の分泌による尿量減少や，レニン-アンギオテンシン-アルドステロン系の賦活による腎からの水分・Na^+ の再吸収促進，K^+ の排泄促進が生じ，その結果，体液量の増加および電解質バランスのくずれをもたらす。

侵襲後のムーア Moore の第 I 相（傷害期とよばれ，侵襲の程度により異なるが，侵襲直後から約 2〜3 日間）では，体液量の増加による体重増加がみられる。また Na^+ の再吸収促進のためナトリウム平衡は正（血中 Na^+ の増加），K^+ の排泄促進によりカリウム平衡は負（血中 K^+ の減少）が生じる。このように体液，電解質バランスのくずれが生じる。

酸塩基平衡異常 ▶
の病態生理

クリティカルな患者では，上記で述べた過大侵襲以外の要因でも酸塩基平衡異常が生じることがある。重症患者では呼吸機能・腎機能の変化や障害をきたすことも多く，それらが原因となり容易に酸塩基平衡異常をもたらす。

酸塩基平衡の障害は，血液の pH，Pco_2（呼吸性因子），HCO_3^-（代謝性因子）の値の変化によって生じる。酸塩基平衡が正常な場合は pH 7.35〜7.45，Pco_2 35〜45 mmHg，HCO_3^- 22〜26 mEq/L である。酸塩基平衡異常時には，Pco_2 と HCO_3^- の変化に伴って血液 pH の値が変化する。血液 pH が 7.35 未満の場合をアシドーシス，7.45 以上の場合をアルカローシスという。呼吸性アシドーシスでは Pco_2 値が上昇し，呼吸性アルカローシスでは Pco_2 値は低下する。また代謝性アシドーシスでは HCO_3^- 値が低下し，代謝性アルカローシスでは HCO_3^- 値は上昇する。それぞれの酸塩基平衡異常をもたらす原因について表 3-34 に示した。

アシドーシスに陥ると，中枢神経系では脳血管拡張・脳血流増加・脳圧亢進，心血管系では心収縮力低下・血圧変動・不整脈，昇圧薬の反応低下，腎臓では腎血流の低下による乏尿，呼吸器系では代償作用として過換気，また内分泌代謝系ではインスリン抵抗性の増大や高カリウム血症の併発などが生じる。

アルカローシスが生じると，中枢神経系では脳血管の攣縮・脳血流低下・呼吸抑制，心血管系では心拍出力増加・心筋興奮性・不整脈などがみられる。

電解質異常の ▶
病態生理

クリティカルな患者では，過大侵襲による影響や酸塩基平衡異常による電解質異常のほかにも，腎機能の変化や輸液による循環血液量の変化，血漿膠質浸透圧の変化など，電解質異常が生じる多くの要因が存在する。

高ナトリウム血症では細胞内の水分が細胞外液中に移動し，細胞内脱水の状態となり，筋肉や神経細胞が影響を受ける。中枢神経細胞の脱水の結果，口渇・意識障害・せん妄・興奮などが生じ，筋肉細胞の脱水の結果，筋攣縮・痙攣や腱反射亢進がみられる。低ナトリウム血症では細胞内に水分が移動し，細胞溢

▶表 3-34 酸塩基平衡異常の種類と原因

呼吸性アシドーシスの原因	呼吸性アルカローシスの原因
換気不全をもたらすもの 1. 呼吸器疾患 　・肺炎, 気胸, 胸水, 喘息, 上気道閉塞 2. 神経・筋疾患 　・中枢神経抑制薬(睡眠薬, 麻酔, 鎮静薬) 3. 循環器疾患 　・うっ血性心不全, 肺水腫 4. その他 　・人工呼吸器の調整不全	換気促進をもたらすもの 1. 中枢神経系疾患 　・脳炎など 2. 精神的原因 　・不安, 過換気症候群, 疼痛 3. 低酸素血症 4. 呼吸中枢を刺激する薬剤 5. その他 　・発熱, 人工呼吸器の過換気
代謝性アシドーシスの原因	代謝性アルカローシスの原因
1. アニオン-ギャップ*が増加する場合 　・乳酸性アシドーシス(各種ショックによるもの), 　糖尿病性ケトアシドーシス, 尿毒症性アシドーシ 　ス 2. アニオン-ギャップが増加しない場合 　・下痢, 腸液喪失, 尿細管性アシドーシス, 輸液(生 　理食塩液など Cl⁻含有の製剤)の大量投与	1. 酸(H^+)の喪失 　・嘔吐, 胃管からの胃液の喪失 2. 塩基の投与 　・大量輸血(クエン酸を含む) 3. 腎からの K^+, Cl^- の喪失 　・利尿薬の過剰投与, 副腎皮質ステロイド薬の大量 　投与

＊アニオン-ギャップとは, 通常の検査では測定されない陽イオン(Na^+ 以外の K^+, Ca^{2+}, Mg^{2+} など)と陰イオン(HCO_3^- と Cl^- 以外の HPO_4^{2-}, SO_4^{2-} など)の値の差をいう。正常値は $12\pm2\,mEq/L$ である。代謝性アシドーシスの診断時に有用で, アニオン-ギャップが増加する場合では高塩素血症を示さないが, アニオン-ギャップが増加しない場合は, 高塩素血症を呈する。

水と細胞外液量の減少が生じる。その結果, 神経細胞が水ぶくれ状態となり, 全身倦怠感・頭痛・嘔吐に始まり, 錯乱状態・嗜眠(しみん)傾向・痙攣・昏睡と, 血清ナトリウム濃度の低下にしたがって重篤な症状がみられるようになる。

　クリティカルな患者において高カリウム血症・低カリウム血症でとくに問題となるのは, 心筋の興奮と刺激伝達に及ぼす影響である。いずれの場合も不整脈が出現し, 心停止にいたる可能性がある。

② 栄養・代謝機能障害のアセスメント

　クリティカルな状況にある患者は, 侵襲の程度や過大侵襲を受けたあとの時間経過によって, 栄養代謝状態が大きく変化する。したがって, すべてのクリティカルな患者は栄養代謝障害のリスクがあると考え, 栄養代謝機能の状態を適切に評価し, 適切な栄養管理を行う必要がある。

1 栄養状態のアセスメント

　クリティカルな患者の栄養状態のアセスメントにおいては, 個々の患者の病態に応じてきめこまやかな対応が求められる。表 3-35 に栄養状態のアセスメントの指標を示した。

　①主観的包括的評価　主観的包括的評価 subjective global assessment (SGA)

▶表 3-35　栄養評価の指標

指標	具体的項目，留意点
1. 主観的包括的評価	▶表 3-36 で示す内容
2. 身体計測	①身長，体重〔体重減少率＝(平常時体重－現在の体重)÷平常時体重×100〕 ②上腕三頭筋部皮脂厚測定 ③上腕周囲，上腕筋周囲
3. 尿検査	①クレアチニン(腎機能が正常の場合) ②尿素窒素→窒素平衡の算出
4. 血液生化学検査	①アルブミン(半減期は 21 日) ②トランスフェリン(半減期は 7 日) ③トランスサイレチン(半減期は 3〜4 日) ④レチノール結合タンパク質(半減期は 0.5 日) ⑤脂質(コレステロール) ※②〜④は代謝変動の激しいクリティカルな患者の栄養指標として適している。
5. 免疫能	栄養状態とよく相関するが，栄養以外の原因での変動要因がある場合は慎重に評価する必要がある。 ①総リンパ球数 ②皮膚遅延型過敏反応(ツベルクリン皮内テスト)

▶表 3-36　主観的包括的評価(SGA)の視点

病歴	・現病歴・既往症の有無 ・2 週間程度持続する消化管症状の有無
理学的所見	・浮腫・腹水の有無から血漿膠質浸透圧の程度を推定 ・皮膚の状態から脱水の程度を推定 ・目の下のくぼみや下部肋骨前面の観察や，上腕三頭筋をつまむことで皮下脂肪の程度を推定 ・側頭部の筋肉や，肩の丸み，膝関節，大腿四頭筋の観察により筋肉量を推定 ・皮膚の発疹，出血，乾燥，口角炎，口内炎，毛髪の脱毛しやすさ，爪の変形などから微量元素の欠乏を推定 ・身体機能不全の有無と活動状況 ・過去 3〜6 か月以内の体重減少の程度(5% 以上減少の場合は栄養障害リスク)
食事摂取状況	・食事量や食事の内容 ・食事摂取の変化の有無 ・食物アレルギーの有無

は病歴と理学的所見から栄養状態の程度を主観的に評価するものである(▶表 3-36)。救急搬送患者などでは情報が十分に得られない場合もあるが，観察で判断できる内容となっている。

　②**身体計測・観察**　身体計測では体重測定などが指標のひとつとなるが，侵襲後 2〜3 日は体液貯留により体重増加がみられ，その後 1〜2 日は利尿期による体液量減少の時期を迎えて体重が減少する。そのため，栄養状態の明確な指標とはなりにくい。しかし侵襲後に想定される生体反応を考慮し，毎日測定することにより変化をとらえ，栄養状態の参考データとすることは可能である。

　③**血液検査**　血中のタンパク質の値が栄養状態の指標となる。クリティカルな患者では短期的な指標が必要であるため，トランスフェリン，トランスサイレチン，レチノール結合タンパク質などの，半減期が短いタンパク質が用いら

れる。アルブミン値は，半減期が長いという欠点があり，アルブミン投与後の栄養評価として必ずしも有効ではない。なお，大量輸液や侵襲による体液の移動により血中水分量が変化する場合は，血中のタンパク質の値の変化が大きくなるため，評価がむずかしい。

④**尿検査**　尿中のクレアチニンや尿素窒素は，タンパク質分解や窒素平衡を評価する手がかりとなる。さらに免疫能は栄養状態に大きく影響を受けるため，栄養状態の重要な指標となる。

2 エネルギー必要量のアセスメント

大まかには体重1kgあたり25〜30kcal/日のエネルギーが必要である（体重50kgの患者では，1,250〜1,500kcal/日となる）。

①**ハリス-ベネディクト Harris-Benedict の算定式（基礎エネルギー消費量 basal energy expenditure〔BEE〕の算定式）**

> 男性の BEE＝66.47＋13.75×体重（kg）＋5.0×身長（cm）−6.76×年齢
> 女性の BEE＝655.1＋9.56×体重（kg）＋1.85×身長（cm）−4.68×年齢

ただし，ハリス-ベネディクトの算定式だけでは，クリティカルな患者の正確なエネルギー必要量を算定できないとされている。

②**ロング Long らの算定式**　ロングらは，ハリス-ベネディクトの算定式で得られた BEE に，活動指数 active factor（AF）・ストレス指数 stress factor（SF）をかけ合わせることで，より患者の病態に見合ったエネルギー必要量を算出できるとした（▶表3-37）。ただし，この係数に科学的根拠はないといわれているため，あくまでも目安と考えたほうがよい。

③**間接熱量計を用いた測定**　間接熱量計では，呼気中の酸素消費量と二酸化

▶表3-37　ロングらによるエネルギー必要量の算定方法

エネルギー必要量＝基礎エネルギー消費量（BEE）×活動指数×ストレス指数
【活動指数（AF）】
・寝たきり（意識低下状態）：1.0
・寝たきり（覚醒状態）：1.1
・ベッド上安静：1.2
・ベッド外での活動あり：1.3〜1.4
【ストレス指数（SF）】
・飢餓：0.84
・ストレスなし：1.0
・手術：軽度1.1，中等度：1.2，高度：1.8
・外傷：骨折1.35，頭部損傷＋ステロイド薬使用1.6
・感染症：軽度1.2，中等度1.5
（例）BEE：1,500 kcal/日，活動指数：寝たきり（覚醒状態），ストレス指数：手術（高度）　　　の状態の患者の場合　　エネルギー必要量＝1,500×1.1×1.8＝2,970 kcal となる。

炭素産生量の測定により，間接的にエネルギー消費量を算出できる。測定時点で実際に消費されているエネルギー量を知ることが可能なため，患者のそのときの状態に合った正確なエネルギー必要量を知ることができる。

　患者のエネルギー消費量は時間経過とともに変化するため，注意が必要である。また薬物投与や体位変換，気管内吸引によって測定値が変化するため，数回測定して平均値を算出する。さらに，人工呼吸器による高濃度酸素投与中(酸素濃度50〜60% 以上)では測定値の信頼性がなくなるとされており，測定条件に注意する必要がある。

　④血糖測定・観察　一般病棟などでは簡易血糖測定法が行われることが多いが，この方法では測定誤差が大きく正確性に欠けるとされている。クリティカルな患者では，血糖値の正確な管理が生死や予後にもかかわる可能性が高いため，血液ガス分析器による血糖測定や，中央検査室において血清を用いた正確な血糖値の測定を行う。血糖が安定している場合は4時間ごと，不安定な場合には1時間ごとに血糖測定をし，インスリン投与量などを変更する。また検査だけでなく，低血糖症状の観察を行う。

3 代謝状態のアセスメント

　①呼吸商 respiratory quotient(RQ)　間接熱量計により測定可能である。測定時点で，患者の身体がエネルギー基質としてなにを利用しているかを示す指標となる。それにより投与すべきエネルギー基質の選択が可能となる。

　②窒素平衡　タンパク質の同化や異化の状態を判断することができる指標である。投与されたタンパク質の含有窒素量と，排泄された窒素量の差を以下の計算式で算出する。

$$窒素平衡＝1日のアミノ酸投与量(g)÷6.25−1日の尿素窒素(g)×5/4$$

　③動脈血中ケトン体比 arterial ketone body ratio(AKBR)　呼吸商と同様に，患者の生体がなにをエネルギー基質として利用しているのかを推定する指標となる。間接熱量計を必要とせず，動脈血採血による検査で測定が可能である。これを知ることにより投与すべきエネルギー基質を考えることができる。

③ 過大侵襲時の栄養・代謝機能障害に対するケア

1 栄養代謝管理の考え方

　過大侵襲後のクリティカルな患者の栄養代謝の特徴は，エネルギー消費量の増大に対して，生体がみずからの筋タンパク質の異化亢進により，不足するエネルギー需要を補うことにある。それが過剰になると，極度の負の窒素平衡状態となり生命危機に瀕することになる。したがって栄養代謝管理の重要なポイ

ントは，適切な必要エネルギーを投与し，タンパク質異化亢進を可能な限り抑え，全身の筋肉量の減少を最小限にすることである。

　一方，過剰栄養は高血糖を助長し，脱水や免疫能の低下，あるいは高窒素血症，肝臓の脂肪変性，高炭酸ガス血症，高トリグリセリド血症，代謝性アシドーシス，リフィーディングシンドローム refeeding syndrome（▶NOTE「リフィーディングシンドローム」）など，深刻な状態をもたらす可能性がある。

　クリティカルな患者に対する栄養管理は，5〜10日間程度，経口で必要栄養量を摂取できないと推測される場合に開始することが推奨されており，その方法としては，静脈栄養と経腸栄養がある（▶栄養投与ルートについては218ページ）。栄養管理においては，病態に合わせた必要エネルギー投与量，投与内容および投与方法を決定することが重要である。

2　栄養管理の基礎

● エネルギー量の管理

　急性期の初期の1週間程度は，リフィーディングシンドロームを生じないように，評価したエネルギー消費量よりも少なめの投与量に抑えることが望ましい。算定した必要エネルギー量の60〜70%程度から始め，徐々に投与量を上げていく。

● 血糖の管理

　血糖値200 mg/dL以上の高血糖が持続すると，感染防御能の低下，高浸透圧による細胞内脱水をきたし，中枢神経障害や臓器障害をもたらすため，血糖コントロールは重要である。「日本版重症患者の栄養療法ガイドライン」（日本集中治療医学会）では，血糖値の目標は180 mg/dL以下にすることを提唱している。

　また，糖尿病の既往がある患者では，低血糖の発生率が高い。そのため，既往歴から血糖コントロールが不良であることがわかっている患者では，あらか

NOTE
リフィーディングシンドローム

　過大侵襲直後は，生体反応によるタンパク質異化亢進と糖新生によって高血糖状態となり，インスリンレベルが上昇し，それによってミネラルや電解質の細胞内移動が促進される。この状態で外部から急速にエネルギー補給をすると，この細胞内移動がさらに助長され，血清中のリン・カリウム・マグネシウム・カルシウムなどが減少するとともに，体液量が増加する。それにより患者は，全身の筋力低下，強縮，律動異常，てんかん発作などが生じるとともに，うっ血性心不全などにより死亡する危険性がある。このように過大侵襲直後の患者に急速にエネルギー補給をした際に生じる病態のことをリフィーディングシンドロームという。慢性的な栄養不良患者，飢餓状態の患者，感染症患者，術後のストレス下にある患者などに栄養投与を再開する場合に生じやすいといわれている。クリティカルな患者は過大侵襲後であるため，つねにリフィーディングシンドロームのリスクがある。

じめ目標血糖値を 198 mg/dL 未満とすることが推奨されている。

なお，10 年近く前までは血糖値を 80～110 mg/dL に維持する強化インスリン療法が行われていたが，血糖値が 40 mg/dL 以下となる重症低血糖を引きおこすリスクが高くなることが明らかにされ，現在のガイドラインでは行わないことが強く推奨されている。

グルコース投与時▶
の速度
過大侵襲を受けた患者では，グルコースの投与が原則である。しかし，急速投与による高血糖は上述のような合併症を引きおこす可能性があるため，経静脈栄養の投与速度は代謝の処理速度をこえない 4～5 mg/kg/分以下とする。

●糖質の必要量

過大侵襲を受けた患者では原則としてグルコースを投与する。侵襲時は高血糖状態となるため，グルコースの投与は高血糖を助長するが，タンパク質の異化亢進の予防のためにも投与は必須である。

必要量は，脳神経系および赤血球が 1 日に消費するブドウ糖量である 150～180 g を最低量とし，代謝合併症を予防するために 7 g/kg/日をこえないようにする。計算式としては，以下のように考えるとよい。

$$糖質投与量(g) = \frac{エネルギー必要量(kcal) - (タンパク質熱量 + 脂質熱量)}{4}$$

● タンパク質の管理

一般的には，クリティカルな患者では異化亢進により 1.2～2.0 g/kg/日のタンパク質が喪失していることを考慮して，タンパク質投与量を決定する。タンパク質摂取量の評価には窒素平衡を用い，窒素平衡が＋4～6 g/日になるようにする。窒素平衡をプラスにするには，生体がタンパク質をエネルギー源として利用するのを防ぐことが重要である。そのためには，非タンパク質カロリー（糖質や脂質などに由来するエネルギー）の投与量を，1 日のエネルギー消費量と同等にする。

そのためには，非タンパク熱量 non-protein calorie（NPC）とタンパク質に含まれる窒素量 nitrogen（N）のバランスを示す **NPC/N 比**を考慮するとよい。過大侵襲を受け，タンパク質異化亢進状態にあるクリティカルな患者では，一般的に NPC/N 比を 80～150 程度とするのが至適であるといわれている。ただし腎不全で窒素排泄が低下している患者では，窒素量の投与を抑える必要があるため，NPC/N 比は 300～500 と高めとするなど，患者の状態を適切に評価し，それに応じてタンパク質投与量を考える。

表 3-38 のように，侵襲の程度に応じて投与量を決定する。

● 脂質の管理

脂質の必要量は，1 日に必要なエネルギー消費量の 20～30％ とされている。

▶ 表3-38　侵襲の程度によるタンパク質投与量の目安

侵襲の程度	タンパク質投与量の目安（g/kg/日）
腎不全，非代償性肝障害増悪期	0.6〜0.8
軽度（小手術，骨折など）	1.0〜1.2
中等度（腹膜炎，多発外傷など）	1.2〜1.5
高度（多臓器不全，広範囲熱傷など）	1.5〜2.0
超高度（重症熱傷）	2.0〜4.0

　クリティカルな患者では，異化作用により体内の脂肪がエネルギー源として使用されるため，体内の脂質は減少する。しかし，経静脈栄養剤として用いられる n-6 系脂肪酸製剤は過剰な炎症反応を引きおこすため，侵襲後の炎症反応を助長し，免疫能を低下させると考えられている。そのため，侵襲直後の患者に積極的に点滴静脈内投与することは控えるべきだとされている[1]。

　一方，経腸栄養剤では，n-3 系脂肪酸を多く含んだ製品の選択が可能で，その種類も病態に応じて豊富である。したがって，経腸栄養の適応患者では早期に経腸栄養を実施することで，身体への悪影響を予防しながら適切な脂質の管理が可能となる。

●水分・電解質の管理

　侵襲後の時期により体液変動，電解質平衡の状態は大きく変化するため，患者の状態に応じた水分・電解質管理の適切な実施が求められる。

水分▶　過剰輸液は心不全や肺水腫を引きおこし，過大侵襲を受けた患者の状態をさらに悪化させる。また過小輸液による脱水は，組織の血流を低下させ細胞の機能障害をもたらす危険性がある。したがって水分出納の管理を確実に行うことが患者の回復にとって重要である。

電解質▶　K^+は神経や筋肉，とくに心筋の収縮に影響を与えるため，低カリウム血症となると不整脈を誘発する。低カリウム血症に対しては塩化カリウム製剤を薄めて点滴による補正を行うが，急速補正により高カリウム血症は心停止をきたす危険性があるため注意が必要である。Na^+は体内の浸透圧に影響を及ぼす。高ナトリウム血症が重度になると意識障害などが生じるが，一般的には輸液により容易に改善をはかることが可能である。

◉水分・電解質の必要量

水分▶　1 日の水分必要量の一般的な簡易算定方法は，投与エネルギー量（kcal）と同

1）もともとの栄養状態不良の患者や経腸栄養に移行できない患者では，点滴静脈内投与が実施される場合があるが，その場合も投与速度を 0.1 g/kg/時までとし，投与量も 0.7〜1.5 g/kg/日をこえないようにすることを推奨している（日本集中治療医学会 重症患者の栄養管理ガイドライン作成委員会：日本版重症患者のガイドライン．2016．）。

▶表3-39　クリティカルな患者における微量元素の必要量（1日あたり）

	通常の集中治療患者	特殊病態下の集中治療患者
銅	1.3 mg	3.75 mg（熱傷） 2 mg（胆汁瘻）
鉄	1.2 mg	
セレン	100 μg（腎透析）	375 μg（熱傷） 500 μg（膵炎，脳損傷）
亜鉛	10 mg	40 mg（熱傷） 15 mg（脳損傷，肝不全，腎透析・移植） 15〜30 mg（腸瘻，下痢）

(Berger, M. M. and Shenkin, A. : Trace elements and vitamins. In Pichard, C. and Kudsk, K. A.（Ed.）: *From Nutrition Support to Phamacologic Nutrition in the ICU*. pp.66-79, Springer, 2000 をもとに作成)

じ水分量（mL）で算出する方法である。しかし，この算定方法では，エネルギー投与量が少ない患者では，水分必要量が不足する可能性がある。そのため，水分出納バランス（インアウト in/out バランス）を注意深くアセスメントし，脱水徴候に注意する。

そのほかの水分必要量の簡易算定方法として，30〜35 mL×体重（kg）や，1,500 mL×体表面積（m²）で算出する方法がある。

電解質▶　電解質は，血中 Na^+ の増加，血中 K^+ の減少が生じやすい。したがって定期的な血液検査を実施して Na^+，K^+ 値の変化を把握する必要がある。

●ビタミン・微量元素の管理

クリティカルな患者では，一般的には健常人より多くビタミンや微量元素を摂取する必要がある。表3-39 にクリティカルな患者の微量元素の1日の必要量を示した。ただし，病態により必要量が異なり，推奨摂取量が一律に明らかにされているわけではない。また，リフィーディングシンドロームをおこす可能性がある患者では，採血によって，血中リン・マグネシウム・カリウム値をモニタリングすることが推奨されている。必要に応じてこれらの微量元素を補給することによって，死亡率を低下させることが明らかになっている。

3　看護師によるケアのプロセスとケア評価

クリティカルな患者では，侵襲からの回復過程に伴い，窒素平衡や水分・電解質のバランスが変化する。また，クリティカルな患者の栄養管理については，いまだ十分に研究されておらず，科学的根拠が十分でないものも多い。看護師は，患者の最も身近に存在する者として，変化しつづける患者の全身状態を適切にアセスメントし，医師や栄養士などの多職種と相談しながら，必要に応じて栄養代謝管理のあり方を検討する。

栄養代謝ケアの▶
プロセス
　栄養代謝ケアは，①栄養スクリーニング，②栄養アセスメント，③栄養プランニング，④栄養代謝管理の実施，⑤評価，というプロセスで展開される。評価によって，③に戻りプランニングを再検討する。

　①栄養スクリーニングでは，アセスメントの冒頭で述べたように，すべてのクリティカルな患者は栄養代謝障害のリスクがあり，介入の必要があると考えるべきである。②栄養アセスメントでは，栄養状態のアセスメントおよび代謝状態のアセスメントの項目で述べた内容についてアセスメントを行う。③栄養プランニングではアセスメント項目の「エネルギー必要量のアセスメント」以降で説明したように，エネルギー投与量，各栄養素の必要量，水分投与量のアセスメントを患者の侵襲の状態を考慮しながら計画する。

　クリティカルケア看護師は計画された内容に基づき④栄養代謝管理を行い，⑤評価では栄養アセスメントの項目などに基づき，効果的な栄養代謝管理を行うことができているかを評価し，必要に応じて栄養投与量や成分の変更を再度プランニングする。

　このプロセスでは，Plan（計画）-Do（実施）-Check（評価）-Action（改善）からなる PDCA サイクルが機能し，患者の回復に結びつくようにかかわる。

4　栄養サポートチーム（NST）の専門的なかかわり

　クリティカルな患者に対する治療は，チーム医療が基本である。治療方針や栄養管理については，原則として主治医が最終的な判断を下して指示を出すが，その臨床判断のプロセスに大きな影響を及ぼすのが**栄養サポートチーム** nutritional support team（**NST**）である。クリティカルな患者の病態は複雑であり，栄養管理のエビデンスも明確にされていない状況においては，それぞれの専門職者が専門性をいかした意見を出し合うことで，はじめて適切なアセスメントと栄養管理が可能となる。栄養アセスメント，栄養プランニング，評価に基づく次なる栄養プランニングは，クリティカルケア看護師だけではなく，NSTも介入しながら行っていくことが望ましい。

　NST は，一般的には週1回程度の回診を行い，栄養状態のアセスメントおよび栄養管理の評価をし，栄養管理方針を決定する。しかし，クリティカルな患者の病態変化は急激であるため，週1回の回診だけではその変化に応じた適切な栄養管理は困難である。したがって，主治医やクリティカルケアの場の看護師と緊密な情報交換がとれる体制を構築しておくことが必要である。またNST は，回診時には主治医やクリティカルケアの場で患者のケアを行う看護師も参加できるように調整し，問題の共有をはかるとともに，栄養管理についての知識や認識の向上をはかっていく。そして，NST の専門性をいかした意見が主治医の栄養管理における意思決定に反映されるように，日ごろからお互いの信頼関係を構築しておく。

G 凝固・線溶系障害

　血管内を流れる血液は，凝固と線溶のバランスにより流動性を保ち，全身を循環している。また，血管の損傷などにより出血がおこったときには，止血機構のはたらきにより血液の損失を防ぐ。血小板，凝固・線溶系の異常はさまざまな疾患により生じ，多くは出血傾向を呈する。

　出血傾向を示す疾患には，特発性血小板減少性紫斑病 idiopathic thrombocytopenic purpura（ITP）や血栓性血小板減少性紫斑病 thrombotic thrombocytopenic purpura（TTP），**播種性血管内凝固** disseminated intravascular coagulation（**DIC**）などがある。このうち，ITP と TTP は血小板の異常によるものであり，早期に治療を開始すれば著効が望める。一方，DIC は凝固・線溶系の障害であり，多臓器障害 multiple organ dysfunction syndrome（MODS）を経て生命危機状態となる，クリティカルケア領域で問題となる合併症である。

① 播種性血管内凝固（DIC）の病態生理

1 DICとは

　DIC は，「さまざまな基礎疾患によって全身性に血管内凝固亢進が引き起こされる後天性の病態であり，凝固障害と微小血管障害が相互に影響を及ぼしあい，重症化した場合は臓器障害を引き起こしえるもの」[1]と定義される。つまり，DIC とはその名のとおり血管内に種を播いたように，全身の細い血管に微小な血栓が多発する疾患である。本来，血管内では凝固しないはずの血液がさまざまな重篤な疾患によって血管内皮細胞が障害され，細い血管内に微小血栓が多発するため，その結果血管が詰まって臓器障害をおこしたり，血液を凝固させる血小板や凝固因子が消耗されて出血をきたしたりする。

　DIC は単独で発症する病態ではなく，敗血症・ショック・白血病など予後不良な疾患や病態に合併し，とくに感染性基礎疾患への合併が多い。また敗血症は，DIC を合併すると予後が悪化する。

2 DICの機序

　血液は血管内では凝固せず，血管外または血管損傷部位ではすみやかに凝固

1）Taylor, F. B. Jr., et al.：Towards definition, clinical and laboratory criteria, and ascoring system for disseminated intravascular coagulation. *Thrombosis and Haemostasis* 86（5）：1327-1330, 2001.

するという二面性をもっている。DICを理解するには，この相反する二面性を理解することが重要となる。

●凝固系のメカニズム

血管内を流れる血液は，血管が損傷されるような炎症や外傷などの侵襲が加わると，血液を固める反応(凝固)をおこす。血管が損傷されると，まず血小板が傷害部位へ集まり(**血小板血栓**)，ついで血液中の一群の凝固因子がフィブリンを生成し，そのフィブリンが血小板を覆い血栓を形成する(**フィブリン血栓**)。

通常，フィブリンは健常時には血液中に存在しないが，いったん血管内皮細胞が損傷を受けると，12種類ある凝固因子がつぎつぎと連続的に活性化されフィブリンを生成する。凝固因子がつぎつぎと活性化していく過程を**血液凝固系の反応**という(▶図3-24-a)。

血液凝固系の反応には2つの過程が存在する。組織因子 tissue factor (TF) が凝固第Ⅶ因子と結合することから始まる**外因系**と，凝固第Ⅻ因子から反応が始まる**内因系**である。どちらの凝固系も凝固第Ⅹ因子からは共通経路でフィブリンを形成していく。内因系は，血管内の凝固因子でおこる凝固をさし，外因系は，破壊された組織からの成分(TF)から始まる凝固を意味する。

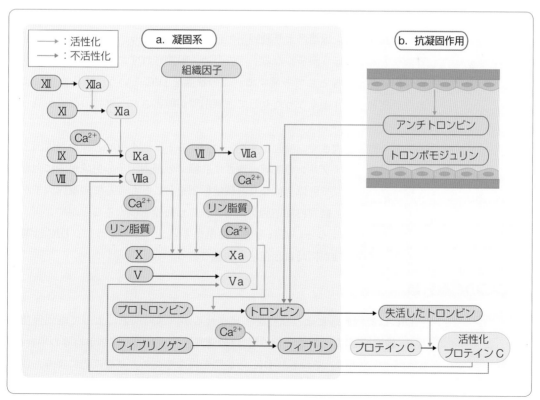

▶図3-24 凝固系と抗凝固作用

● 抗凝固のメカニズム

血管損傷時にはすみやかに血液凝固反応が進行するが，通常，血管内ではさまざまな物質が凝固を防止するようにはたらいている。血管を形成する血管内皮細胞は，アンチトロンビン（AT）を活性化させたり，トロンボモジュリンを分泌したりして凝固を制御する。AT はトロンビン（凝固第Ⅱ因子）のはたらきを阻害し，トロンボモジュリンはトロンビンと結合してその活性を失わせる。活性を失ったトロンビンは抗凝固作用をもつタンパク質であるプロテイン C を活性化して，凝固第Ⅶ因子などの活性を抑制する（▶図3-24-b）。

● 線溶系のメカニズム

血液凝固系が活性化されてフィブリンが形成されると，フィブリンをとかし，血流を再開しようとする線溶系のシステムが同時に活性化される。線溶系の主体はプラスミンであり，プラスミンがフィブリンを分解する。フィブリンは網状の線維素であり，これを溶解するため線溶系という。

● DICのメカニズム

通常は，血液凝固系と抗凝固作用，線溶系のはたらきがバランスよく維持されているが，重篤な疾患ではこのバランスがくずれることがある。

血管内皮細胞が損傷されると凝固系が亢進し血管内フィブリンを生成するが，損傷が大きいと，線溶系より凝固系のほうが優位になり，フィブリンを分解するより生成するほうが多くなる。そのため，線溶されずに残った血栓が全身の血管内に微小血栓として多発する。この状態を DIC という。微小血栓により血管が詰まったり細くなったりして血液循環が障害され，臓器の血流が減り臓器障害をきたす（▶図3-25）。

また，損傷が大きく，凝固が亢進しつづけると，血小板や各種の凝固因子が消費される。フィブリンの生成の速さに肝臓での凝固因子の生成が間に合わなくなったり，血栓で肝障害になり肝機能低下をおこしたりして，凝固因子が不足する。すると，血管内皮細胞が損傷されても血栓をつくることができず，出血をきたしやすくなる。これを消耗性出血という。このように，DIC は凝固の亢進と出血傾向が同時に存在する病態である。

3 DICの病型分類

DIC は凝固亢進により血栓を多発させるが，基礎疾患によって凝固優位の場合（線溶抑制型）と線溶優位の場合（線溶亢進型），凝固と線溶が均等の場合（線溶均等型）がある。それぞれ DIC の病態が異なるため，基礎疾患により，線溶系の活性化の程度が異なることを理解する必要がある。

①線溶抑制型 DIC　代表的な基礎疾患は敗血症である。凝固系の活性化が

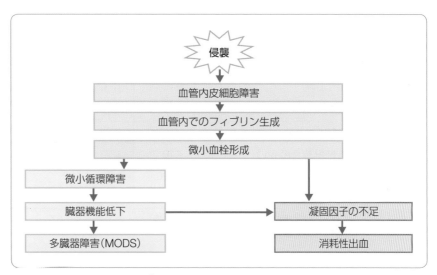

▶図3-25　DICのメカニズム

高度に生じ血栓が多発するが，線溶系の活性化は軽度にとどまる。このため，多発した微小血栓が溶解されにくく，微小循環障害を伴う臓器障害をきたしやすい。

②**線溶亢進型DIC**　代表的な基礎疾患は，急性前骨髄球性白血病 acute promyelocytic leukemia（APL）である。凝固系の活性以上の著明な線溶系の活性化がみられ，出血症状がしばしば重症化する。大量出血で致命的になることがあるが，出血症状に比し，臓器症状は少ない。

③**線溶均等型DIC**　基礎疾患はがんに代表される。凝固・線溶系の活性化のバランスがとれ，出血症状・臓器症状ともに表面にあらわれないこともある。

②DICのアセスメント

1 DICの診断

DICの診断には，病態の変化や治療に伴う経時的な変化をとらえるために，複数の検査所見を点数化して評価するスコアリングシステムが用いられている。現在使用されているスコアリングシステムには，旧厚生省DIC診断基準（旧基準，▶表3-40），国際血栓止血学会DIC診断基準，日本救急医学会急性期DIC診断基準があり，現時点では，旧基準が最も認知され使用されている。しかし，感染症に伴うDICでは感度が悪いなどの問題点があり，旧基準の不備を改訂した「日本血栓止血学会DIC診断基準2017年版[1]」が示された。

1）日本血栓止血学会：日本止血学会DIC診断基準2017年版．日本血栓止血学会誌28（3）：369-391, 2017．

▶ 表3-40 DIC 診断基準

項目		得点			
		0点	1点	2点	3点
基礎疾患		なし	あり	—	—
臨床症状	出血症状（※注1）	なし	あり	—	—
	臓器症状	なし	あり	—	—
検査成績	血清 FDP 値（μg/mL）	<10	≧10〜<20	≧20〜<40	≧40
	血小板数（×10^9/μL）（※注1）	>120	>80〜≦120	>50〜≦80	≦50
	血漿フィブリノゲン濃度(mg/dL)	>150	>100〜≦150	≦100	—
	プロトロンビン時間 時間比(正常対象値で割った値)	<1.25	≧1.25〜<1.67	≧1.67	

判定（※注2）

1)7点以上　　DIC
　6点　　　　DIC の疑い→以下6項目のうち，2項目以上満たせば DIC
　　〈診断のための補助的検査成績，所見〉
　　1)可溶性フィブリンモノマー陽性
　　2)D-D ダイマーの高値
　　3)トロンビン・アンチトロンビンⅢ複合体の高値
　　4)プラスミン・α_2 プラスミンインヒビター複合体の高値
　　5)病態の進展に伴う得点の増加傾向の出現。とくに数日内での血小板数あるいはフィブリノゲンの急激な
　　　減少傾向ないし FDP の急激な増加傾向の出現。
　　6)抗凝固療法による改善。
　5点以下　　DIC の可能性少
2)白血球その他（※注1）に該当する患者
　4点以上　　DIC
　3点　　　　DIC の疑い（※注3）
　2点以下　　DIC の可能性少ない

※注1：白血病および類縁疾患。再生不良性貧血，抗腫瘍剤投与後など骨髄巨核球減少が顕著で，高度の血小板減少
　　　　をみる場合は血小板数および出血症状の項は0点とし，判定は2)に従う。
※注2：基礎疾患が肝疾患の場合は以下の通りとする。
　　　a. 肝硬変および肝硬変に近い病態の慢性肝炎（組織上小葉改築傾向を認める慢性肝炎）の場合には，総得点から
　　　　3点減点した上で，1)の判定基準に従う。
　　　b. 激症肝炎および上記を除く肝疾患の場合は，本診断基準をそのまま適用する。
※注3：DIC の疑われる患者で，診断のための補助的成績，所見のうち2項目以上満たせば DIC とする。
除外規定：本診断基準は新生児，産科領域，劇症肝炎の DIC の診断には適用しない。

（厚生省特定疾患血液凝固異常症調査研究班研究報告書昭和62年度．1988 による）

2 DICの検査データ

　　　　DIC は早期発見・早期治療が重要であり，重症患者は表3-40 に示す診断基準でスコアリングし，かつ経時的に点数を評価していく必要がある。

　　　　DIC の診断基準に含まれる，フィブリン分解産物(FDP)・血小板数・プロトロンビン時間(PT)・フィブリノゲンは，迅速性・経済性にすぐれている。

　　　　FDP はフィブリンとフィブリノゲンが分解されたものである。そのうち，フィブリン単一の分解産物が D ダイマーであり，D ダイマーの上昇は血栓の存在を意味する。そのため，FDP，とくに D ダイマーは重要である。ただし，

深部静脈血栓症や肺塞栓症などでも上昇するため注意が必要である。

　そのほか，PT は外因系凝固機能を反映し，活性化トロンボプラスチン時間（APTT）は内因系凝固機能を反映する。凝固系の亢進により凝固因子が不足すると PT，APTT は延長する。

3 敗血症とSOFAスコア

　感染症とくに敗血症患者は DIC の合併が多いため，重症患者では **SOFA ス コア**（▶159 ページ）を用いて敗血症の診断もすみやかに行う。感染（疑い含む）により SOFA スコア 2 点以上の上昇がみられる。また，DIC は血栓塞栓による多臓器障害をもたらすため，SOFA スコアによって多臓器障害の有無や程度を評価することも重要である。

4 臓器症状の観察

　DIC は容易に全身の臓器を障害し，多臓器不全に移行するため，血行動態，呼吸器症状，肝・腎機能，精神・神経症状などの観察をする。

　DIC では，急性呼吸窮迫症候群（ARDS）の合併や，ショックへ移行することもあり，バイタルサインの経時的観察が重要である。また，意識障害・痙攣・片麻痺・瞳孔不同・高次脳機能障害・精神障害などをみとめることがあるが，鎮静された状態では観察が困難となる。

5 出血傾向の観察

　出血傾向は，初期には下腿・手指など末梢に多く，患者が自分で身体を動かせる状態であれば，上腕内側・大腿内側など四肢運動時の擦過面に点状出血がみられる。DIC が進行してくると，殿部・大腿後面・踵・背中などの圧がかかりやすい部位や，着衣のひもなどの擦過部に皮下出血がみられる。そのほか，口唇や口腔粘膜などにおける口腔出血や，消化管出血，点滴ライン刺入部などからの出血もみられるようになる。

　また，出血の有無だけでなく血小板・凝固データの確認もする。血小板数が 2 万/μL でも皮下出血が出現しない場合もあれば，5 万/μL でも皮下出血が出現する場合もあるため，検査値とあわせて必ず肉眼的に臨床症候を確認し，経時的変化をみていく。

③ DICのケア

1 DICの治療とケア

　DIC の治療としては，基礎疾患の治療を基本に，**抗凝固療法**と**補充療法**が行われる（▶表 3-41）。

▶表3-41　DICの治療に使用されるおもな薬剤

治療の種類	薬物の種類	薬剤名（おもな商品名）
抗凝固療法	ヘパリン類	ヘパリンナトリウム ダルテパリンナトリウム（フラグミン®） ダナパロイドナトリウム（オルガラン®）
	タンパク分解酵素阻害薬	ガベキサートメシル酸塩（エフオーワイ®） ナファモスタットメシル酸塩（フサン®）
	アンチトロンビンⅢ製剤	乾燥濃縮人アンチトロンビンⅢ（献血ノンスロン®，ノイアート®，アンスロビン®P）
	遺伝子組換え型トロンボモジュリン製剤	トロンボモデュリン アルファ（遺伝子組換え）（リコモジュリン®）
補充療法	輸血用血液製剤	新鮮凍結血漿（FPP） 濃厚血小板（PC）

抗凝固療法 ▶　抗凝固療法にはヘパリン類やタンパク分解酵素阻害薬であるガベキサートメシル酸塩・ナファモスタットメシル酸塩がある。タンパク分解酵素阻害薬は出血の副作用が少なく，凝固・線溶系の抑制効果がある。そのほかアンチトロンビンⅢ製剤も用いられる。アンチトロンビンⅢ製剤はトロンビンや凝固因子活性を抑制する作用をもち，さらに血管内皮細胞の機能調節や抗炎症作用が期待されている。

　DIC治療薬として2008（平成20）年からは，プロテインCを有する，リコンビナント（遺伝子組換え型）トロンボモジュリン製剤が使用されはじめている。トロンボモジュリン製剤は，抗凝固作用だけでなく，向線溶作用・抗炎症作用もあり，DIC離脱率を増加させると期待されている[1]。

補充療法 ▶　出血症状出現時や侵襲的処置時には補充療法を実施する。血小板数が低下（5万/μL未満）し出血症状がある場合は濃厚血小板輸血を，PT・APTT延長，血漿フィブリノゲン低下（100 mg/dL以下）では新鮮凍結血漿の補充を行う。

●治療時のケア

　抗凝固療法のうち，適正量の指標となる検査データがあるのはヘパリンのみである。ヘパリン使用時は，APTTはヘパリン使用前の1.5倍程度を目安とする[2]。また，ガベキサートメシル酸塩やナファモスタットメシル酸塩は高カリウム血症やアナフィラキシーの副作用があるため注意する。

　補充療法の新鮮凍結血漿は，融解後はすみやかに投与することが原則であるが，ただちに使用できない場合は，2〜6℃で保存し，融解後24時間以内に使用する。

1）和田英夫・武光哲志：第一，第二，第三世代のDIC治療．臨床病理レビュー147：131-135, 2011．
2）日本血栓止血学会学術標準化委員会DIC部会：科学的根拠に基づいた感染症に伴うDIC治療のエキスパートコンセンサス．日本血栓止血学会誌20(1), 2009．

▶表 3-42　出血傾向時のケアのポイント

（1）皮膚・粘膜の外的な刺激を避ける。
（2）粘着性の高いテープの使用を避ける。
（3）打撲に注意し，ベッド柵などに手足が触れないようにする。
（4）口腔ケア時はブラッシングを避け，口腔清拭か洗浄だけにとどめる。
（5）ひげそり時は，刃物の安全かみそりを避け，電動かみそりを使用する。
（6）静脈血採血・骨髄穿刺・点滴抜去時などは 5 分以上圧迫止血をし，止血の確認をする。
（7）筋肉注射は避ける。
（8）浣腸，坐薬，ファイバースコープなど直腸粘膜への刺激になるようなことは避ける。また，便秘をさけるため，指示された下剤を使用する。
（9）血圧測定時はカフによる強い圧迫をさける。自動血圧計使用時は低い圧に設定する。
（10）血小板輸血は，穿刺などの侵襲手技の直前に行い，侵襲時に血小板が高値になるようにする。
（11）気管吸引や口腔内吸引は必要最小限にする。
（12）胃粘膜保護剤を与薬する。

2 DICをもつ患者のケア

　体位調整や清拭だけでもバイタルサインが容易に変化するため，必要性を考えて実施する。また，バイタルサインを変動させないよう，ケアを分散して実施する。

　出血傾向時は，ベッド柵などのかたいものへの接触を避け，皮膚と皮膚の擦過，衣服にまで注意をはらい，出血の拡大を予防していく（▶表3-42）。

H 腎機能障害

　腎臓は，大きく分けて 4 つの役割をもつ。原尿の作成と再吸収する機能，尿素・クレアチニンを排泄する機能，酸塩基平衡を調節する機能，活性型ビタミン D_3 の分泌機能がある。このように，腎臓は生体のホメオスタシスの維持を担う重要な臓器である。ICU には，直接的に腎臓を障害した患者ばかりではなく，さまざまな疾患や外傷に起因して，腎臓の機能低下を引きおこした患者が多く入室し治療を受けている。

① 急性腎障害（AKI）の病態生理

　急性腎障害 acute kidney injury（**AKI**）は，腎前性・腎後性・腎性の 3 つに大別される。

腎前性 AKI ▶　**腎前性 AKI** は，有効循環血液量の絶対的不足・相対的不足により腎臓への血流が減少し，糸球体濾過量（GFR）が低下することで腎機能障害を呈した状

態である。血液量の不足のおもな原因には，出血，体液量減少，心拍出量低下，血圧低下，腎血管障害などがある。

腎性 AKI ▶　**腎性 AKI** は腎前性 AKI より高度に GRF の低下が生じ，尿細管の再吸収・分泌機能，内分泌機能の破綻をきたすことを特徴とする。腎性 AKI は腎前性 AKI よりも院内死亡率が高い可能性があり，区別して対応する必要がある。

　　原因は多岐にわたり，腎前性 AKI の進行に伴い急性尿細管壊死をおこすもの，横紋筋融解症などの内因性毒素によるもの，造影剤や腎毒性を有する薬剤使用に伴う外因性毒素によるもの，感染によるものなどがある。

腎後性 AKI ▶　尿路の閉塞・狭窄により生じるものを**腎後性 AKI** という。発症初期には腎自体に異常はない。そのため，初期に対応がなされれば腎機能は回復するが，対応が遅れれば腎実質の線維化などの不可逆的変化をきたす。

● AKIの全身への影響

　　AKI は短期的な腎障害だけでなく，その後の腎予後および生命予後にも関与する[1]。AKI の影響は，単に腎機能低下に伴う過剰な体液量増加や尿毒素によるものだけではなく，脳・心臓・肝臓・骨髄・胃腸管といった，身体の広範囲の臓器に及ぶ。その機序については，まだ不明な部分も多いが，サイトカインなどが関与し，それらによって生命予後にも影響をあたえていると考えられている。

● AKIのリスク要因と場所ごとの発生頻度

　　AKI 発生の要因は，病院外では脱水・感染症・出産などが多い。これらは予防が可能である。

　　病院内は虚血・腎毒性物質・敗血症による腎性 AKI の発生が多い[2]。とくにクリティカルな領域で多く発生し，その数は増加している。なかでも心臓外科手術，体液過剰，敗血症，重症熱傷，重症膵炎は AKI 発生の高リスク要因とされており，そこに加齢やもともとの腎機能低下などが加わると，発生頻度はさらに高まる。

　　病院外で発生する AKI の多くは腎前性 AKI である。一方，病院内で発生する AKI のうち，最も発生頻度が高いのは腎性 AKI である。さらに，病院内で発生する腎性 AKI の約 80% が ICU で発生している。また，腎後性 AKI は ICU よりも病棟での発生が多い[3,4]。

1) Scheel, P.J., et al.：new insights into a forgotten condition. *Kidney International*, 74(7)：849-851, 2008.
2) Uchino, S., et al.：Acute renal failure in critically ill patients：a multinational, multicenter study. *The Journal of the American Medical Association*. 2005.
3) Lameire, N., et al.：The changing epidemiology of acute renal failure. *Nature Clinical Practice Nephrology*, 2(7)：364-377, 2006.
4) Singri, N., et al.：Acute renal failure. *The Journal of the American Medical Association*, 289(6)：747-751, 2003.

② AKIのアセスメント

　AKIの対応で重要なことは，つねに，患者がAKIに陥っていないかどうかについて，全身観察と患者のおかれた状況をあわせてアセスメントすることである。AKIでは，できるだけ早くその可逆的な原因に対する治療を行う必要がある。早期の段階で適切に対応できれば，その後の状況を好転させる可能性が広がるが，AKIの可能性を疑うことすらできなければ，治療の時機を逸することになり，患者の病態は不可逆的な状態へと進行し，生命予後に大きく影響する。

●AKIのアセスメント手順

◉AKIの可能性を疑う

　患者の病歴，現在の病状・状態をAKIの発生機序やリスク要因に照らし合わせ，AKI発症の可能性がないか疑う（▶表3-43）。

◉AKI重症度評価

　尿量，血液検査データ（とくに血清クレアチニン），バイタルサイン，フィジカルアセスメントとともに，KDIGO分類（RIFLE/AKINなども含む）で重症度評価（ステージ評価）を行う。また，AKIにより高カリウム血症，尿毒症，心不全，代謝性アシドーシスといった緊急事態が生じていないかを評価し，必要があればすぐにそれらに対応する。対応として緊急血液浄化療法が行われる。

▶ 表3-43　AKIに関する病歴・所見・可逆的原因・評価方法・対応

	病歴・症状	身体所見	可逆的原因	評価方法	対応
腎前性	嘔吐・下痢 出血 過度の疼痛 低血圧 心不全や肝機能障害の既往	起立性低血圧 皮膚のツルゴール低下 口腔粘膜の乾燥 浮腫 肝機能障害の所見	腎灌流低下	体液量評価 尿検査 （FENaなど）	体液量・循環の適正な是正
腎性	腎毒性のある薬物・造影剤の使用 侵襲的血管造影 喀血 副鼻腔炎 咽頭炎もしくはその他の感染 横紋筋融解を伴う筋外傷 肉眼的血尿	浮腫 網状皮斑 点状出血・紫斑 筋肉の圧痛	急性糸球体腎炎 血管炎 間質性腎炎 血栓性微小血管障害	尿沈渣 血清学的検査 血液学的検査	疾患特異的な治療方法の検討 （ステロイド療法，血漿交換，免疫抑制薬など）
腎後性	尿流量の減少 夜間頻尿 無尿 頻尿 尿滴下 側腹部痛	膀胱の拡張 前立腺肥大 腹部や下腹部の腫瘍	尿路閉塞	腎画像評価 （超音波，CT）	閉塞の解除

(Singri, N., et al.：Acute renal failure. The Journal of the American Medical Association, 289（6）：747-751, 2003. Table2. History and Physical Examination in Acute Renal Failure および AKI（急性腎障害）診療ガイドライン作成委員会編：AKI（急性腎障害）診療ガイドライン2016. 東京医学社，2017を参考に作成)

▶表 3-44　KDIGO 分類

AKI 定義	48 時間以内に血清クレアチニン値が≧0.3 mg/dL 上昇した場合 または 血清クレアチニン値がそれ以前 7 日以内にわかっていたか, 予想される基礎値より≧1.5 倍の増加があった場合 または 尿量が 6 時間にわたって＜0.5 mL/kg/時に減少した場合	

KDIGO 分類		血清クレアチニン	尿量基準
	ステージ 1	基礎値の 1.5～1.9 倍 または ≧0.3 mg/dL の増加	6～12 時間で＜0.5 mL/kg/時
	ステージ 2	基礎値の 2.0～2.9 倍	12 時間以上で＜0.5 mL/kg/時
	ステージ 3	基礎値の 3 倍 または ≧4.0 mg/dL の増加 または 腎代替療法の開始	24 時間以上で＜0.3 mL/kg/時 または 12 時間以上の無尿

(Kidney Disease：Improving Global Outcomes〔KDIGO〕Acute Kidney Injury Work Group：KDIGO Clinical Practice Guidline for Acute Kidney Injury. *Kidney International, Suppl* 2：1-138, 2012. Section 2：AKI Definition を参考に作成)

AKI の診断基準▶　AKI の診断は，AKI 診療ガイドラインで示された **KDIGO 分類**を用いることが推奨されている(▶表 3-44)。KDIGO 分類は 2004 年に示された RIFLE 基準と 2007 年に示された AKIN 基準を組み合わせたものであり，RIFLE 基準，AKIN 基準よりも高い精度で生命予後の予測ができる。

　KDIGO 分類では，血清クレアチニンと尿量を観察するだけで比較的簡単に AKI の診断を行うことができる。尿量の減少(0.5 mL/kg/時が 6 時間以上)とわずかな血清クレアチニン(0.3 mg/dL)の上昇が観察されれば AKI と診断される(KDIGO 分類ステージ 1)。KDIGO 分類のステージが高くなるほど，重症度・死亡率が高くなる。

◉AKI の分類

　場所による AKI の発生の頻度の違いなども考慮し，腎前性・腎性・腎後性に分類する。

腎後性 AKI ▶　診断には超音波画像診断を用いる。早期に尿路の狭窄・閉塞を解除することで腎機能が回復するため，問診や視診・触診などで腎後性 AKI を疑った場合には，超音波画像診断ができるように手配する。疑わしい症状には，尿滴下・頻尿，膀胱の膨隆などがある。

　また，超音波画像診断は腎後性 AKI 以外の診断にも有益であり，AKI の可能性がある場合にまず実施される重要な検査の 1 つである。

腎前性 AKI ▶　バイタルサイン測定のほか，皮膚の緊満度や口腔粘膜の乾燥状態などから体液量の評価を行う。また，既往歴・現病歴・治療内容・薬物使用状況を問診や記録で確認し，原因となりうるものがないか確認する。

腎性 AKI ▶ 　腎性 AKI の原因は多岐にわたる。ただ，いずれにせよ腎性 AKI は腎そのものが障害されているため，体液の恒常性が保持できない状態である。まずは緊急の血液浄化療法が必要か否かの判断が必要である。

　　腎性 AKI の鑑別は，AKI の原因，血行動態，尿検査から判断する。体重変化，バイタルサイン，尿中浸透圧や尿中ナトリウム排泄率(FENa)，尿中尿素窒素排泄率(FEUN)，尿沈渣などで，総合的に腎前性か腎性かを判断する。

③ AKIのケア

1 日常の看護のなかでのAKI観察

　　AKI のケアで最も重要なのは，患者の治療や背景からつねに AKI の発症の可能性を予測して，観察を怠らないことである。血清クレアチニン値のわずかな上昇や測定した尿量の変化を決して見逃してはならない。必要に応じて KDIGO 分類などの重症度による病期を決定し，継続して評価しつづける。

　　看護師は日々のケアを通して，AKI を早期に発見できる可能性がある。排泄の介助に際しては排尿状況を観察・記録し，異常を早く察知できる。また，清拭ケアを通じて，全身の皮膚の状態や口腔粘膜などを細かく観察できる。これらは AKI の評価にあたり重要な情報になるため，それを意識してケアを行う。

2 周手術期のAKI患者に対するケア

　　心臓・大血管の外科手術は，とくに AKI の高リスクであり，それ以外の外科手術も AKI の誘因となる。また，麻酔薬や手術中に使用される抗菌薬もリスクとなる。

　　周手術期の患者のなかでも，AKI の高リスク群患者(腎機能障害・高齢・高血圧症，糖尿病・心疾患などの患者)についてはとくに注意をし，輸液・循環管理を確実に行う。同時に，AKI の予防と発症の早期発見・早期対応を目的として十分な観察を行う。

3 ICUでのAKI患者に対するケア

　　ICU でのケアは，AKI 高リスク群の患者や疾患を対象としているため，それを念頭において AKI の評価を行う。ケアとしては，原疾患の治療とともに，循環状態を安定させ，感染症をコントロールし，全身状態を整えるケアを行う。これは通常行う ICU の看護そのものであるが，患者はつねに AKI を発症する可能性があり，発症した場合はそれが生命予後を大きく左右するということを考えておく。

　　さらに，ICU ではアミノグリコシド系やバンコマイシン塩酸塩などの抗菌薬，NSIDs などの鎮痛薬，ACE 阻害薬やアンギオテンシンⅡ受容体拮抗薬などの

降圧薬，造影剤，その他腎毒性を有する薬物が使用される機会が多い。これらの薬物を投与されている場合は，より一層の注意が必要である。

4　AKIにおける栄養管理のケア

AKI 患者では，高度の電解質異常などを伴わなければ，厳しいタンパク質制限は行わない。目標投与エネルギー量や必要タンパク質量は，それぞれの病態に見合った投与量が望ましいとされ，可能であれば消化管経由での栄養投与が推奨されている[1]。AKI の重症度評価とともに，適切な栄養が摂取でき電解質のバランスが整うように，観察と補正を行う。

5　血液浄化療法におけるケア

早期の血液浄化療法が必ずしも予後を好転させるものではないが，高カリウム血症・尿毒症・体液過剰・代謝性アシドーシスなど緊急に対応が必要な状態となっている場合，および臨床症状や病態から総合的に判断して，血液浄化療法が開始される。まずは血液浄化療法が必要な状況か否かについて，AKI の重症度評価をつねに行っておく。そして，血液浄化療法が開始された場合はそれに必要な看護を提供する（▶血液浄化療法については 218 ページ）

Ⅰ｜多臓器障害

① 多臓器障害の病態生理

多臓器障害 multiple organ dysfunction syndrome（**MODS**）とは，重症度の高い傷病が原因となって制御できない炎症反応がおこり，これによって肺・腎臓・肝臓などの臓器や，内分泌系・免疫系・凝固系などの生理機能の複数の障害が同時にもしくは短時間の間に連続して発症する進行性の症候群である[2]。

炎症反応は炎症性サイトカインによって引きおこされ，異常に活性化された好中球が全身の血管内皮細胞を障害する。これによりさまざまな臓器が機能障害に陥り，ほかの正常臓器にも影響をもたらしていく。こうして臓器障害が進行すると重篤な症状を呈し，生命は危機的な状況となる。

MODS は敗血症・ショック・外傷などがもととなって発症する。MODS に対して直接的に有効な治療法はなく，障害された臓器の機能回復をはかる治療が中心となる。また，MODS の原因となっている原疾患の治療や，循環動態

---

1) AKI（急性腎障害）診療ガイドライン作成委員会編：AKI（急性腎障害）診療ガイドライン 2016．東京医学社，2017．
2) 日本救急医学会：医学用語解説集．〈http://www.jaam.jp/html/dictionary/dictionary/word/1003.htm〉（参照 2019-11-10）

の安定をはかり，低酸素血症を予防して全身の組織に十分な酸素がいきわたるようにすること，栄養管理や感染管理が重要な治療となる。

1 敗血症

敗血症 sepsis とは「感染症によって重篤な臓器障害が引きおこされる状態」をいう[1]。感染症に臓器障害が加わる病態であり，発症すると約半数が死の転帰をとる。敗血症の原因となる感染臓器としては，肺，腹腔臓器，尿路，皮膚軟部組織などがあげられる。

診断▶　敗血症の診断には，**SOFA**（sequential organ failure assessment）スコアが用いられる（▶表3-45）。意識・呼吸・循環・肝・腎・凝固について，それぞれの障害の程度を0〜4までの5段階で評価するもので，その合計点で重症度をあらわす。点数が大きいほど重症度も高い。感染症が疑われ，SOFAスコアの合計が急激に2点以上上昇している場合に，敗血症と診断される。

　　SOFAによる診断を行うには血液検査が必要になるため，ICU以外の一般病

▶ 表3-45　SOFAスコア

スコア	0	1	2	3	4
意識 グラスゴー-コーマ-スケール	15	13〜14	10〜12	6〜9	<6
呼吸 PaO_2/F_iO_2(mmHg)	≧400	<400	<300	<200および 呼吸補助	<100および 呼吸補助
循環	平均血圧 ≧70 mmHg	平均血圧 <70 mmHg	ドパミン>5 μg/kg/分あるいはドブタミンの併用	ドパミン5〜15 μg/kg/分あるいはノルアドレナリン≦0.1 μg/kg/分あるいはアドレナリン≦0.1 μg/kg/分	ドパミン>15 μg/kg/分あるいはノルアドレナリン>0.1 μg/kg/分あるいはアドレナリン>0.1 μg/kg/分
肝 血漿ビリルビン値 （mg/dL）	<1.2	1.2〜1.9	2.0〜5.9	6.0〜11.9	≧12.0
腎 血漿クレアチニン値 尿量（mL/日）	<1.2	1.2〜1.9	2.0〜3.4	3.5〜4.9 <500	≧5.0 <200
凝固 血小板数（×10^3/μL）	≧150	<150	<100	<50	<20

（日本集中治療医学会・日本救急医学会：日本版敗血症診療ガイドライン2020による）

---

1) 日本集中治療医学会・日本救急医学会合同 日本版敗血症診療ガイドライン2020特別委員会：日本版敗血症診療ガイドライン（J-SSCG2020）．（https://www.jsicm.org/pdf/jjsicm28Suppl.pdf）（参照 2021-12-10）

▶表3-46 qSOFA(quick SOFA)基準

意識変容
呼吸数≧22/分
収縮期血圧≦100 mmHg

（筆者注）意識状態は GCS などにより確認し，1点でも低下すれば「変化あり」と判断。

（日本集中治療医学会・日本救急医学会：日本版敗血症診療ガイドライン 2020 による）

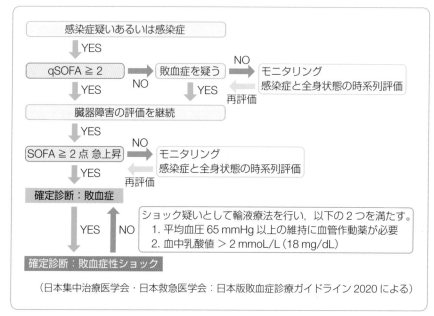

（日本集中治療医学会・日本救急医学会：日本版敗血症診療ガイドライン 2020 による）

▶図3-26 敗血症と敗血症性ショックの診断

棟や救急外来，院外では，より簡便な判別方法として **qSOFA**(quick SOFA)が用いられる（▶表3-46）。qSOFA では，3項目のうち2項目以上に該当した場合に敗血症の可能性を疑い，SOFA による確定診断を行う（▶図3-26）。

敗血症性ショック▶ 　敗血症は，敗血症とより重篤な**敗血症性ショック**に分類される。敗血症性ショックは「急性循環不全により死亡の危険性が高まる状態」であり，平均動脈圧を 65 mmHg 以上維持するのに輸液療法と血管収縮薬を必要とし，かつ血清乳酸値が 2 mmol/L(18 mg/dL)以上の場合に，敗血症性ショックと判断される。

敗血症対策▶ 　敗血症対策では，予防，早期発見，感染症治療，全身管理，リハビリテーションが重要とされる。敗血症のリスクが高い患者の場合は，異常を察知したら早期に全身管理を始めることができるように，ていねいに観察を行う。

2 全身性炎症反応症候群(SIRS)

生体は侵襲を感知すると，恒常性を維持するためサイトカインを産生する。

サイトカインの産生は侵襲に対する生理的な反応であるが，**炎症性サイトカイン**が多量に産生され，好中球の活性化により全身に炎症反応が波及する状態を**全身性炎症反応症候群** systemic inflammatory response syndrome（**SIRS**）という。好中球が重要臓器に集積して臓器の破壊が始まると機能障害がおこり，ついには MODS を引きおこす。

セカンドアタック▶ SIRS に，感染症・脱水・出血などのストレッサーが二次的な侵襲として加わるセカンドアタックにより，さらに好中球が活性化され，MODS の重症化につながる。

診断▶ SIRS は体温・心拍数・呼吸数・白血球数により診断される（▶表 3-47）。

CARS▶ 炎症性サイトカインに対して，**抗炎症性サイトカイン**が恒常性を維持するために産生される。炎症性サイトカインにより炎症反応がおこると，炎症を抑える抗炎症性サイトカインが産生される。両者がバランスを保つことで，生体の恒常性が維持される。しかし，炎症の持続によって抗炎症性サイトカインが優位になると，免疫能低下状態を示す**代償性抗炎症反応症候群** compensatory anti-inflammatory response syndrome（**CARS**）をまねく（▶図 3-27）。CARS はセカンドアタックとなる感染症を引きおこしやすく，これも MODS に移行する原因となる。

▶表 3-47 SIRS の診断基準

①体温＞38.0℃ または＜36.0℃
②心拍数＞90/分
③呼吸数＞20/分または $PaCO_2$＜32 mmHg
④白血球数＞12,000/mm³ または＜4,000/mm³ または未熟顆粒球＞10%

上記 4 項目のうち 2 項目以上に該当すると SIRS と診断される。
感染症の疑いがあり，SIRS の基準を満たすと敗血症と診断される。

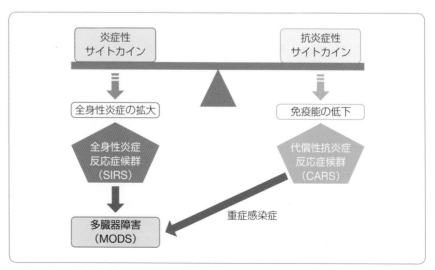

▶図 3-27 炎症性サイトカインと抗炎症性サイトカインによる反応

② 多臓器障害のアセスメント

1 情報収集

　　MODSでは，原因となっている傷病の治療と障害された臓器の機能を回復させるための治療を並行して行う。このため，①患者の基本情報（年齢・性別，身長・体重，既往歴・現病歴，家族構成など），②原疾患の症状・程度・治療内容，③臓器障害に関する情報（▶表3-48）について収集し，アセスメントを行う。

2 アセスメント

　　MODSでは好中球が活性化し，さまざまな臓器に集積することによって臓器障害を引きおこす。収集した情報から，各機能の障害の有無や程度をアセスメントすることによって，患者の全身状態を把握し，必要となるケアを考える。臓器障害が進行すると重症化しやすいため，MODSが懸念される場合は，つねに前駆症状であるバイタルサインの変動や意識レベルの低下，チアノーゼ，尿量低下，活力低下，などを観察して臓器障害の可能性をアセスメントし，早期に診断と治療が開始されるようにする必要がある。

　　[1] **呼吸器系**　呼吸状態が悪化している場合は人工呼吸器を装着する。このため，人工呼吸器関連肺炎（VAP）や人工呼吸器起因性肺傷害（VILI）のリスク

▶表3-48　障害臓器と病態

臓器・機能	病態	収集する情報
肺	肺炎，急性呼吸窮迫症候群（ARDS）	・呼吸数・呼吸パターン，咳嗽・喀痰 ・検査データ（胸部X線検査，血液ガス分析，血液一般検査，肺シンチグラフィ，喀痰培養検査）
心臓	心不全，ショック	・脈拍数・血圧・心拍出量，動悸・息切れ，冷感・チアノーゼ ・心電図
腎臓	腎機能障害，腎不全	・水分摂取量，尿量（乏尿・無尿），血尿，浮腫 ・血液検査データ（尿素窒素，クレアチニン値）
肝臓	肝機能障害，肝不全	・意識レベル，食事摂取量，黄疸・腹水，吐きけ，出血傾向 ・血液検査データ（ビリルビン値，プロトロンビン時間〔PT〕，PT-INR）
消化管	イレウス，消化管出血	・吐きけ・嘔吐，吐血・下血，腹痛，腸蠕動低下・排便停止
中枢神経	意識障害	・意識レベル，痙攣
血液凝固	播種性血管内凝固（DIC）	・皮膚の紫斑，皮下出血・点状出血，血尿・下血，出血の部位・範囲・量 ・血液検査データ（血小板数，PT，部分トロンボプラスチン時間〔PTT〕，血漿フィブリノゲン，血漿Dダイマー）
免疫	感染症	・人工呼吸器関連肺炎・尿路感染症・血流感染症の症状の有無，体温（発熱） ・血液検査データ（白血球数，CRP）

も念頭において呼吸状態をアセスメントする。急性呼吸窮迫症候群（ARDS）を発症している場合には，肺胞の虚脱によって肺内のシャントがおこるほか，肺のコンプライアンス（柔軟性）も低下して，酸素化が著しく障害される。このため，呼吸不全に関する情報をアセスメントして，呼吸状態を改善するケアを行う。

[2] **循環器系**　血管透過性が亢進することによって細胞外液が血管内から間質に移行するため，循環血液量の減少がおこり，血圧が低下しやすくなる。さらに，もともと心筋梗塞や不整脈をもつ人では，心拍出量が低下していることもあり，全身に必要な血液や酸素を供給できず，低酸素血症に陥りやすい。

　また，腎臓は循環血液量の減少や低血圧によって急性腎不全に陥りやすい。腎機能が維持されているか，血圧，脈拍，尿量，血液検査データを確認して腎保護を検討する。

[3] **代謝**　サイトカインが大量に産生された状態では，高血糖となる。重症患者の目標血糖値の上限は 180 mg/dL とされ，適正にコントロールされているかをアセスメントする。また，組織の酸素化が低下することによって，嫌気性の解糖が促進され，乳酸が増加することによって代謝性アシドーシスが進行する。血清乳酸値の上昇は敗血症性ショックの診断指標でもあり，注意を要する。

[4] **感染症**　侵襲的な留置物が使用されている場合には感染のリスクがあると考えて，感染徴候を観察してアセスメントを行う。重症患者ではとくに，人工呼吸器装着に伴う人工呼吸器関連肺炎，膀胱留置カテーテルに伴う尿路感染症，血管内留置カテーテルに伴う血流感染が問題となる。

③ 多臓器障害のケア

[1] **原疾患のケア**　治療状況と全身状態を把握して必要なケアを行うとともに，原疾患特有の合併症が発現するリスクもアセスメントして，予防のための看護を行う。

[2] **障害された臓器の機能回復をはかるケア**　障害臓器の治療に対する看護を行う。つねに治療への反応と機能障害の状況を正確に把握し，病態に応じて回復を促進するためのケアを行う。

[3] **循環動態の安定**　臓器の機能の維持・回復に不可欠となる酸素を供給するために，循環動態を安定させるケアを行う。血圧・心拍数・酸素飽和度・皮膚温・尿量などの，心機能および腎機能に関するモニタリングを継続的に行う。処置やケアなどの刺激によって容易に循環動態が変化することを念頭において，患者の反応を観察しながら慎重に対応する。

[4] **酸素化の維持**　全身の酸素化をはかるために，呼吸機能を確認しながら人工呼吸器をはじめとした酸素療法に対するケアを行う。気道浄化には痰の吸

引が不可欠であるが，吸引によって低酸素血症や不整脈が誘発されることもある。痰の色や性状・量を確認して必要な回数を検討し，実施時には確実な手技を用いて負荷や苦痛を最小限にする。人工呼吸器装着患者の吸引時には，呼吸終末陽圧換気（PEEP）を維持するために，閉鎖式の吸引回路を使用する。

　また，心身のストレスに伴う酸素消費量の増加がおこらないように，疼痛や活動量をコントロールして必要な安静を確保したり，呼吸がらくになるように可能な範囲でヘッドアップして体位を整えたりして，酸素化を維持する。

　[5] 栄養管理　低タンパク血症やバクテリアルトランスロケーションの予防として，早期からの経腸栄養が行われる。栄養剤の投与量は患者の病態や病期によって判断されるため，正確な投与量を把握して確実に投与する。投与中は嘔吐に伴う誤嚥や下痢に注意し，1日1回は体重や検査データを確認して，栄養不足や過剰栄養になっていないかを評価する。

　[6] 感染予防　人工呼吸器，膀胱留置カテーテル，点滴静脈内注射などの侵襲的処置による感染症を予防するために，スタンダードプリコーションを徹底し，留置物などは清潔に管理する。チューブやドレーン類などは漫然と留置を継続させるのではなく，不必要と考えられる場合は，感染リスクを低減させるためにも医師と相談してなるべく早く抜去する。

　人工呼吸器関連肺炎の予防には，人工呼吸器の管理とともに，体位変換による気道清浄化や，口腔ケアによる口腔内プラークのコントロールを行う。

　[7] 体温管理　積極的な解熱の必要はないとされるが，発熱と随伴症状による苦痛は必要エネルギーを増加させることから，必要に応じて症状緩和のためのクーリングを行う。発熱時には不感蒸泄が増加し，体内の水分が失われていくため，水分出納バランスが維持できるようにモニタリングと輸液の調整を行う。低体温の場合は，心収縮力低下，心拡張能低下，凝固異常，免疫能低下などの続発が懸念されるため，適正体温を維持する。

　体温測定時は正確を期するために，鼓膜や腋窩に体温計を挿入する方法ではなく，膀胱留置カテーテルより得られる膀胱温などの深部体温を測定する。

　[8] 苦痛の緩和　多臓器障害の症状や治療・ケアに伴う苦痛は侵襲となり，セカンドアタックの要因にもなるため，苦痛を緩和するケアを行う。疼痛については VAS（visual analog scale）や NRS（numerical rating scale）よる主観的な評価のほか，BPS（behavioral pain scale）や CPOT（critical-care pain observation tool）のような客観的な評価も併用して，患者の疼痛の程度を把握し，効果的に鎮痛をはかることができるように薬剤の調整や安楽な体位の保持を行う。

　[9] 二次障害・合併症予防のためのケア　播種性血管内凝固（DIC）を併発した場合は易出血状態となりやすい。このため，皮膚粘膜は愛護的にケアし，ベッド周囲の環境整備を行って身体損傷を予防するケアを行う。また，廃用症候群などの二次障害をおこさないように，ベッド上安静であっても他動的関節可動域訓練を行うなど，活動可能な範囲を確認しながら，治療と並行して早期から

リハビリテーションを進める。

[10] **精神的なケア** 症状や各種デバイスの装着による身体的な苦痛は，精神的な苦痛にもなる。また，自身のおかれた状況を認識できる場合は，不安や恐怖心をいだきやすい。患者の意識レベルや理解力に応じて，精神的な苦痛の緩和がなされるようにケアする。重症患者の家族には，治療後も精神的な影響が続くため，家族のニーズや心理状態を把握して，家族のケアも行う。

J 精神機能障害

クリティカルな状況にある患者は生命の危機状態にあり，侵襲度の高い治療が施される。また，生命維持に必要な ME 機器やチューブ・ドレーンなどが装着され，非日常的な環境におかれる。患者はいままで経験したことのない苦痛な環境のなかで，死を予期し，不安や恐怖に押しつぶされそうになる。そのため，身体的にも精神的にも強いストレスにさらされた状態になり，恐怖や不安などの情動反応に加えて，侵襲による自律神経の興奮や各種ホルモンの分泌亢進，サイトカイン産生・分泌などがおこることによって，さまざまな精神機能障害があらわれる。

クリティカルケアで発現しやすい精神機能障害には，**急性ストレス障害** acute stress disorder（**ASD**），**心的外傷後ストレス障害** post traumatic stress disorder（**PTSD**），**せん妄**がある。

① 急性ストレス障害と心的外傷後ストレス障害

重症疾患への罹患，突然の外傷，暴力，過大なストレッサー，喪失体験などといった，自己や他者の生命や存在をおびやかす危険なできごとは，人に精神的な衝撃を与え，**トラウマ（心的外傷）**を生じさせる場合がある。このようなできごとを体験したり，目撃したりすると，そのできごとが終わったあとにも，本人の意思と無関係にそのときの光景や恐怖の感情がよみがえるフラッシュバック症状が出現することがある。こうした症状が，そのできごとから数日〜4週間以内に一過性に生じる障害を，**急性ストレス障害**という。また，フラッシュバックや苦痛に満ちた悪夢などの再体験があり，発症後1か月を経過しても症状が継続している場合を**心的外傷後ストレス障害**という。

これらのストレス障害では，自分自身および周囲に対しての否定的な思い，持続的な陰性感情，不眠，神経過敏，イライラなどの過度の緊張状態，または，外界に対する活動や反応の低下などを呈する。とくに，心的外傷後ストレス障害では多様な症状を示す（▶表3-49）。

▶表3-49　心的外傷後ストレス障害の症状

症状	具体的な内容
侵入症状	・トラウマ体験に関する不快で苦痛な記憶が誘因なく繰り返し蘇る ・トラウマ体験と関連する苦痛な夢（悪夢）を繰り返し見る ・まるで出来事が再現されているかのように感じ行動する（フラッシュバック） ・何かのきっかけでトラウマ体験を想起すると，心理的苦痛や動悸，発汗，疼痛などの身体症状が現れる
回避症状	・トラウマ体験に関連した苦痛な記憶，考え，感情やそれを惹起する物事（人，場所，会話，活動，物，状況）を避けるように努める
認知や気分の異常	・解離性健忘 ・他者との疎外感 ・過剰に否定的な物の見方 ・自分自身や他者への非難につながる歪んだ認識 ・持続的な陰性の感情状態（恐怖や怒りなど） ・重要な活動への関心や参加の減少 ・幸福，満足，愛など肯定的な感情の減少
過覚醒症状	・睡眠障害 ・過度の警戒心 ・集中困難 ・驚愕反応 ・易刺激的で他者または自己に向けての攻撃的な行動
解離症状	・自身や周囲への現実感が変化する（離人症） ・トラウマ体験の重要な部分を思い出すことができない（解離性健忘）

（筒井卓実・飛鳥井望：急性ストレス障害（ASD）・心的外傷後ストレス障害（PTSD）の指針．岡元和文編著：救急・集中治療最新ガイドライン 2018-'19．p.447，表1，総合医学社，2018．による）

　　この状態が慢性化すると，うつ病や不安障害を引きおこし，身体の回復があっても精神的な問題が継続することになる。そのため，侵入症状，認知や気分の異常，回避症状，過覚醒症状をみとめた場合は，精神科医などの専門家に相談し，早期に医学的介入を開始する必要がある。

② せん妄

1 せん妄とは

　　せん妄とは，急性発症の認知障害で，意識，注意，認知（思考・判断），知覚に変化をおこす一過性の可逆的な状態である。その症状は短期間のうちに出現し，日内変動をみとめる。以前は，ICUという非日常的な環境や患者の精神的問題が症状を引きおこすと考えられ，ICU症候群や術後せん妄，ICU精神病と称されていた。しかし近年では，急性の脳機能障害としてとらえられている。

　　せん妄を発症すると，気管チューブやカテーテルの自己抜去，不穏による転落などのインシデントをおこす可能性が高まる。さらに，せん妄自体が死亡率

を高め，入院や ICU 入室期間を延長させ，認知機能障害をおこすことで QOL を低下させる要因となる[1]。

2 せん妄の具体的症状や徴候

クリティカルな患者のせん妄の症状・徴候として，気管チューブやラインを触ってはいけないなどの説明が理解できない，声をかけないと眠ってしまう，ぼんやりしているなどの様子が見られる。また，見当識を失い，自分が家にいると思い込んだり，医療者を家族だと思い込んだりする。言語が支離滅裂で会話が成立しない場合や，「虫が見える」「子どもが来た」などと言う場合もある。

症状・徴候の発現は 1 日のうちに波があり，日中はおだやかに過ごし，意思疎通もはかれるが，夕方からルート類を触ったり，自宅に帰りたいと言いだしたりして安静が保てなくなることがある。

3 せん妄の種類

せん妄には 3 つのタイプがあり，過活動型せん妄，低活動型せん妄，混合型せん妄に分類される。

①**過活動型せん妄**　過覚醒，落ち着きのなさ，早口または大声での会話，易怒性，好戦性，暴言，徘徊などの症状が複数みとめられる場合をいう。とくに臨床上問題となる不穏もこのなかに含めるが，激しい疼痛や不安が原因で不穏症状を呈する場合もあるため，不穏が必ずしもせん妄であるとはいえない。

②**低活動型せん妄**　注意力低下，清明度の低下，覚醒度の低下・引きこもり，発語減少または遅滞，傾眠，動作緩慢，気力の低下などの症状が複数みとめられる場合をいう。

③**混合型せん妄**　過活動型および低活動型の両者がみとめられる場合をいう。

NOTE
せん妄の多くは低活動型である

ある調査によると，せん妄のタイプは，混合型せん妄が 54.9%，ついで低活動型せん妄が 43.5%，過活動型せん妄が 1.6% で，とくに 65 歳以上の患者では低活動型せん妄を多くみとめている[1]。このことから臨床では，過活動型せん妄は少なく，見のがされやすく予後がわるいといわれる低活動型せん妄が多くの割合を占める。

1) Meagher, D., et al.：A new data-based motor subtypeschema for delirium. *The Journal of Neuropsychiatry and Clinical Neurosciences*, 20(2)：185-193, 2008.

1) Ely, E. W., et al.：Delirium as a predictor of mortality in mechanically vatilated patients in the intensive care unit. *The Journal of the American Medical Association*, 291：1753-1762, 2004.

4 せん妄の発生機序

　　せん妄が発生するメカニズムは完全には解明できていないが，さまざまな病態や疾患と関連しており，発生のリスク因子は多い。

　　せん妄の発生には，複雑な経路が関係し合っている。具体的には，意識に関与する脳幹網様体賦活系と，認知機能や情動コントロールに関与する大脳辺縁系・大脳皮質系が想定され，神経伝達物質やサイトカイン，神経炎症などが大きく影響していると考えられている。

　　せん妄の発症には，3つの因子がかかわっている（▶図3-28）。直接因子は，せん妄の原因となる疾患や薬剤そのもので，中枢神経系に作用する薬剤や，中枢神経疾患，全身性疾患がある。準備因子は，脳の脆弱性因子，つまり加齢に伴う脳機能の変化や器質性脳疾患の既往などである。促進因子は，疼痛，抑うつ，不眠，感覚遮断，生活パターンの変調などの身体的・精神的要因などである。

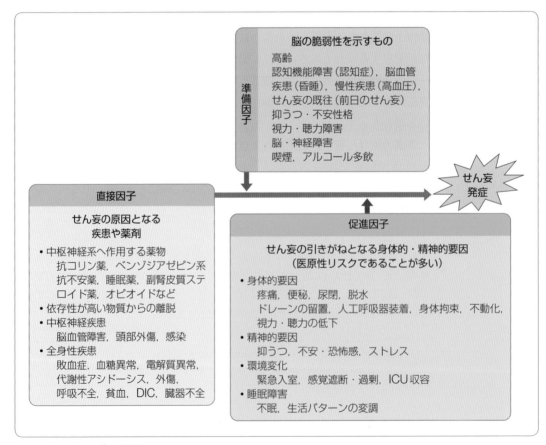

▶ 図 3-28　せん妄の原因

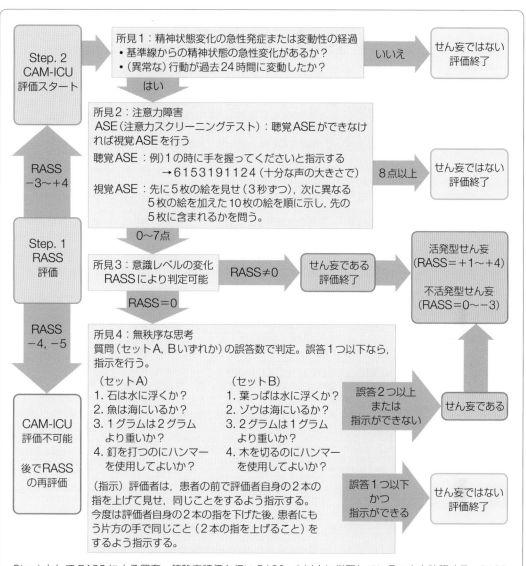

Step1 として RASS による興奮・鎮静度評価を行い RASS−3 以上に覚醒していることを確認する。RASS −4 以下の場合は，時間を空けて再評価する。RASS−3 以上の場合は，Step2 として所見 1〜4 を評価し，所見ごとの結果により矢印に沿ってせん妄判定を進める。「せん妄ではない」の場合は，評価を終了できる。「せん妄である」場合は，RASS の結果と併せて活発型せん妄または不活発型せん妄の判定を行う。

（古賀雄二ほか：日本語版 CAM-ICU フローシートの妥当性と信頼性の検証，山口医学 63(2)：93-101, 2014 による）

▶ 図 3-29　日本語版 CAM-ICU フローシート

▶ 表3-50　Intensive Care Delirium Screening Checklist（ICDSC）

このスケールはそれぞれ8時間のシフトすべて，あるいは24時間以内の情報に基づき完成される。明らかな徴候がある＝1ポイント：アセスメント不能，あるいは徴候がない＝0ポイントで評価する。それぞれの項目のスコアを対応する空欄に0または1で入力する。

1. 意識レベルの変化	(A)反応がないか，(B)何らかの反応を得るために強い刺激を必要とする場合は評価を妨げる重篤な意識障害を示す。もしほとんどの時間(A)昏睡あるいは(B)昏迷状態である場合，ダッシュ（─）を入力し，それ以上評価を行わない。 (C)傾眠あるいは，反応までに軽度ないし中等度の刺激が必要な場合は意識レベルの変化を示し，1点である。 (D)覚醒，あるいは容易に覚醒する睡眠状態は正常を意味し，0点である。 (E)過覚醒は意識レベルの異常と捉え，1点である。	＿＿＿
2. 注意力欠如	会話の理解や指示に従うことが困難。外からの刺激で容易に注意がそらされる。話題を変えることが困難。これらのうちいずれかがあれば1点。	＿＿＿
3. 失見当識	時間，場所，人物の明らかな誤認。これらのうちいずれかがあれば1点。	＿＿＿
4. 幻覚，妄想，精神異常	臨床症状として，幻覚あるいは幻覚から引き起こされていると思われる行動（例えば，空を掴むような動作）が明らかにある。現実検討能力の総合的な悪化。これらのうちいずれかがあれば1点。	＿＿＿
5. 精神運動的な興奮あるいは遅滞	患者自身あるいはスタッフへの危険を予防するために追加の鎮静薬あるいは身体抑制が必要となるような過活動（例えば，静脈ラインを抜く，スタッフをたたく）。活動の低下，あるいは臨床上明らかな精神運動遅滞（遅くなる）。これらのうちいずれかがあれば1点。	＿＿＿
6. 不適切な会話あるいは情緒	不適切な，整理されていない，あるいは一貫性のない会話。出来事や状況にそぐわない感情の表出。これらのうちいずれかがあれば1点。	＿＿＿
7. 睡眠/覚醒サイクルの障害	4時間以下の睡眠，あるいは頻回な夜間覚醒（医療スタッフや大きな音で起きた場合の覚醒を含まない）。ほとんど1日中眠っている。これらのうちいずれかがあれば1点。	＿＿＿
8. 症状の変動	上記の徴候あるいは症状が24時間のなかで変化する（例えば，その勤務帯から別の勤務帯で異なる）場合は1点。	＿＿＿

（Bergeron, N., et al.：Intensive Care Delinium Screening Checkllist：evaluation of a new screening tool. *Intensive Care Medicine*, 27（5）：859-864, 2001. より著者の許可を得て逆翻訳法を使用し翻訳）

翻訳と評価：卯野木　健＊，水谷太郎＊＊，櫻本秀明＊＊＊
＊札幌市立大学　＊＊茨城県西部医療機構　＊＊＊茨城キリスト教大学

（卯野木健ほか：ICDSCを使用したせん妄の評価．看護技術57（2）：45-49, 2011による）

▶ 表 3-51　せん妄に対する看護実践

全身状態の安定化をはかるための調整（基本的ニードの充足）	・アセスメント：バイタルサイン，酸素化，臓器や末梢組織への酸素運搬，水分出納バランス，体温，感染の有無とその状況（創部やライン挿入部，炎症データなど），電解質，栄養代謝，疼痛，睡眠状況，飲酒歴・薬物歴（睡眠薬服用の有無など） ・適正な循環動態と酸素化の維持管理 ・脱水予防および水分管理 ・体温コントロール ・排便コントロールと栄養管理 ・治療に伴う苦痛の緩和
日常生活と治療環境の調整	・サーカディアンリズムの調整，睡眠促進（耳栓の使用，夜間ケアを最小限にするなど） ・状況に応じた照明の調節，適切な温度・湿度管理，音の調節（アラーム音，スタッフの会話や足音） ・適切な寝具・寝衣の選択 ・身体感覚の維持，感覚遮断の防止（眼鏡や補聴器の使用） ・ライン類の整理，不要なラインの抜去 ・セルフケアの促進 ・安楽な体位保持 ・面会環境の調整
不安の軽減と信頼関係の構築	・患者の状況に応じた情報の提供 ・患者の尊厳を尊重したかかわり ・患者への寄り添い，タッチング ・音楽療法，リラクセーション ・家族の面会の調整，家族と電話で会話する機会をつくる，家族とともにコミュニケーションをとる ・患者の体験している世界に気づく ・「見つめること」「話しかけること」「触れること」「立つこと」の4つを基本姿勢にしたコミュニケーションの実践
鎮痛・鎮静，不穏・せん妄の評価と管理	・PAD ガイドラインに準じた介入スケールを用いた管理 ・鎮痛薬・鎮静薬・睡眠薬の管理。可能ならば浅鎮静とする（患者がおだやかで快適だと感じ，協力的な状態が維持できるような鎮痛・鎮静管理） ・睡眠薬・鎮静薬・抗精神薬などの効果判定と調整のためのアセスメント
自立への促進	・休息と活動の調整：鎮痛・鎮静管理，不穏・せん妄の見きわめと要因分析，休息のための時間をつくる，日中の活動量が増加する機会をつくる ・患者本人ができる日常生活動作の支援：顔をふく，歯みがきをする，ひげをそる，ベッド柵を持ち体位をかえるなど ・二重負荷をかけない：食事とリハビリテーションを連続で実施しないなど ・自己コントロール感をもたせるかかわり
現状認知の促進	・日時や場所，入院の経緯などの説明をする（カレンダーや時計の設置） ・患者の訴えを否定せず，治療や処置，ケアへの理解を得る ・さりげない日常会話に見当識に関する情報を盛り込み，テレビやラジオなどでも最近のできごとを知らせる ・連続性のあるかかわり
安全対策（せん妄発症時）	・患者の危険行動の予測と回避のための工夫：転倒・転落の防止（環境調整，ベッドの高さの調整など），ドレーン・ライン類の計画外抜去の防止（ルートの固定強化，視界に入らない工夫など） ・身体拘束：患者の安全確保のための身体拘束の判断，各施設のガイドライン（開始・継続・中止基準）にそった介入・評価，身体拘束による合併症の予防 ・患者が恐怖感をいだかないかかわり：患者の言動や行動を否定しない，倫理的配慮をするなど

▶表3-51　せん妄に対する看護実践（つづき）

家族ケア	・術前オリエンテーション ・せん妄に関する教育：せん妄リスク，特徴，一時的であること，患者へのかかわり方（否定しない，落ち着いた静かでやさしい態度で接するなど） ・家族の不安を緩和し，ニードを充足する：面会の調整，家族の価値観を支持する，家族の感情を認める，家族の話を聴く，個人としての患者を理解する，家族からの質問を引き出す ・家族もチームメンバーの一員になれるようなかかわり：家族と協力して患者に快刺激を与えるなど
医療者教育	・せん妄に関する知識とせん妄ケア ・鎮痛，せん妄評価 ・リスクマネジメント ・せん妄に使用する薬剤の使用方法と副作用 ・せん妄患者に接する医療者への支援方法 ・倫理的問題と解決方法
多職種との連携調整	・早期リハビリテーションの導入をはかるための，理学療法士・言語療法士・NSTとの連携 ・作業療法士・リエゾン精神科医との連携

5　せん妄のアセスメント

　クリティカルな状況で入院しているすべての患者がせん妄を発症するリスクが高いことを前提に，アセスメントを行う。とくに，準備因子としての認知機能障害や脳血管障害の既往のある患者は，せん妄発症のリスクがさらに高くなる。また，患者の状態や治療過程から，直接因子と促進因子を評価することで，せん妄発症のリスクを予測する。

● せん妄評価スケール

　臨床でよく活用されているせん妄の評価スケールには，**CAM-ICU**（Confusion assessment method for the ICU）と **ICDSC**（Intensive Care Delirium Screening Checklist）がある。CAM-ICU は，精神状態変化の急性発症または変動性の経過（所見1），注意力欠如（所見2），意識レベルの変化（所見3），無秩序な思考（所見4）の4つの所見で評価するもので，4つのうち3つ以上がそろえば，せん妄と判断される（▶169ページ，図3-29）。

　ICDSC は，8項目で構成されたチェックリストで，0～8点で点数化し，4点以上でせん妄と判定できる（▶170ページ，表3-50）。患者の協力を得ることなく実施でき，ある一定の時間におけるせん妄を評価することができる。

6　せん妄のケア

　せん妄を予防するためには，患者がおだやかで快適だと感じ，協力的な状態が維持できるような鎮痛・鎮静管理をすることが必要である。J-PAD ガイドラインでは，患者と意思疎通がはかれる程度の鎮痛重視型の浅い鎮静を推奨し

ている[1]。また，早期離床，音楽療法，睡眠促進，耳栓の利用などもせん妄予防に効果的である。複合的な介入としては，**ABCDE バンドル**がある（▶201 ページ）。

　看護師が行うせん妄ケアは，包括的な患者中心の生活管理が重要であり，患者の基本的ニードを充足させながら，回復に向けて生活を再構築させる介入をする。具体的な看護実践を**表 3-51** に示す（▶171 ページ）。

参考文献

1) AKI（急性腎障害）診療ガイドライン作成委員会編：AKI（急性腎障害）診療ガイドライン 2016．東京医学社，2016．
2) de Azevedo, R. P. et al.：Daily laxative therapy reduces organ dysfunction in mechanically ventilated patients：a phase II randomized controlled trial. *Critical Care*, 19：329, 2015.
3) Marino, P. L. 著，稲田英一監訳：ICU ブック，第 4 版．p.695, 697，メディカル・サイエンス・インターナショナル，2015．
4) Murray, R. K. ほか著，上代淑人監訳：イラストレイテッド　ハーパー・生化学．p.127，丸善出版，2003．
5) 氏家良人ほか：ICU 重症患者の栄養管理—チームの一員として知っておくべきこと．臨床栄養 132(5)，2018．
6) 急性膵炎診療ガイドライン 2015 改訂出版委員会編：急性膵炎診療ガイドライン 2015 第 4 版．金原出版，2015．
7) 急性腹症診療ガイドライン出版委員会編：急性腹症診療ガイドライン 2015．医学書院，2015．
8) 清野雄介：代謝系の反応．看護技術 59(10)：31-35, 2013．
9) 小谷穣治編：エキスパートに学ぶ栄養管理のすべて．救急・集中治療 30(1)，2018．
10) 中西睦子監修：成人看護学—急性期（TACS シリーズ）．p.25，健帛社，2000．
11) 日本肝臓学会編：肝癌診療ガイドライン 2017 年版．金原出版，2017．
12) 日本救急医学会監修：標準救急医学，第 3 版．p.28, 30，医学書院，2001．
13) 日本集中治療医学会重症患者の栄養管理ガイドライン作成委員会：日本版重症患者の栄養療法ガイドライン．日本集中治療医学会誌 23：185-281, 2016．
14) 日本循環器学会：急性冠症候群ガイドライン，2018 年改訂版．2019-06-01（http://www.j-circ.or.jp/guideline/pdf/JCS2018_kimura.pdf）（参照 2019-08-05）．
15) 日本循環器学会・日本心不全学会：急性・慢性心不全診療ガイドライン，2017 年改訂版．2018-06-25（http://www.j-circ.or.jp/guideline/pdf/JCS2017_tsutsui_h.pdf）（参照 2019-08-05）．
16) 日本消化器病学会関連研究会慢性便秘の診断・治療研究会編：慢性便秘症診療ガイドライン 2017．南江堂，2017．
17) 日本食道学会編：食道癌診療ガイドライン 2017 年版．金原出版，2017．
18) 日本腎臓学会編集委員会編：初学者から専門医までの腎臓学入門．東京医学社，2005．
19) 東口髙志編：重症患者と栄養管理 Q&A，第 3 版．総合医学社，2012．
20) 東口髙志・伊藤彰博：NST の今後——日本栄養療法推進協議会発足をふまえて．臨床検査 106(6)：700-704, 2005．
21) 平澤博之編：クリティカルケアにおける栄養管理．克誠堂出版，2009．
22) 深井喜代子ほか：日本語版便秘評価尺度の検討．看護研究 28(3)：201-208, 1995．
23) 本間研一監修：標準生理学，第 9 版．医学書院，2019．
24) 道又元裕編：ICU ディジーズ，改訂第 2 版．学研メディカル秀潤社，2014．

1) 日本集中治療医学会 J-PAD ガイドライン作成委員会：日本版・集中治療室における成人重症患者に対する痛み・不穏・せん妄のための臨床ガイドライン．日本集中医学会雑誌 21：539-579, 2014．

25) 道又元裕ほか編：クリティカルケア実践の根拠．照林社，2012．
26) 道又元裕編：輸液管理を極める——精密な知識と実践的スキルをめざして！．重症患者ケア6(4)，2018．
27) 山勢博彰ほか：救急看護学（系統看護学講座），第6版．医学書院，2018．
28) 山勢博彰編：救急看護の知識と実際．メディカ出版，2009．
29) 山勢博彰編：クリティカルケア看護のQ&A．医学書院，2006．
30) 山勢博彰・山勢善江編：救命救急ディジーズ．学研メディカル秀潤社，2015．
31) 吉田俊子ほか：成人看護学[3]循環器（系統看護学講座），第15版．医学書院，2019．
32) 和田隆志：疾患概念の変化．日本内科学会雑誌103(5)：1049-1054，2014．

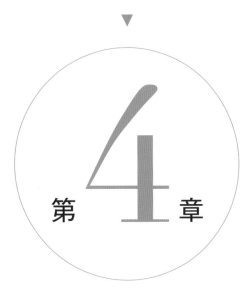

クリティカルケア看護学

第**4**章

クリティカルケア看護に
必要な看護技術

A 観察と全身状態のアセスメント

ICU での治療・管理を必要とする重症患者は，救急で搬送されてくる患者とは違い，病名がすでに診断されていて，治療方針が明確に示されていたり，原因疾患は不明でも主要病態は明らかであったりすることが多い。そのため，看護師は，主要疾患や病態，施行されている治療に応じた情報に焦点をあてた観察とアセスメントを行うことが求められる。

加えて，手術や病態に伴う過大な侵襲は，局所臓器の障害にとどまらず，全身へと波及し，病状の重篤化につながるおそれもある。よって，局所のみにとどまらず，全身の系統的な観察とアセスメントにより，合併症の出現や新たな異常所見の出現をいち早く把握することが重症化の回避につながる。

重症患者の全身状態のアセスメントに必要な情報は，**客観的情報**と**主観的情報**に大別される（▶表4-1）。前者には，フィジカルイグザミネーションによるバイタルサインなどの情報，医療機器によるモニタリング，検査結果などが含まれる。後者はおもに問診により得られる情報であるが，重症患者では，意識レベルの低下や鎮静薬など薬物による影響，人工呼吸器の装着などにより，自覚症状を十分に聴取できないことも少なくない。よって，客観的情報を中心に患者の全身状態を的確にアセスメントし，治療効果の判定や，異常の早期発見につなげることが重要である。

▶ 表4-1　重症患者の全身状態のアセスメントに必要な情報

情報	情報収集手段		項目
客観的情報	観察	フィジカルイグザミネーション	・視診，聴診，触診，打診 ・バイタルサイン（呼吸，脈拍，血圧，体温，意識レベル）
		医療機器によるモニタリング	・rSo$_2$（脳局所酸素飽和度）モニター ・心電図モニター ・観血的動脈圧モニター ・中心静脈圧モニター ・スワン-ガンツカテーテルモニター ・パルスオキシメーター ・カプノメータ
		各種ドレーン等のモニタリング	・排液量・性状
	検査		・血液検査 ・生理機能検査
	画像検査		・X線検査，CT，MRI ・血管造影検査
主観的情報	問診		・自覚症状

① 重症患者への系統別アセスメント

1 脳・神経系のアセスメント

● 目的

　頭蓋内病変（梗塞・出血・腫瘍など）の存在はさまざまな病態を呈し，生命の維持が困難な状況に陥る場合もあれば，意識や運動，感覚，高次機能などに障害をきたすものまである。発症初期は，数時間から数日間の経過のなかで，脳浮腫や脳血管攣 縮 ・水頭症・痙攣などの合併症を併発しやすい時期である。この時期の厳重な管理は，予後や機能障害に大きな影響を及ぼすため，脳局所症状を中心とした経時的な観察とアセスメントを行う。

　また，ICU に入室している患者は，脳血管疾患の加療を目的としていない患者でも，抗凝固薬の使用により出血傾向が強い場合や，ショック状態にあり脳血流の低下をきたす病態を伴う場合などがある。治療過程において脳・神経系に障害をきたす場合もあるため，そのことを念頭においた観察が必要である。

● 方法

◉ フィジカルアセスメント

　脳・神経系のフィジカルアセスメントでは，問診による頭痛や吐きけ・嘔吐など自覚症状の聴取や，視診による意識レベルや瞳孔・顔面の観察，触診による感覚や運動機能の異常の有無を観察することにより，意識障害や頭蓋内病変の徴候をアセスメントする。

　[1] 意識レベルの観察　意識レベルの評価は，脳・神経系のアセスメントでは最も日常的に行う観察である。「会話がなりたたない」「傾眠傾向である」「なんとなくいつもよりも反応がわるい」などは意識障害を疑う徴候であり，ベッドサイドで患者をつねに観察している看護師だからこそとらえることができる。意識レベルは，ジャパン-コーマ-スケール（JCS）やグラスゴー-コーマ-スケール（GCS）（▶105 ページ）を用いて評価する。GCS の合計得点が 8 点以下，または GCS2 点以上の低下は，急激な意識レベルの低下と評価し，その他の神経学的徴候がないかをあわせて観察する必要がある。

　①見当識障害の評価法　JCS や GCS の評価項目に含まれる見当識とは，日付や場所，自分のおかれている状況の認識のことである。重症患者の場合，疾患の急激な発症から意識回復までの記憶が明確でないことも少なくない。そのため，日付や場所の回答が不正解でも，それが見当識障害によるものか，記憶がないことによる単純な間違いかの判断がむずかしい。そこで，「いま，あなたは誰と話をしているかわかりますか」もしくは「私（看護師）が誰かわかりますか」など質問を工夫すると見当識障害の有無を評価しやすい。

②**痛み刺激の加え方**　意識レベルを評価する際の痛み刺激の加え方では，両肩を叩いても反応がない場合には，胸骨への圧迫を加えて評価することが一般的である。しかし，この方法では，GCS の「4点：痛み刺激から払いのける動作がある」と「3点：痛み刺激に対して屈曲運動を示す」の判別がつかない。このような場合は，腸骨稜に痛み刺激を加えることで判別が可能になる。

③**運動機能の評価法**　GCS の運動機能の項目において，命令に従えるかどうかを評価する場合には，「手を握ってください」だけでなく，「手を離してください」の指示を加えることで正確な評価ができる。

④**注意点**　JCS や GCS などの標準スケールは，評価者による誤差が生じる点に注意する。意識レベルの変化を早期に発見するために，ベッドサイドにいる看護師は，スケールだけに頼るのではなく，患者の様子をつねに注意深く観察し，意識の状態をあらわす具体的な記録を残す。

また，重症患者の意識障害は，頭蓋内病変だけでなく，せん妄や認知症症状との鑑別も大切である。

[2] 瞳孔の観察　瞳孔の観察では，瞳孔径，左右差，眼球の位置，対光反射の有無をアセスメントする。瞳孔所見には，頭蓋内圧亢進状態や頭蓋内病変の影響があらわれやすいため，意識障害を伴う場合や，人工呼吸器装着などでみずからの症状を訴えられない患者においても評価可能である。

瞳孔所見のなかでも，**瞳孔不同**はテント切痕ヘルニアの所見として重要である。瞳孔不同は，動眼神経の圧迫により圧迫されている側の瞳孔が散瞳し左右差が生じるものであり，通常，散瞳側では対光反射も消失している。瞳孔不同は，短時間で消失したり，再び出現したりを繰り返す場合もあるため，経時的な変化を観察する。同時に対光反射も観察して，左右差もあわせて評価するとよい。

[3] 麻痺の観察　麻痺症状を有する患者の場合は，症状の軽減や増悪について徒手筋力テスト（**MMT**）を用いて経時的な変化をアセスメントする。

新たな麻痺を疑った場合で，意思疎通が可能な場合には，簡便に実施できる**バレー試験**（▶106ページ）を実施する。意識障害を伴う場合には，**膝立て試験**や**腕落下試験**により評価が可能である。膝立て試験とは，仰臥位の患者の膝を看護師が手を添えて立て，手を離しても膝を立てた状態を維持できるかどうかを観察するものである。麻痺がある場合には，膝を立てたまま下肢が側方に倒れる。腕落下試験とは，仰臥位の患者の腕を顔の上に持ち上げ，手を離した際に，顔を避けるように落ちるかどうかを観察するものである。麻痺がある場合には，そのまま顔面に落下する。

[4] 痙攣時の観察　重症患者では，痙攣の出現によって頭蓋内病変の存在を疑うことも少なくない。痙攣のなかでも大発作に分類される強直性痙攣や間代性痙攣，またそれらの合併した強直間代性痙攣がおきた場合には，痙攣のおこり方や広がり方，持続時間，突っぱった感じがあったかどうかの情報が診断の

たすけとなる。同時に，瞳孔所見や意識レベルも確認する。通常，痙攣発作の持続時間は数分と短い。発作は突然おきるため，あわててしまいがちであるが，冷静に落ち着いて痙攣の様子を観察することが重要である。

　重症患者の場合は，頭蓋内病変の存在だけでなく，電解質異常や低血糖，低酸素血症などでも痙攣発作がおこる。痙攣発作をみとめた際には考えられる原因を1つひとつ観察して，異常の有無をアセスメントする。

●バイタルサイン

　頭蓋内圧亢進は，脳・神経系所見のなかでも最も重症化を示唆する所見であり，血圧や脈拍，呼吸と密接に関連している。

　頭蓋内圧亢進が進行すると，脳血管が圧迫され，脳血流が低下する。生体は，心拍出量を増加させることで脳血流を維持する代償機構がはたらくため，結果として収縮期血圧の上昇，脈圧（収縮期血圧と拡張期血圧の差）の拡大がおこる。また，血圧の上昇により副交感神経系が亢進し徐脈を呈する。これらは，**クッシング現象**とよばれ，脳ヘルニアの切迫を示唆する重要な徴候であるが，1回だけの測定では評価しづらい。重症患者では，血圧や心拍は連続測定してモニタリングされているため，変化の傾向をとらえることが重要である。意識レベルの低下や呼吸様式の変化（**チェーン-ストークス呼吸**の出現）を伴うことが多いため，あわせて観察する。

●モニタリング

[1] 脳局所酸素飽和度：rSO_2 モニター　rSO_2 モニター regional oxygen saturation（▶図4-1）は，前額部に装着したセンサー直下の局所酸素飽和度を非侵襲的かつ連続的にモニタリングするものである。脳の灌流や代謝の状態を評価できるため，周手術期脳合併症の早期発見や脳血管疾患の治療後の評価などに用いられる。

　血圧変動や循環血液量の減少，換気の状態に応じて値がリアルタイムに変動するため，脳組織の不可逆的な障害を予防するための治療の指標に用いられる。

[2] 脳槽・脳室ドレナージ（ICP測定）　脳脊髄液の排出による頭蓋内圧 intracranial pressure（ICP）コントロールを目的に，脳槽・脳室ドレーンが留置され

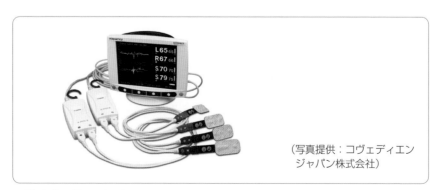

（写真提供：コヴェディエン
ジャパン株式会社）

▶図4-1　rSO_2 モニター

る場合には，排液量と性状に注意して観察する。排液が急に血性になったり，排液量が急激に増加する場合には，クモ膜下出血などの再出血や急激な脳浮腫の進行，新たな頭蓋内病変の出現を考慮しなければならない。

　脳槽・脳室ドレーン留置中に，吸引操作や体位変換により 0 点の位置がかわると，多量の排液が出て病状の悪化をまねくおそれがある。ケアを行う際に，ドレーンのクランプを閉めるか，開けておくかについて，主治医の指示を事前に得ておく。

● 留意点

　播種性血管内凝固（DIC）や心房細動（AF），循環不全を伴う重症患者は，つねに脳血管障害の発症を念頭においた観察が必要である。脳は低酸素に最も弱い臓器であり，症状の出現から治療開始までの時間が短いほど，生命予後はよく，また機能障害は最小限に抑えることができる。バイタルサインの変化や脳局所症状の出現を発見した際には，出現時間，症状についてすみやかに医師に報告し対応する。

　頭蓋内圧は，体温上昇による脳代謝の亢進，動脈二酸化炭素分圧（$PaCO_2$）の上昇による脳血管の拡張，脳血流の増大により亢進する。また，脳圧低下を目的とした浸透圧利尿薬の長期使用により低ナトリウム血症をきたし，脳浮腫の増大から頭蓋内圧を上昇させるリスクがある。さらに，重症患者に投与されることの多い薬剤のなかには，腸蠕動を抑制させる作用をもつものがあり，便秘に傾くことは頭蓋内圧を亢進させる原因にもなる。このように，頭蓋内圧の上昇に影響する要因はさまざまであり，それらを 1 つひとつアセスメントし，原因を除去する治療やケアが必要である。

② 循環器系のアセスメント

● 目的

　循環器系は，生命維持や生体機能の維持に必要な血液を身体のすみずみにまで行きわたらせるという重要な役割を担っている。急性心筋梗塞や急性大動脈解離などの循環器系疾患や出血，ショックなどの病態により循環不全をきたすと，脳や肝臓，腎臓などの主要臓器に重大な障害をもたらすこともあり，最も重症な場合では心停止に陥ることになる。

　ICU 入室期間は，循環動態は不安定な状態にあることが多い。心停止を回避し，臓器や組織を保護するためにも，循環動態の厳密な観察とアセスメントに基づく全身管理が重要である。

● 方法

◉ フィジカルアセスメント

　循環器系のフィジカルアセスメントでは，問診やバイタルサイン，視診による意識レベル，チアノーゼの有無，触診による末梢冷感や皮膚湿潤の有無などから循環不全や心不全の徴候をアセスメントする。

　[1] **胸痛・背部痛の問診**　問診で得られる**胸痛**や**背部痛**などの自覚症状は，術後の循環器合併症や大血管疾患の進行を早期に発見する手がかりとなる。

　意識があり，意思疎通が可能な場合には，疼痛部位・性状，発症機序，持続時間，時間経過による変化，放散痛の有無，随伴症状について詳しく聴取する。

　とくに，痛みの性状は重要である。突然発症した激しい痛みで，「胸が締めつけられるような痛み」「胸が焼けつくような痛み」と表現されるような激しい圧迫感・絞扼感を特徴とする胸痛は，虚血性疾患の合併や進行を疑う所見である。一方，「ピリピリした痛み」や，「ここが痛い」と指で疼痛部位をピンポイントに指せる場合，呼吸や咳に伴って増悪する場合などは，虚血性心疾患にはあてはまらない。こういった特徴があるため，患者にはどのような痛みかを表現してもらうとよい。

　突然発症した背部の激痛のなかでも，疼痛部位が血管走行に沿って広がる場合は，大動脈解離の進展や動脈瘤の破裂を疑う症状であるため，経時的な変化をとらえることが大切である。

　[2] **循環不全の観察**　ショック状態にある重症患者の集中治療において最も重要なことは，ショック状態を早期に発見し，循環不全による重要臓器の障害を最小限に抑えることである。多角的な情報収集と，総合的なアセスメントが求められる。

　バイタルサインのほかに，視診による意識レベルや呼吸様式の変化，尿量，触診による四肢末梢冷感や皮膚湿潤などをおもにアセスメントする。

　①**意識レベル**　意識レベルの変化は脳血流の低下を疑う所見であるが，急激な循環不全でない限り，通常はまったく反応がないという状況にはならない。「いつもに比べて傾眠傾向である」「落ち着きがなく，点滴ラインや酸素デバイスをたびたび外そうとする」など少しの変化から意識障害を疑い，JCS やGCS で客観的な評価を行う。

　②**尿量**　尿量の低下は腎血流の低下を示唆する所見である。過大侵襲後には，一過性に急性腎障害をみとめることも少なくないが，血圧や時間尿量を経時的に観察しながら体液量を調整し，腎血流の維持に努めることで，ゆっくりと腎機能が改善してくることもまれではない。侵襲期を過ぎたころ，尿量が増加する利尿期に入る。過剰輸液は心不全の原因となり，循環血液量の不足は慢性腎障害への移行にもつながるため，尿量の変化をモニタリングしながら，利尿期に入ったかどうかを見きわめていく。

③**呼吸様式** 頻呼吸や努力呼吸は，肺への血流低下に伴う低酸素血症の症状であるとともに，循環不全に伴うアシドーシスの代償である場合もある。とくに呼吸回数が増加傾向にあることは急変の予兆であり，血液検査や血液ガス分析の結果もあわせてアセスメントする。

④**触診により観察できる徴候** 四肢末梢の冷感やチアノーゼ，皮膚湿潤は，触診により観察できる循環不全の徴候である。安静時にこれらの所見がなくても，体動後などにじっとりした冷たい皮膚をしている場合は，循環不全の徴候として注意して観察を続ける。

⑤**注意点** ショック状態に陥ると，重要臓器への血流を維持するために末梢血管は収縮する。そのため触診すると冷感があるのが一般的である。しかし，重症感染症や熱傷，膵炎などによる血液分布異常性ショックは，炎症性サイトカインを過剰産生するため，末梢血管は拡張し体血管抵抗が下がる。そのため，初期には末梢はあたたかいことが多い。これを**ウォームショック**という。感染症や炎症の強い状況で，血圧低下・頻脈を伴い，さらに末梢があたたかければこのタイプのショックを疑う。ウォームショックは病状が進行すると末梢血管の収縮からコールドショックに移行してしまうため，早い段階での発見と対応が重要である。

[3] 心不全徴候の観察

①**肺うっ血** 視診により起座呼吸や呼吸回数の増加，ピンク色泡沫痰の増加をみとめ，聴診により水泡音（湿性ラ音）や異常心音（Ⅲ音）を聴取する場合は，左心不全による肺うっ血の所見である。異常心音は，心尖部（第5肋間左鎖骨中央線上）で聴取しやすい。

②**静脈うっ滞** 視診により頸静脈の怒張を，聴診で腸蠕動音の低下を，触診で浮腫をみとめる場合は，体循環系の静脈うっ滞を示唆する所見であり，右心不全の徴候である。

●**バイタルサイン**

血圧や心拍数は，循環不全の有無や大血管病変の進行を察知するうえで，重要な情報を知らせてくれるサインである。

通常，循環不全を主病態とするショック時には血圧は低下する。しかし，初期には生体の代償機構がはたらき，心拍数の増加，末梢動脈の収縮，呼吸数の増加により重要臓器への血流・酸素の運搬を維持しようとする。そのため，血圧低下に先行して，心拍数の増加や末梢冷感，呼吸数増加の所見があらわれる。また，重症患者の場合には血行動態が一度安定しても，過大侵襲により体液が間質に移動する時期や，急な出血量の増加，心タンポナーデの出現などにより，ショック状態を繰り返すこともある。早期の対応によりショックの進行を回避できるため，頻脈，冷感，呼吸数の増加という初期徴候を見逃さず，継続的な観察を行う。

血圧の測定では，左右差の観察も重要である。上肢の血圧の左右差は，動脈

解離の特徴的な所見である。解離部位が腕頭動脈に及べば右上肢が虚血状態になるため，右上肢で測定した血圧は左上肢に比べ低くなる。一方，腕頭以降に解離が進展すると左上肢の血流が低下するため，右上肢よりも左上肢で血圧が低下する。胸痛に加え，血圧の左右差をみとめる場合には，大動脈解離を強く疑い，すみやかに医師に報告する。

　○注意点　血圧のアセスメントでは，平均血圧の考え方も重要である。平均血圧は，重要臓器への血流を決定するものであり，(収縮期血圧−拡張期血圧)÷3＋拡張期血圧で求められる。平均血圧が 60 mmHg 以下になると肝臓や腎臓など重要臓器への血流は阻害されるため，循環管理においては平均血圧を 65 mmHg 以上に保つように管理する。

●モニタリング

[1] 心電図モニター　心電図モニターは，心拍数の変化や不整脈，虚血性変化の有無，電解質異常の情報を，非侵襲的かつリアルタイムに得ることができるため，ICU で加療を受ける重症患者のすべてが適応となる。また，心電図モニターは，ICU のセントラルモニターで，長時間の心電図波形を記録できるため，不整脈出現時や定期的に確認することにより，不整脈の有無や出現頻度の評価にも用いられる。

[2] 観血的動脈圧モニター　集中治療を必要とする重症患者では，循環動態が不安定で，強心薬などの循環作動薬や補助循環装置などを調整しながら循環を維持している場合も少なくない。したがって，間欠的な血圧測定では，循環動態をリアルタイムに把握することができないため，動脈圧ラインを挿入し，連続的に動脈圧をモニタリングしている。

　動脈圧モニターは，橈骨・上腕・大腿動脈のいずれかに留置したカテーテルとトランスデューサーを接続することにより，電気的信号に変換された圧波形と圧測定値がモニター画面に表示される(▶図4-2)。圧トランスデューサーの高さなどによって圧測定値が変化するため，体位変換やギャッチアップを行った際には，圧トランスデューサーが心臓の高さにあることを確認する。また，動脈カテーテルの挿入部位も測定値に影響を及ぼす。通常，動脈ラインの留置部位が末梢になるほど収縮期血圧は高く表示され，圧トランスデューサーの位置が低いと収縮期血圧は高く表示される。

　動脈圧ラインは，呼吸状態や酸塩基平衡，貧血の進行の有無などを頻繁に確認する必要がある場合に，動脈血の採血ラインとしても活用できる。

　さらに，動脈圧波形から心拍出量や血管抵抗などの循環パラメータの連続測定が可能なモニタリングシステム(▶255ページ)もある。

[3] 中心静脈圧モニター　中心静脈(上大静脈・下大静脈)に留置したカテーテルと圧トランスデューサーを接続することで，中心静脈圧 central venous pressure(CVP)を測定するものである。CVP は右房圧と近似しているため，長い間心臓の前負荷の指標として用いられてきた。しかし，CVP を循環血液量

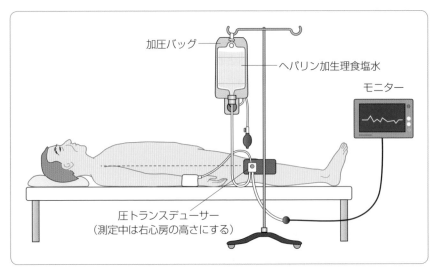

加圧バッグ

ヘパリン加生理食塩水

モニター

圧トランスデューサー
(測定中は右心房の高さにする)

▶図4-2　観血的動脈圧モニター

の指標として用いるのは信頼性が低いという見解があることや，CVP以外の循環指標のモニタリング技術の進歩に伴い，以前に比べてモニタリングされる機会は減少している。とはいえ，中心静脈ラインが挿入されていれば，新たな侵襲なく測定できるという利点もあり，ショック状態から離脱したあとの過剰輸液を避ける目的や，心タンポナーデの早期発見の指標として，現在でも活用されている。

[4] **スワン-ガンツカテーテルモニター**　中心静脈から右心房・右心室を通って肺動脈内に留置した肺動脈カテーテル(**スワン-ガンツカテーテル**)(▶212ページ)と圧トランスデューサーを接続することにより心肺の圧を測定するものである。スワン-ガンツカテーテルをモニタリングすることにより，心機能や循環動態の評価に必要な肺動脈圧(PA)・肺動脈楔入圧(PCWP)・心拍出量(CO)・心係数(CI)・混合静脈血酸素飽和度(SvO_2)などの情報を得ることができる。侵襲の大きな手術後や循環不全のある場合など，厳重な循環管理を必要とする場合に適応となる。肺塞栓や重症不整脈，感染などの重大な合併症をきたすこともあるため，心機能の改善や循環が安定した際にはすみやかに抜去する。

● **留意点**

　循環器系の問題を有する重症患者において，ショックは生体のもつホメオスタシスの機能が破綻した状態といってもよい。短時間のうちに急激に病状が悪化するおそれが高いため，重症患者のケアを担う看護師は，ショックの病態について深く理解しておく。そのうえで，的確なフィジカルイグザミネーションやモニタリングにより，刻々と変化する病状をとらえてケアを行う。

　重症患者には，たくさんの生体モニターが装着されているため，五感を使っ

たフィジカルアセスメントよりもモニターの値に頼ってしまいがちである。しかし，循環状態をアセスメントするための情報は，脈に触れる，皮膚を触る，患者の様子をよく見るなど，看護師が実際に観察を通して得られる情報が異常の早期発見につながることも少なくない。

3 呼吸器系のアセスメント

● 目的

ICU で集中治療を必要とする重症患者は，重症肺炎や過大侵襲後の急性呼吸窮迫症候群（ARDS），循環不全に伴う呼吸状態の悪化など，さまざまな原因によって呼吸不全が生じている場合がある。また，通常の酸素療法だけでは生体が必要とする酸素の供給や換気の維持ができず，人工呼吸療法を必要とする場合も少なくない。

低酸素血症や高炭酸ガス血症の持続は，生命の維持に直結する問題となるため，呼吸状態について継続的な観察・アセスメントを行いながら，患者の病状に応じた適切な呼吸管理を実施する。

● 方法

◉ フィジカルアセスメント

呼吸器系になんらかの問題が生じていることが少なくない重症患者では，呼吸器系のフィジカルイグザミネーションは頻繁に実施する技術である。

[1] 視診　視診では，呼吸回数や姿勢に加え，呼吸補助筋を使用した**努力呼吸**はないか，**チェーン-ストークス呼吸**などの呼吸パターンの異常はないか，などをおもに観察する。呼吸補助筋の使用は胸鎖乳突筋で確認しやすい。吸気時の胸鎖乳突筋の陥没，**シーソー呼吸**をみとめる場合には，上気道狭窄を示唆する緊急性の高い所見であり，とくに気管チューブを抜去したあとに注意が必要である。また，頻呼吸で臥床できずに座位の姿勢をとっている場合や，努力呼吸をみとめる場合は，低酸素血症の進行を疑い，各種モニターや血液ガス分析の所見もあわせて酸素化の状態を観察する。

[2] 聴診　聴診では，おもに上葉から下葉まで呼吸音の左右差や減弱の有無，副雑音の有無を観察することで，分泌物の貯留や無気肺，胸水の指標となる。重症患者は，安静にしている時間が長いため背部に無気肺を形成しやすい。聴診により含気のわるい箇所や分泌物の貯留状況をアセスメントすることで，体位ドレナージの方法や気管内吸引のタイミングの検討，ケアの効果判定にいかすことができる。

[3] 触診　触診では，胸壁に手をあてることにより，胸郭運動の左右差や皮下気腫の有無を観察する。胸郭運動の左右差は無気肺を示唆する所見の1つである。

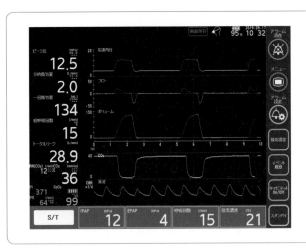

（写真提供：日本光電
工業株式会社）

▶図4-3　人工呼吸器のグラフィックモニター

◉人工呼吸器の設定とグラフィックモニターの観察

　人工呼吸器のモードや設定は，重症患者を安全に管理するうえで重要である。そのため，指示されたモードや設定になっているかを複数の看護師で定期的に確認する。また，換気量や気道内圧は患者の呼吸状態により変化するため，つねにモニタリングしておく。さらに，人工呼吸器のグラフィックモニター（▶図4-3）は，1呼吸ごとの呼吸波形が表示されているため，患者の呼吸の異常を早期に把握できる。

人工呼吸器装着▶
患者の観察
　人工呼吸器装着中は，陽圧呼吸であり，非生理的な呼吸状態にある。人工呼吸器装着患者の観察では，患者の呼吸と人工呼吸器との同調性を観察することが大切である。

　また，気管チューブの挿入などによる疼痛があっても患者はそれを訴えることができない。疼痛は，人工呼吸器との同調性を阻害する大きな原因となるため，疼痛評価による適切な鎮痛・鎮静管理が行われているかの観察も重要である。

　人工呼吸器管理に伴う陽圧呼吸は，静脈還流量を減少させるため，とくに開始早期や人工呼吸器設定変更後には，血圧低下や尿量減少に注意して観察する。

◉モニタリング

［1］パルスオキシメーター　パルスオキシメーターで測定する経皮的動脈血酸素飽和度（SpO_2）は，動脈血酸素飽和度（SaO_2）を経皮的に測定したもので，非侵襲的かつ連続的に測定できる酸素化の指標である。臨床現場で最も頻繁に活用されるモニタリングであり，バイタルサインの1つとしても欠かせない。重症な末梢循環不全をみとめる場合には，正確な値を測定することは困難であるが，酸素化状態をリアルタイムに把握できることは有用である。

　SpO_2の測定値をアセスメントする際には，酸素解離曲線を理解しておく必要がある（▶71ページ）。酸素解離曲線は，SaO_2とPaO_2の関係性を示しており，SaO_2値からPaO_2の値を推定するのに役だつものである。しかし，pHや体温

の変化により酸素解離曲線は右方や左方に偏移する。同じSpO_2値でも組織での酸素需要の変化によりPaO_2は異なることに注意してアセスメントする。

[2] **カプノメータ** 呼気終末二酸化炭素分圧($EtCO_2$)は呼気中のCO_2濃度であり，動脈血中二酸化炭素分圧($PaCO_2$)と近似しているため，血液ガス分析を測定しない間もリアルタイムに換気の状態をモニタリングできる。とくに，CO_2ナルコーシスを伴う場合や，心肺蘇生中のCPRの質の評価に用いられる。$EtCO_2$はカプノメータにより非侵襲的に測定する。カプノメータには気管チューブに接続するタイプのものと鼻カニューレタイプのものがある。

● 留意点

　重症患者の呼吸のアセスメントでは，呼吸器系の既往歴の有無や，術前の呼吸機能検査や動脈血液ガス分析結果などの情報を収集しておくことで，個別性を考慮した呼吸管理の目標設定や呼吸ケア計画にいかすことができる。

② 重症救急患者の全身状態のアセスメント

　救急搬送される重症患者の全身状態のアセスメントの特徴は，患者になにがおきているのかまったくわからない状態で，観察・アセスメントを行わなければいけない点であり，その点がICUで治療・管理を受けている患者とは異なる。

　重症救急患者に対する観察は，第一印象で「見た目の重症感」をとらえることから始まり，一次評価，二次評価へと進めていく（▶図4-4）。患者の全身を森にたとえるなら，一次評価では木の1本1本を詳細に診るのではなく，全体をざっと診る(rough survey)ことで緊急性の高い病態をすみやかに判断する。二次評価では，頭から足の先まで(head to toe)の系統的な観察により，より詳細な状態の把握に努める。

第一印象の評価▶　第一印象とは，最初に患者を見たときの「見た目の重症感」であり，第一印象の評価とは，「ぐったりしている」「丸まった姿勢で動かない」「顔面蒼白」「冷汗がある」などの瞬時の印象をとらえることである。これらの様子は，緊急度の高い疾患や病態がひそんでいることを示唆している。第一印象の評価にかける時間は3〜5秒程度とされており，迅速さが求められる。

一次評価▶　第一印象を評価したあとは，一次評価として，A：気道 airway，B：呼吸 breathing，C：循環 circulation，D：意識 dysfunction の順に，生理学的評価を行う（▶表4-2）。ABCDに異常がある場合は，生命の維持にかかわる重篤な状態であり，緊急性が高いため，すぐに救命処置を開始する。

二次評価▶　一次評価でABCDに異常がない場合は，引きつづいて二次評価に移る。二次評価では，頭から足の先まで(head to toe)の系統的な全身観察を，バイタルサインの測定，視診・聴診・触診・打診などのフィジカルイグザミネーションによって迅速に行う。

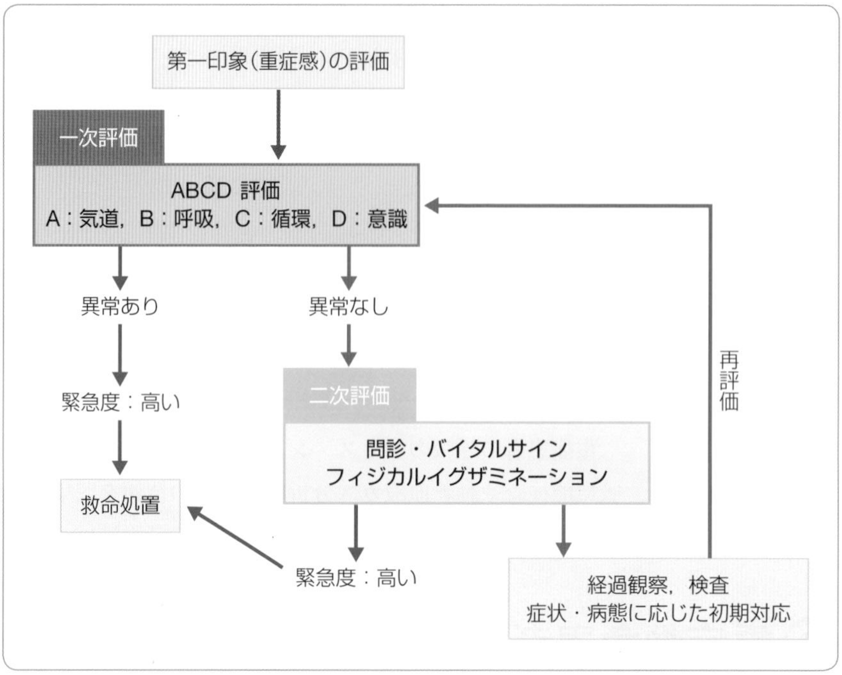

▶ 図4-4　重症救急患者の観察プロセス

▶ 表4-2　一次評価としてのABCD評価

	評価方法とアセスメント
A：気道の評価	・発声，発語の有無から気道が開通しているかを評価する。 ・発声がない場合は，上気道の完全閉塞を示し最も緊急性が高い。嗄声や咳嗽，吸気時の喘鳴（ストライダー）に加え，呼吸補助筋の使用や陥没呼吸をみとめる場合には，上気道狭窄が疑われる。
B：呼吸の評価	・胸郭の上がりを観察し，呼吸の有無を評価する。 ・呼吸がなければ心肺停止と判断し，蘇生処置をただちに開始する必要がある。呼吸がある場合には，呼吸数やパターンの異常がないかをアセスメントする。
C：循環の評価	・橈骨動脈を触知し，脈拍数や脈の緊張度を観察する。橈骨動脈が触知できない場合には，頸動脈を触知し，触れない場合には，心肺停止と判断し蘇生処置を開始する。 ・四肢末梢に触れ，冷感や皮膚湿潤の観察から末梢循環状態をアセスメントする。 ・脈拍は120回/分以上が頻脈，60回/分以下が徐脈であり，加えて末梢循環障害を伴う場合は，ショックを示唆する初見であり緊急性が高い。
D：意識の評価	・意識の状態は，JCSやGCSを用いて評価し，意識障害の有無を判定する。

③ 検査

　ICUで加療する重症患者に行われるおもな検査には，血液検査・生理機能検査・画像検査・内視鏡検査などがある。重症患者の移送はリスクを伴うこともあり，検査のために移送を行う場合には，医師の指示のもとで，安全な移送のための準備を行う。

1 血液検査

　重症患者に実施される血液検査には，血算，生化学検査や血液ガス分析，凝固・線溶系検査などがある。これらの検査では，貧血の有無や炎症状態の推移，主要臓器の障害や電解質異常の有無などの情報が得られるため，病態の変化や治療効果の判定を目的として比較的頻繁に実施される。

　たとえば，AST，ALT，LDH，Bil などの急激な上昇は肝血流低下を，血清アミラーゼやリパーゼなど膵酵素の急激な上昇は膵臓への血流低下を示すなど，ショック状態による臓器障害の程度を判定できる。また，血液ガス分析では，動脈血中の酸素分圧や二酸化炭素分圧，pH，炭酸水素イオン濃度が測定され，酸素化や換気の評価，酸塩基平衡状態のアセスメントに用いられる。

　重症患者では過大侵襲により凝固・線溶系が亢進し，DIC の状態にあることも少なくない。DIC の状態を放置すれば，出血がとまらない状況となったり，逆に血栓形成が促進され塞栓症による二次合併症を発症したりすることもある。凝固・線溶系は，重症感染症や大量出血などがある場合に亢進する。身体所見とデータを照らし合わせることで，病状のアセスメントに役だてることができる。

結果の▶　血液検査の結果のアセスメントでは，データの絶対値が基準値より高いか低アセスメント　いかだけで判断せずに，身体状況をあわせて判断する。たとえば，栄養状態の指標として血清アルブミン値が用いられるが，アルブミンは炎症の急性期には肝臓での生成が抑制され，血管透過性の亢進により血管外に漏出していることも少なくない。そのため，数値が必ずしも正確な栄養状態を反映しているとは限らない。正確なアセスメントには，測定値の推移や，炎症状態を反映する検査値，また発熱や炎症所見の有無などの身体所見もあわせて判断することが欠かせない。

2 生理機能検査

　重症患者に実施されることの多い生理機能検査には，心電図検査・12誘導心電図検査，超音波（エコー）検査（腹部・心臓など）がある。重症患者は，検査室に移動することが困難であるため，ベッドサイドで実施することがほとんどであり，看護師は検査の介助や体位の保持，患者への説明などの役割を担う。

[1] **12誘導心電図検査**　12誘導心電図検査は，不整脈の出現時や胸痛の自覚症状出現時に施行する。とくに，胸部誘導・四肢誘導のどこに心電図変化があるかを観察することにより，冠動脈の虚血部位の推定に役だてることができる。複数回の検査歴がある場合には，前回の検査結果と比較してみるとよい。

[2] **超音波検査**　超音波検査は，胸腔・腹腔・後腹膜腔などへの液体貯留の有無や，心臓の動きや弁膜症の有無，心嚢水貯留の有無を評価する場合に実施される。

3 画像検査

　画像検査には，X線検査・CT検査・MRI検査・血管造影などがある。

　[1] **X線検査**　X線検査は，骨折の有無や，呼吸器疾患(気胸・無気肺・肺炎・胸水・皮下気腫・縦隔気腫など)，循環器疾患(うっ血性心不全など)，消化器疾患(イレウス・消化管穿孔など)などを評価する目的で実施され，目的に合わせた部位が撮影される。また，重症患者には複数のカテーテルが留置されているため，それらが正しい位置にあるかをX線画像で確認しておくことが大切である。

　[2] **CT検査・MRI検査**　CT検査やMRI検査は，臓器の虚血や梗塞，出血，感染源の検索などを目的に実施されることが多い。

B 心肺蘇生法

① 院内急変対応時の特徴

　クリティカルな状態にある患者は，身体各機能の予備力が低下しているため，生命を維持するための代償機構がはたらかず，身体機能は不可逆的悪化に陥りやすい。そのため心停止にいたるケースがある。

　日本蘇生協議会(JRC)では，救命の連鎖として，①心停止の予防，②早期認識と通報，③一次救命処置(心肺蘇生とAED)，④二次救命処置と集中治療，の4つの要素をあげている。

　心肺蘇生の目的は，心機能と呼吸機能の回復にとどまらず，脳循環を確保して，心肺停止をきたす以前の状態に患者を戻すことにある。

② 心停止の予防

　クリティカルな患者には，①身体の異常感覚や危険に対する知覚・認知機能の低下，②表現能力や対処行動の低下，③身体の異常症状を自覚しづらい状況にある，という特徴がある。心停止の前駆症状には，失神または失神前徴候，胸痛および動悸を含む心臓症状などがあり，これらの前駆症状を見落とさない観察，アセスメント，早期の予防的対応が重要となる。

　心停止に移行する身体機能の低下としては，低酸素血症，高炭酸ガス血症，水・電解質バランスの不均衡，高度アシドーシス，ショック状態，呼吸停止などがみられる。重症患者には心電図モニターやSpO$_2$モニター，観血式血圧測定器を装着し，異常値を見逃さないことと，データの変化を時系列で記録し，アセスメントすることが重要となる。

また心肺蘇生に用いる医療機器・救急薬剤を準備し，急変時の対応を整える。

③ 心停止の発見から心肺蘇生までの流れ

心停止患者への対応は，以下の3段階からなる（▶図4-5）。

①心停止の認識ののち，一次救命処置 basic life support（BLS）を行う。

②一次救命処置のみでは心拍再開 return of spontaneous circulation（ROSC）

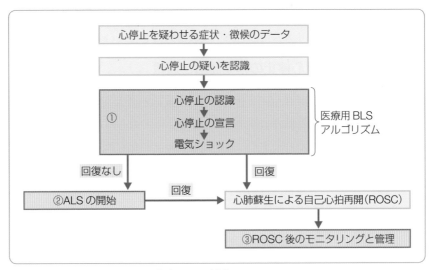

▶ 図 4-5　心停止の発見から蘇生までの対応

📖 **NOTE**

急変への対応を前提とした日ごろの準備

（1）**急変時の対応訓練**　医師や看護師は，一次救命処置（BLS）と二次救命処置（ALS）のトレーニングを定期的に受ける。新人看護師研修で一次救命処置トレーニングを実施する施設も多い。

（2）**救急カートなどの点検と薬品チェック**　救急カートに，緊急時に必要な物品が必要な個数だけ保管されているかを定期的に確認する。また，救急カート内に保管されている薬品の効能，使用法，使用上の注意，副作用を理解し，冷所・暗所に保管する薬品の保管場所や使用期限も点検する。医薬品については，薬剤師が点検を行う施設も増えているが，看護師が点検を行う施設もある。抗不整脈薬としてリドカイン塩酸塩（キシロカイン®100 mg/5 mL）などが用いられる場合もあり，救急カートの緊急薬品として常備する。また，抗不整脈薬であるアミオダロン塩酸塩は，遮光が必要であり，室温保管が可能なものと冷所保存の製品がある。喉頭鏡の球ぎれや電池の消耗なども確認する。

（3）**異常を見逃さない看護師の観察とアセスメント能力**　術後や救急搬送後の患者は，病状が変化しやすいことを前提に，患者の病態と状況から心肺停止の原因を複数仮定して，アセスメントを行う。トイレ移動や歩行中に心停止をきたす患者もいるので，無線式心電図モニターやパルスオキシメーターを装着して，観察を怠らないことも重要である。

にいたらない場合には，二次救命処置 advanced life support（ALS）を行う。③心拍再開後はモニタリングと管理を行う。

1 一次救命処置(BLS)

心停止患者を早期に認識して，的確な胸骨圧迫と人工呼吸を行えば，心拍再開の可能性は高まる。ICU 入院患者は，原疾患や治療に伴う副作用などで身体予備力が低下しているが，その一方で，医療者がつねに身近にいて，心停止の観察がなされ，治療機器や薬剤が準備されている環境にある。心停止の早期発見から的確な一次救命処置の実施が心拍再開につながる。医療用 BLS アルゴリズムに即した一次救命処置を行う（▶図4-6）。

● 心停止の早期認識と通報

呼びかけや刺激に対して反応がみられない，呼吸停止（死戦期呼吸を含む），頸動脈の脈波が触知できないなどの心停止の徴候がみられた場合は，心停止と判断し，すぐに周囲の職員に支援を求め，ナースコールも使用して通報する。

かけつけた看護師に対して，医師（あるいは，二次救命処置チーム）への緊急通報，自動体外式除細動器 automated external defibrillator（AED）と救急カートを依頼する。

● 心肺蘇生(CPR)

ベッドを水平にして，ベッド柵を下げ，すぐに胸骨圧迫を開始する。質の高い胸骨圧迫のため，① 100〜120 回/分のテンポで，②胸骨圧迫の深さは成人では約 5 cm で，6 cm をこえないようにし，③圧迫後の胸壁の解放を行い（胸骨を押したあとは，完全に胸壁がもとに戻るまで待つ），④圧迫の時間と解放の時間はほぼ同じにし（それぞれ約 0.3 秒以下），⑤胸骨の中央部から下 1/2 の部分を，実施者の手掌を重ねて，腕をのばしながら体重をのせて，垂直に圧迫する。

ベッドのマットレス位置が高い場合や身長の低い医療者は垂直に胸骨圧迫を続けることがむずかしいので，ベッドを下げるか，ベッド上で両膝を肩幅程度に開いて，胸骨圧迫を行う。応援の職員が救急カートと AED を持って来たら，踏み台を準備して，有効な胸骨圧迫ができるポジションとする。ベッドがやわらかく，質の高い胸骨圧迫がむずかしい場合は，背板を入れる場合もある。褥瘡予防用エアマットを使用している場合は，ポンプをとめて，脱気する。

胸骨圧迫を続けながら，かけつけた救援メンバー（ACLS のトレーニングを受けた医師・看護師）に気道確保とバッグバルブマスクによる人工呼吸を依頼する。ベッドの頭部側板を外し，気道確保と人工呼吸ができる空間を確保し，酸素配管があれば，バッグバルブマスクのコネクターに酸素チューブを接続する（▶図4-7）。

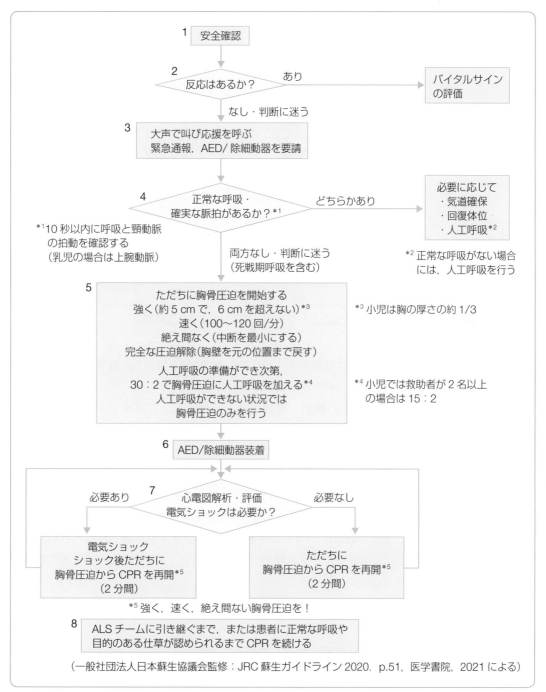

図中:

1 安全確認

2 反応はあるか？ ── あり → バイタルサイン の評価

なし・判断に迷う

3 大声で叫び応援を呼ぶ
緊急通報，AED/除細動器を要請

4 正常な呼吸・
確実な脈拍があるか？*1 ── どちらかあり → 必要に応じて
・気道確保
・回復体位
・人工呼吸*2

*1 10 秒以内に呼吸と頸動脈の拍動を確認する
（乳児の場合は上腕動脈）

両方なし・判断に迷う
（死戦期呼吸を含む）

*2 正常な呼吸がない場合には，人工呼吸を行う

5 ただちに胸骨圧迫を開始する
強く（約 5 cm で，6 cm を超えない）*3
速く（100〜120 回/分）
絶え間なく（中断を最小にする）
完全な圧迫解除（胸壁を元の位置まで戻す）

人工呼吸の準備ができ次第，
30：2 で胸骨圧迫に人工呼吸を加える*4
人工呼吸ができない状況では
胸骨圧迫のみを行う

*3 小児は胸の厚さの約 1/3

*4 小児では救助者が 2 名以上の場合は 15：2

6 AED/除細動器装着

7 心電図解析・評価
電気ショックは必要か？

必要あり ← 7 → 必要なし

電気ショック
ショック後ただちに
胸骨圧迫から CPR を再開*5
（2 分間）

ただちに
胸骨圧迫から CPR を再開*5
（2 分間）

*5 強く，速く，絶え間ない胸骨圧迫を！

8 ALS チームに引き継ぐまで，または患者に正常な呼吸や
目的のある仕草が認められるまで CPR を続ける

（一般社団法人日本蘇生協議会監修：JRC 蘇生ガイドライン 2020．p.51，医学書院，2021 による）

▶ 図 4-6　医療用 BLS アルゴリズム

　　　胸骨圧迫を 30 回行ったら，人工呼吸を 2 回行い，舌根沈下による気道狭窄や閉鎖，頰からの空気もれがあっても，2 回の換気後は，胸骨圧迫を行う。

● 自動体外式除細動器（AED）

　　　AED が到着したら，胸骨圧迫と人工呼吸を続けながら，AED の電源を入れ，

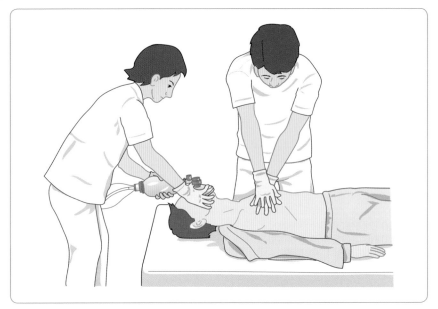

▶ 図 4-7　胸骨圧迫とバッグバルブマスクによる人工呼吸

音声指示に従って準備する。パッドを胸部にはる場合も，胸骨圧迫の中断が最短になるように，声をかけ合いながら行う。

①心電図（ECG）解析　電源ボタンを押すと，音声ガイダンスが始まる。AED のパッドをはると，「解析中は傷病者に触れないでください」という音声が流れるので，胸骨圧迫と人工呼吸を一時中断する。

②電気ショックが必要である場合　自動解析後に，除細動が必要な場合は，AED から「電気ショックが必要です。体から離れてください」という音声が流れる。一時，胸骨圧迫と人工呼吸を中止し，周囲の全員が患者の周囲から離れたことを確認後に，「オレンジ色のショックボタンを押してください」の音声後に，ショックボタンを押す。ショック後は，すぐに胸骨圧迫と人工呼吸を再開する。

NOTE
一次救命処置と並行して行うこと

（1）時系列の記録　一次救命処置の対応中も，患者の状態，処置内容を時系列で記録し，経緯を二次救命処置チームに引き継ぐ。

（2）医師あるいは二次救命処置チームへの報告　場所・報告者，なにがおきたか，いまなにをしているか，医師が来るまでになにをするか，自分自身の考え（アセスメントと具体策）の報告を行う。

（3）病室や患者周囲のかたづけ　雑誌や湯飲みなど，心肺蘇生に必要のない物品があればかたづける。病室が狭い場合は，病室内の物品を別の場所に移す。個室でない場合，同室患者を別の病室に移動するか，可能であれば心停止患者を処置室に移動する。

③電気ショックが必要でない場合　自動解析後に，心電図の波形が「VT」や「VF」ではない，あるいは「心静止（Asystole）」の状態では，AEDは電気ショックの適応外と判断し，「電気ショックは不要です」と音声ガイダンスで案内する。

電気ショックのボタンを押しても，AEDは作動しないので，ただちに胸骨圧迫と人工呼吸を再開する。

2　二次救命処置（ALS）と集中治療

一次救命処置が行われているにもかかわらず，心肺蘇生にいたらない場合は，二次救命処置スタッフが到着しだい，患者の発見時の状態，病名，発見時の状況と経過を報告し，救命処置を移譲する。一次救命処置スタッフが加わる場合もある。

一次救命処置から二次救命処置に引き継ぐ際には，質の高い胸骨圧迫と人工呼吸を絶え間なく続けながら，二次救命処置として以下の5項目を実施する。

実施に際しては，薬剤の使用量と実施時間，気管挿管の固定部位，カフエアの量，挿管深度，患者の状態をフローシートに記載する。また，並行して，家族への連絡も行う。

● 可逆的な原因の探索と是正

心拍再開（ROSC）に向けた心停止の原因探索をすることで，心停止にいたった状況や既往歴，身体所見などのアセスメントを継続して進める。

とくに，心停止前の動脈血ガス分析や血液中電解質，心電図モニター，循環動態の記録などは，原因究明のための推定に役だつ。

● 気管挿管と静脈ライン確保の準備

一次救命処置を続けながら，二次救命処置への移行準備として，救急カートの搬入と静脈ラインの確保，気管挿管セットの準備を行う。術後の患者や急性期患者・重症患者は，心停止以前に輸液療法のための静脈ラインが確保され持続点滴を行っている場合も多い。心停止からの回復には，輸液の負荷と複数の薬剤を使用することを考慮し，口径（ゲージ）の大きい穿刺針を用いて，複数の静脈ラインを確保する。

● 血管収縮薬投与の考慮

静脈ラインが確保されたら，輸液セットを接続し，必要薬剤（アドレナリン〔ボスミン®〕・炭酸水素ナトリウム〔メイロン®〕）の静脈内注射を行う。

中心静脈ラインが確保されている場合は，強心薬や昇圧薬，抗不整脈薬などは可能な限り中心静脈ラインから投与する。持続して注入する薬剤（ドブタミン塩酸塩，ドパミン塩酸塩など）は，輸液ポンプを用いて投与する。

● **高度な気道確保の考慮**

有効なガス交換を維持するためには，経口気管挿管により気道を確保し，バッグバルブマスクによる換気を行う。気管挿管後は，片肺挿管になっていないかを確認し，胸骨圧迫と人工呼吸を再開する。気管挿管後の胸骨圧迫と人工呼吸は，非同期として，連続した胸骨圧迫を行い，胸骨圧迫を100回以上/分で，人工呼吸は10回/分とする。

3 心拍再開後のモニタリングと管理

頸動脈での脈拍が触知できたり，患者に意図的な動きが見られた場合，モニター心電図で心室頻拍 ventricular tachycardia（VT）あるいは心室細動 ventricular fibrillation（VF）が消滅していれば心拍再開と判断される。心拍再開直後は，心停止に戻る危険性も高いので，可逆的な原因の探索と是正を継続する。

● **吸入酸素濃度と換気量の適正化**

自己心拍が再開した患者では，低酸素血症が心停止の再発の要因ともなるので，動脈血酸素飽和度（SaO_2）または，動脈血酸素分圧（PaO_2）が確実に測定されるまでは，100% 酸素吸入濃度とする。気管挿管後の患者では，動脈血ガス分析とパルスオキシメーターによる経皮的動脈血酸素飽和度（SpO_2）の測定を行い，人工呼吸器による呼吸管理と，酸塩基平衡の補正を行う。

● **循環管理**

心停止後の状況や既往歴・合併症などにより，循環管理目標（血圧，脈拍，輸液量・尿量など）は異なる。設定された目標を維持するための輸液や昇圧薬などの指示量を確認し，循環動態の状況を観察する。

● **標準12誘導心電図・心エコー**

急性冠症候群および致死性不整脈は心停止の原因となる場合がある。心拍の再開後は，できるだけ早く標準12誘導心電図を記録し，原因の探索に努める。心エコーも心停止の原因と心機能の評価に有効である。心電図や心エコーの準備を行う。

● **体温管理療法（低体温療法）**

心拍が再開したあとも昏睡状態にある患者に対して，低体温療法を行うことがある。持続期間は24時間以上で，深部体温を32～36℃ に維持するために，低温水をブランケットに流して体幹を冷やす，氷枕を背部や腋窩・鼠径部にあてるなどを行う。

● 再灌流療法（緊急CAG・PCI）

臨床的背景から心筋虚血が疑われる患者は，標準 12 誘導心電図で ST 上昇や胸痛などの臨床所見がなくても，早期の冠状動脈血管造影 coronary angiography（CAG）と血栓溶解療法を先行しない冠状動脈インターベンション primary percutaneous coronary intervention（プライマリー PCI）が行われる可能性がある。

● てんかん発作への対応

心拍再開後の昏睡患者がてんかん発作，とくに重積発作をきたすことがあり，予後不良と関連していると考えられる。ただし，てんかん発作を予防するための薬剤の使用をルーチンに行うことはしない。

● 原因探索と治療

心拍再開後も心停止の原因探索を続け，治療を行うことで，心停止の再発を防ぎ，血行動態の安定化をはかる。パルスオキシメーターと胸部誘導モニター（三点誘導）は，必ず装着する。

C 呼吸管理

① 人工呼吸器による呼吸管理

1 人工呼吸器の目的と影響

人工呼吸器とは，換気を人工的に行わせることによって呼吸を補助する装置である。人工呼吸を必要とする患者は，自身では正常な呼吸が行えない呼吸不全の状態である。呼吸不全に陥った患者の代表的な疾患には，肺炎や神経筋疾患および意識障害などがある。呼吸不全の患者に対して，適切な換気量の維持と酸素化の改善および呼吸仕事量の軽減をはかることが，人工呼吸による呼吸管理の目的である。

人工呼吸器による換気は，空気を肺内に機械的に押し込む方法である。この方法は陽圧換気であり，胸腔内を陰圧にして空気を吸い込む生理的な換気とは大きく異なる。人工呼吸器による陽圧換気は，人体にさまざまな合併症を引きおこす（▶表 4-3）。

2 人工呼吸の種類

人工呼吸の種類には，**侵襲的陽圧換気** invasive positive pressure ventilation

▶ 表4-3　陽圧換気の人体への影響

影響を受ける臓器	合併症	発生機序
呼吸器	無気肺 換気血流比不均衡	横隔膜の可動性が低下するため，背側の肺は空気が入りにくくなる。また臥床であるため臓器の荷重も加わり，無気肺が生じる。血流の多いところが無気肺となると換気血流比不均衡が生じる。
	気胸（緊張性気胸を含む） 皮下気腫	陽圧換気による高すぎる圧は，気胸や皮下気腫などの圧外傷を引きおこす。
	人工呼吸器関連肺損傷（VALI）	過大な換気量による肺の過膨張に伴う容量障害と，肺の過膨張に伴って炎症性物質が産生され肺胞の炎症がおこる炎症性障害，そして肺の過膨張と虚脱が繰り返されることによって生じる虚脱肺障害の3つがVALIに含まれる。
循環器	心拍出量の低下 血圧の低下 腎血流の低下	胸腔内圧が上昇するため，静脈から心臓へ血液が流れ込みにくくなる。その結果，心拍出量の低下，血圧の低下，腎血流の低下が生じる。
脳	頭蓋内圧亢進	胸腔内圧が上昇するため，脳内の血液が心臓に戻りにくく，うっ血となって頭蓋内圧が亢進する。
泌尿器	尿量減少	腎血流の低下が引きおこされるため，尿量が減少する。

（**IPPV**）と非侵襲的陽圧換気 non-invasive positive pressure ventilation（**NPPV**）がある。どちらも陽圧換気による人工呼吸であるが，患者と人工呼吸器との接続方法が異なる。

IPPV ▶　IPPV は気管挿管や気管切開などの人工気道を必要とするもので，上気道閉塞がある，自発呼吸が維持できない，気道分泌物が喀出できないなどの理由で，確実な気道確保が必要な場合に行う。

　　　　IPPV は確実な気道管理を行うことによって，高い圧による陽圧換気や気管内分泌物の吸引などが行える。また，人工気道にカフがついているため，誤嚥のリスクを最小にすることができる。一方，気管チューブの挿入により苦痛が生じるため，鎮痛薬や鎮静薬が必要となるというデメリットがある。また，人工呼吸器関連肺炎（VAP）を発生するリスクがある。VAP は，気管挿管時には肺炎ではなかったが，人工呼吸開始後 48 時間以降に発生する肺炎であり，気管チューブを介した分泌物の流れ込みによって生じる。

NPPV ▶　NPPV は，マスクなどによって人工呼吸器と接続するもので，意識や自発呼吸が保たれている COPD の急性増悪や心原性肺水腫などで用いられる。侵襲的な気管挿管や気管切開などの人工気道を用いず，マスクによって酸素化の改善と呼吸仕事量の軽減をはかることができる。

　　　　NPPV は，導入が容易で，会話や摂食が可能であり，IPPV に生じる合併症のリスクを軽減できる。しかし，気道確保がされていないため，気道と食道が分離していないこと，高い気道内圧がかけられないことに注意しなくてはならない。また，マスクを顔に密着させ自発呼吸に合わせて管理するため，患者の協力が不可欠である。

3 侵襲的陽圧換気(IPPV)

●IPPVの設定

IPPV による人工呼吸器の設定には，換気モードと換気様式および付加機能がある。

◉換気モード

換気モードは，吸気の補助の方法であり，**補助/調節換気** assist/control(**A/C**)，**同期式間欠的強制換気** synchronized intermittent mandatory ventilation(**SIMV**)，**持続的気道内陽圧** continuous positive airway pressure(**CPAP**) がある。

A/C ▶　A/C では，設定したタイムサイクル内に，設定した圧か量で吸気を送る。タイムサイクルとは，1分間の呼吸回数を設定することで生じる次の呼吸までの間隔である。A/C では，自発呼吸があれば，それに合わせて設定した圧か量で呼吸の補助を行う。タイムサイクル内の呼吸は保証されるうえに，自発呼吸すべてに設定した圧か量で補助が行われるため，患者の呼吸仕事量が最も少なくなるモードである。

SIMV ▶　SIMV では，設定したタイムサイクル内の吸気は A/C と同様であるが，A/C と異なり，設定したタイムサイクル外の自発呼吸には補助換気は行われない。A/C に比べると患者は自由に吸気が行え，呼吸器とのファイティング(呼吸器とのぶつかり)が少ない。A/C に比べると呼吸仕事量は増える。

CPAP ▶　CPAP では，タイムサイクルの設定がなく，患者が自由に吸気を行うことができる。自発呼吸のまま気道を陽圧に保つことで，肺のふくらみを保つ。患者の呼吸仕事量は多くなる。人工呼吸器からの離脱の最終段階で用いられる。

ウィーニング▶　この 3 つのモードは，人工呼吸の開始から離脱の過程で A/C→SIMV→CPAP と変更し，患者の呼吸仕事量を徐々に増やしていく。最終的に呼吸器からの離脱にいたるこの過程をウィーニングという(▶図 4-8)。

◉換気様式

換気様式とは 1 回の吸気の送り方であり，**量規定** volume control ventilation(**VCV**) と**圧規定** pressure control ventilation(**PCV**) とがある。換気様式は，A/C，SIMV の換気モードで，吸気の送り方として選択する。

1 回の吸気の送気方法を，VCV では 1 回換気量で設定するのに対し，PCV では気道内圧と吸気時間を設定する。VCV では吸気の量が設定されているため，1 回の呼吸を毎回同じ換気量で吸う。PCV では，吸気の気道内圧と吸気時間が設定されているため，1 回の呼吸を毎回同じ気道内圧で吸う。患者の病態が変化すると，VCV では気道内圧が変化し，逆に PCV では 1 回換気量が変化する。

◉付加機能

換気モードに付加する機能として，**呼気終末陽圧** positive end-expiratory

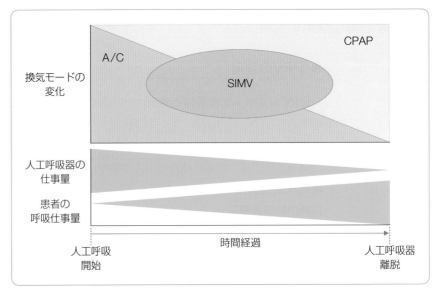

▶図4-8　ウィーニングの過程における換気モードの変化

▶表4-4　換気モードの分類

換気モード	吸気の送り方		付加機能	
	VCV	PCV	PEEP	PS
補助/調節換気	VC-A/C	PC-A/C	○	×
同期式間欠的強制換気	VC-SIMV	PC-SIMV	○	○
持続的気道内陽圧	CPAP		○	○

　pressure（**PEEP**）と圧支持換気 pressure support（**PS**）がある。付加機能は，患者の呼吸状態に合わせて設定する（▶表4-4）。

PEEP ▶　PEEPは，呼気に一定の陽圧を付加して，肺胞の虚脱を防止するものである。A/C，SIMV，CPAPのいずれのモードにも付加して使用する機能である。PEEPを設定することで，機能的残気量を増やして酸素化を改善することや，肺のコンプライアンスを改善してふくらみやすくし，無気肺を予防する効果などがある。

PS ▶　PSは，患者の吸気に設定した圧をかけ，自発呼吸を吸いやすくする効果がある。患者の吸気に合わせて機能するため，自発呼吸がない患者には使用できない。

● **IPPV中の観察**

　適切な人工呼吸であるかについて，基本的なバイタルサインに加えて必要な項目を追加して観察する。

　①呼吸状態　人工呼吸器で測定される気道内圧・換気量・換気回数などのモニタリングを行う。酸素化が保たれているかを，血液ガス分析の結果とSpO_2

のモニタリングから判断する。また，呼吸音，左右胸郭運動，呼吸補助筋の使用などのフィジカルアセスメントと胸部画像検査の結果も含めて，呼吸状態を判断する。

②**気道クリアランス**　呼吸音や気管内分泌物の量・性状などから患者の気道クリアランスが保てているかを確認する。

③**意識状態**　鎮静を受けていることが多く，RASS などのツールを用いて鎮静状態を評価する。病態によっては，JCS や GCS などの意識レベルの評価を行うこともある。患者の表情や呼吸困難感，動作および人工呼吸器と生体情報モニターからのアラームによって苦痛が生じていないかを確認する。苦痛の評価スケールでは CPOT などを用いる。

④**せん妄状態**　せん妄発症率が高いため，CAM-ICU などのせん妄評価ツールを用いて評価を行う。

⑤**循環状態**　血圧や脈拍および尿量などから循環動態が安定しているか判断する。

●IPPV中の管理

人工呼吸を受ける患者の合併症を予防するために，ICU での管理を包括的に行う **ABCDE バンドル**が用いられている（▶表 4-5）。

①**人工呼吸器管理**　人工呼吸器の換気設定とアラーム値および加温・加湿の状況を確認する。換気設定では，患者に最適であるかアセスメントし，A/C→SIMV→CPAP とウィーニングしていく。その際，患者の実測値に応じて適切なアラームとなっているか確認する。ABCDE バンドル内の B（breathing）は毎日の自発呼吸トライアルであり，人工呼吸器の補助を最低限にすることで，人工呼吸器からの離脱が可能かを検討する。

②**気道管理**　気管チューブの深さを確認する。深さが不適切であると換気不足や誤抜去の原因となる。換気の保証と誤嚥の予防のため，カフ圧管理を行う。また，呼吸音などから気道クリアランスの状態をアセスメントし，必要であれば分泌物除去のため体位ドレナージや気管内吸引などを行う。

③**鎮静・鎮痛管理**　気管挿管や人工呼吸などによる苦痛を最小限にするために十分な鎮痛管理を行う。病態に応じて必要があれば鎮静薬を用いる。

▶表 4-5　ABCDE バンドル

A	awakening	毎日の鎮静覚醒トライアル
B	breathing	毎日の呼吸器離脱トライアル
C	coordination・choice of sedation	A と B のコーディネーション 鎮痛・鎮静薬の選択
D	delirium monitoring and management	せん妄モニタリングとマネジメント
E	early mobility and exercise	早期離床

ABCDE バンドル内の A(awakening)は毎日の自発覚醒トライアルであり，日中は鎮静薬投与を中止もしくは減量して患者が覚醒できるかを確認する。毎日の自発覚醒トライアルと自発呼吸トライアルもしくは，鎮静薬と鎮痛薬の選択を行うことが C(coordination/choice of sedation)として ABCDE バンドル内に含まれている。

　④せん妄管理　CAM-ICU などのせん妄評価ツールを用いて評価を行い，せん妄のリスクがある場合には予防的介入を行う。これらは ABCDE バンドル内の D(delirium monitoring and management)に該当する。

　⑤早期離床　ベッド上の過度な安静は，さまざまな合併症を引きおこすため，人工呼吸器装着中であっても早期からのリハビリテーションを行う。ABCDE バンドル内の E(early mobility and exercise)に含まれる。四肢の他動運動や体位変換から始め，可能であれば端座位や立位，歩行と進める。

　⑥栄養管理　人工呼吸管理中の栄養の投与経路は，経腸栄養か静脈栄養である。消化器に機能不全がなければ，経腸栄養を人工呼吸開始後早期に開始する。

　⑦精神的ケア　患者は，身体的な苦痛だけでなく，発声できない，自分で動けないことなどから，不安や恐怖などの精神的苦痛を感じる。そのため，患者のストレスの緩和とニーズを充足させるケアが重要である。表情や口の動き，文字盤などから患者の思いを聞き，患者にわかりやすく説明したうえで，ニーズを満たすケアを行う。

4　非侵襲的陽圧換気(NPPV)

● NPPVの設定

◉ NPPV の設定圧

　NPPV の設定圧には，吸気時に付加する圧 inspiratory positive airway pressure (IPAP)と呼気時に付加する圧 expiratory positive airway pressure (EPAP)がある。EPAP は IPPV の付加機能である PEEP と同義である。IPAP から EPAP を引いたものがサポート圧となる。この値が大きいほど，呼吸の補助を多く受けている。

◉ NPPV のモード

　NPPV のモードには，CPAP，S モード，T モード，S/T モード，PCV モードなどがあるが，CPAP と S/T モードが主である。CPAP は通常の人工呼吸器と同様に，自発呼吸の吸気・呼気ともに気道内を陽圧に保つ。S/T モードは通常の人工呼吸器の SIMV にあたり，自発呼吸に対して IPAP でサポートし，自発呼吸がなければ設定された IPAP と吸気時間で送気を行う。

● インターフェイスの選択

　NPPV のインターフェイスには，ネーザルマスク・フェイスマスク・トータ

種類	特徴								
	死腔	口呼吸	圧迫感	リーク	分泌物の喀出	スキントラブル	誤嚥	食事・会話	その他
ネーザルマスク（鼻） 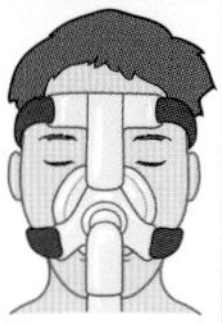	少ない	リークが生じる	弱い	少ない（開口によっては生じやすい）	しやすい	生じやすい	少ない	しやすい	鼻腔閉塞があると使用できない 口渇はやや強い
フェイスマスク（鼻口） 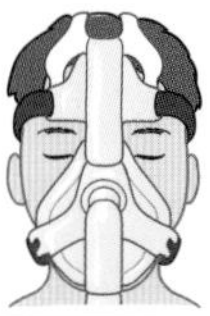	多い	できる	強い	マスクがフィットしない場合には多くなる	ややしにくい	鼻根部・頬部に生じやすい	ある	ややしにくい 食事時にはマスクを除去する	気道内圧が安定しやすい
トータルフェイスマスク 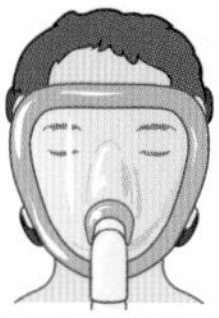	多い	できる	弱い	少ない	しにくい	少ない	ある	しにくい 食事時にはマスクを除去する	眼の乾燥がおこりやすい

▶ 図 4-9 NPPV のインターフェイスの種類と特徴

ルフェイスマスクがある（▶図 4-9）。クリティカルな患者では，口鼻呼吸の両方に対応できるフェイスマスクを用いることが多い。トータルフェイスマスクは口鼻呼吸の両方ともカバーできるが，死腔が大きく眼の乾燥が生じることなどからフェイスマスクのほうがよく用いられる。ネーザルマスクは，軽量で死腔が少なく圧迫感が少ないが，リーク（もれ）をさけるため閉口しておく必要があり，おもに慢性期の患者に用いられる。

● NPPVの管理

　①**導入**　NPPV では患者の協力が必要不可欠なため，患者がスムーズにNPPV を受けることができるよう準備する。また，NPPV が不成功となった場合には，IPPV に移行する可能性について，患者家族と検討しておく。

　②**装着**　NPPV 開始の際には，マスク装着に付き添える時間を十分につくり，マスクを患者の顔にあて呼吸器との同調を体感させる。同調してきたらストラップで固定しリーク量を確認する。

　③**観察**　NPPV の観察は基本的には IPPV と同様である。異なるのは，NPPVは完全閉鎖の回路ではないためリークがあるのが正常であり，おおむね30〜60 mL のリーク量を見込んでアラーム設定を行う。

　④**予防**　マスクとの圧迫部分に生じる皮膚トラブル（MDRPU）の予防のため，マスクと皮膚が接触する部位に創傷被覆材や保護材を用いる。

5　人工呼吸器装着中の加温・加湿

● 人工呼吸器装着中の加温・加湿の目的

　自然な吸気は，上気道を通過し気管分岐部に達するまでに，粘膜から熱と水分を吸収して，約37℃相対湿度100%に整えている。しかし，人工呼吸器装着中の患者では，人工気道の挿入に伴って上気道の加温・加湿機能がそこなわれる。

　また，人工呼吸器装着に送られる空気や酸素は，医療ガスの出口であるアウトレットから送気されるが，低温で湿度0%の状態である。低温で乾燥した吸気は，気道粘膜の損傷や繊毛運動の低下および気管分泌物の粘稠化による排痰困難や気管チューブの閉塞などを引きおこす。そのため，アウトレットから人工呼吸器へ供給された空気や酸素に適切な温度や湿度を与えることは，人工呼吸器管理において重要である。

● 加温・加湿器の種類

　人工呼吸器装着中の加温・加湿器には，回路の途中に組み込んで使用する加温・加湿器と，回路と気管チューブの間に挿入する人工鼻との2種類がある（▶図4-10）。

　①加温・加湿器　加温・加湿器は，チャンバーとよばれる水槽内に滅菌蒸留水を注入し電気であたため，そこに吸気を通過させることで加温と加湿を行う。加温・加湿器は，呼気の温度をモニタリングして温度を管理する。加温・加湿器の特徴として，外気との温度差によって回路内に結露が生じる点がある。結

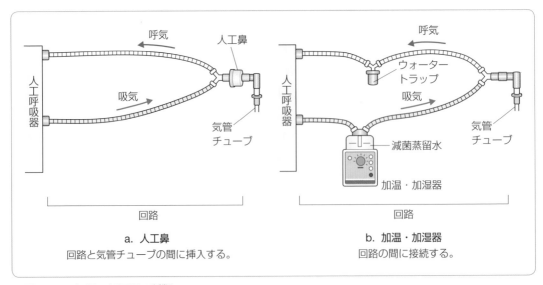

a. 人工鼻
回路と気管チューブの間に挿入する。

b. 加温・加湿器
回路の間に接続する。

▶ 図4-10　加温・加湿器の種類

露によって生じた回路内の水は, 正確なモニタリングを阻害し, 気管チューブ
へ流れ込みが生じるため, 適宜水分を除去する必要がある。

②人工鼻　人工鼻は, 患者自身の体温であたためられた呼気をフィルターに
保持することで, 次の吸気が通過した際に加温・加湿を行う。人工鼻は, 人工
呼吸器回路が単純化され, 給水や結露がないため管理が容易であり, 清潔であ
るという特徴をもつ。しかし, 加温・加湿器と比較すると加湿不足がおこりや
すい。また, 気管内分泌物などによって人工鼻のフィルターが閉塞していない
か観察することが重要である。

● 人工呼吸器装着中の加温・加湿の実際

人工呼吸器装着中の加温・加湿が十分か, 安全であるかを, 以下の点からア
セスメントする。

①気管チューブ内の結露　気管チューブ内壁に結露があるか, 水滴があるか
を確認し, 加温と加湿に不足がないか判断する。

②気管内分泌物の性状　気管内吸引時に吸引カテーテルがスムーズに入るか,
気管内分泌物が粘稠化していないかを確認し, 加温と加湿の不足がないか判断
する。

③呼吸状態　分時換気量や呼吸回数が多いときには, 加湿不足になることが
多いため, 注意が必要である。

④低体温　患者の体温が低下すると, 人工鼻ではとくに加湿不足になりやす
い。

⑤人工鼻の目詰まり　目詰まりがおこってないか目視で確認する。また, 人
工鼻使用中にネブライザーおよび加温・加湿器と併用していないか確認する。
併用すると目詰まりをおこし閉塞する。

⑥加温・加湿器の駆動状況　電源の入れ忘れ, 蒸留水の不足がないか, 結露
が多すぎないか確認する。

6 気管内吸引

● 気管内吸引の目的

気管内分泌物の貯留は, 気道の閉塞や換気量の低下および肺炎を引きおこす。
人工呼吸器装着中の患者は, 人工気道の挿入によって気管内分泌物が増加する
が, 疾患や鎮静などにより十分な咳嗽がおこりにくく, 自己喀出できない。そ
のため, 気管内吸引は気道分泌物の貯留を防ぎ, 気道を清浄に開通させておく
重要な手技である。

しかし, 気管内吸引は, 患者にとっては苦痛の強い処置である。また気管内
吸引によって除去できる位置は, 主気管支までであり, それよりも末梢の分泌
物には対処できない。さらに気管内吸引により, 肺胞虚脱や気道粘膜の損傷,

低酸素血症，不整脈などの合併症が生じることがある。したがって，気管内吸引実施時には，気管内分泌物が患者の呼吸の妨げになっており実施の必要性が明確であるか，かつ吸引除去できる位置にあるかをアセスメントすることが重要である。

● 気管内吸引の種類

　気管内吸引には，人工呼吸器回路を開放して行う開放式吸引と，閉鎖式気管内吸引用の吸引カテーテルを用いる閉鎖式吸引の2種類がある（▶図4-11）。

　①開放式吸引　開放式吸引は，人工呼吸器回路を人工気道から取り外して回路を開放した状態で行う。吸引カテーテルは気道内に到達するため，利き手に滅菌手袋を装着して吸引カテーテルを操作する。吸引カテーテルは1回ごとに破棄する。

　②閉鎖式吸引　閉鎖式吸引は，人工呼吸器回路と気管チューブの間に閉鎖式気管吸引カテーテルを装着して行う。回路を閉鎖したまま吸引できることから，PEEP の維持や分泌物の飛沫が予防できる。低酸素血症になりやすい患者では閉鎖式吸引を使用する。

● 気管内吸引の実際

　気管内吸引は侵襲的な処置であるため，実施にあたっては，感染予防対策を行い，必要最低限の負荷にとどめる安全な手技を行う。

　①アセスメント　気管内分泌物除去の必要性を，呼吸状態と気管内分泌物貯留の所見から判断する。呼吸状態では，呼吸数増加，気道内圧の上昇，換気量の低下などがないかをみる。気管内分泌物貯留の所見では，気管内分泌物が視覚的に見える，聴診で第2肋間付近に副雑音が聴取できる，触診でガスの移動に伴う振動を感じるなどを確認する。

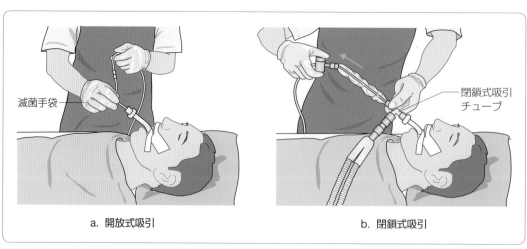

滅菌手袋

閉鎖式吸引チューブ

a. 開放式吸引　　　　　　　　　　　　b. 閉鎖式吸引

▶ 図4-11　気管内吸引の種類

②**説明** 苦痛を伴うため，患者に吸引の必要性を説明する。

③**感染予防** 手指衛生を行い，手袋・エプロン・マスクを装着する。

④**酸素化** 吸引は気管内の酸素も吸引してしまうため，吸引前に高い濃度の酸素を供給し，酸素化を高めておく。人工呼吸器には酸素濃度を一時的に高めて投与する機能がありそれを利用する。

⑤**口腔・カフ上貯留物の除去** 吸引圧を 150 mmHg 程度に設定したあと，口腔内吸引を実施する。カフ上部吸引ポートがついている場合には，カフ上部に貯留した分泌物を吸引しておく。

⑥**気管チューブの挿入** 自発呼吸のある患者では，吸気のタイミングに合わせて，吸引圧をかけずに挿入する。

⑦**挿入の深さ** 挿入の深さは，気管チューブの先 2～3 cm 出る程度にとどめる。深すぎると，カテーテル先端が気道分岐部にあたり潰瘍を形成することや，片肺換気となった場合は無気肺を形成しやすくなる。

⑧**吸引** 陰圧をかけながら，吸引カテーテルをゆっくり引き戻す。

⑨**吸引カテーテルの処理** 開放式カテーテルは原則ディスポーザブルで扱う。閉鎖式では専用の洗浄水でカテーテル内を洗浄する。

7 カフ圧管理

● カフ圧管理の目的

カフの役割▶ 気管チューブの**カフ**は，気管チューブの先端にある風船状のものである（▶図 4-12）。空気を注入してふくらませ，気管壁に密着させることで人工呼吸中の吸入ガスのリークを防止し，上気道の分泌物や逆流した胃内容物が下気道に

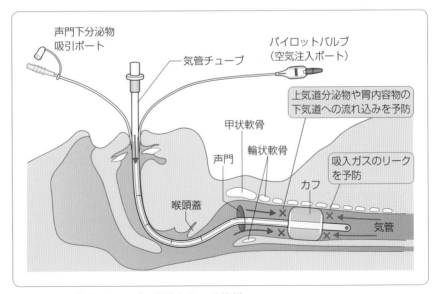

▶ **図 4-12 気管チューブの構造とカフの役割**

流れ込むことを防止する役割をもつ。カフの形状には，円錐形・俵形・球形などがある。

カフ圧管理▶　注入する空気の量によってカフの圧力は変化する。適切なカフ圧は，20〜30 cmH₂O とされており，高圧すぎると気管粘膜の損傷や壊死をおこし，低圧すぎると上気道にある分泌物の下気道への流れ込みが増えることで，人工呼吸器関連肺炎(VAP)の発生リスクを高める。合併症予防のため，カフ圧はつねに適正範囲を維持する。

　ただし，生体の気管の形状は一様ではなく，体位変換・吸引刺激カフ圧調整手技によっても変化するため，上気道分泌物の下気道への流れ込みを完全になくすことは困難である。流れ込みはおこるということを前提に，口腔ケアによる口腔内細菌の増殖予防や，声門下分泌物の吸引など，カフ圧管理以外の気道ケアも同時に行うことが重要である。

● カフ圧管理の実際

　カフ圧の調整方法には，カフ圧計を用いて間欠的にカフ圧を測定し，適正圧に調整する方法と，自動カフ圧制御システムを用いて連続的にカフ圧を調整する方法の2つがある。

　ここでは，カフ圧計を用いて間欠的にカフ圧を測定する方法について説明する。

[1] **必要物品**　カフ圧計，10 mL シリンジ，三方活栓，延長チューブ

[2] **手順**

　①**カフ圧計の準備**　カフ圧計に三方活栓と延長チューブを接続し，10 mL のシリンジを三方活栓の側管に接続する。このときに，カフ圧計の目盛りが 0 cmH₂O であることを確認する。

　次に，三方活栓の患者側は off にしたまま，カフ圧計の目盛りを見ながらシリンジで空気を注入し，カフ圧計の内圧を 30 cmH₂O 程度にする。

　②**カフ圧の調整**　三方活栓の患者側は off にしたまま，気管チューブのパイロットバルブとカフ圧計を接続し，三方活栓を開く。カフ圧が 30 cmH₂O 程度になるまで，カフ圧計の目盛りを見ながら，シリンジで空気を入れる(▶図4-13)。調整を終えたら，再び三方活栓の患者側を off にし，パイロットバルブを外す。

② 酸素療法

1 酸素療法の目的

　酸素療法の目的は，吸入酸素濃度を上げた適量の酸素を投与することで，低酸素血症の改善をはかり，末梢の細胞組織に十分な酸素を供給することである。

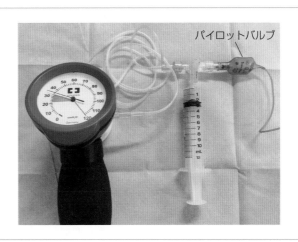

パイロットバルブ

▶ 図 4-13　カフ圧の調整

▶ 表 4-6　酸素療法の種類

酸素流量	低流量酸素システム	高流量酸素システム
種類	・鼻カニューレ ・フェイスマスク ・リザーバーつき酸素マスク	・ベンチュリーマスク ・ネブライザーつき酸素吸入器 ・ハイフローセラピー

2　酸素療法の種類

　酸素療法システムは，酸素の濃度と流量により，**低流量酸素システム**と**高流量酸素システム**に分けられる。高流量酸素システムは，より高濃度で高流量の酸素を投与できる（▶表 4-6）。

　クリティカルケアを受ける患者は，呼吸不全の状態にあることが少なくなく，重症の場合は高流量酸素システムを用いた酸素療法が選択される。

3　ハイフローセラピーの実際

　ハイフローセラピー（高流量鼻カニューレ）は，経鼻カニューレを使用して高流量（6〜60 L/分まで）で高濃度（21〜100% まで）の酸素投与を行うことができる酸素療法の 1 つである。ハイフローセラピーには，①加温・加湿効果，②上気道抵抗の軽減，③二酸化炭素の洗い流し効果，④飲食・会話の可能や苦痛の軽減などの効果が期待できる（▶表 4-7）。

　ハイフローセラピーのメリットを生かし，クリティカルな状態にある患者の呼吸管理方法は変化してきている。これまで，呼吸状態の悪化に伴い，鼻カニューレ→酸素マスク→リザーバーつきマスク→非侵襲的陽圧換気（NPPV）→侵襲的陽圧換気（IPPV）の順に呼吸管理方法を変更していた。現在では，NPPV の前段階の呼吸管理方法としてハイフローセラピーが導入され，NPPV

▶表4-7 ハイフローセラピーの効果

加温・加湿効果	加温・加湿器を用いるため十分な加温・加湿効果が得られ，気管粘膜線毛運動を最適化することで口腔内乾燥の軽減や喀痰喀出を促すことが期待できる。
上気道抵抗の軽減	高流量の酸素を投与することで，呼吸サイクルにおいて気道に低いレベルの陽圧を発生させることができるため（PEEP様効果），吸気時の上気道抵抗を軽減し，呼吸仕事量 work of breathing（WOB）を低下させる。
二酸化炭素の洗い流し効果	高流量の酸素が一定量流れることで上気道死腔内の二酸化炭素が洗い流され，解剖学的死腔量を軽減することができる。
飲食や会話が可能 苦痛軽減効果	経鼻カニューレを用いるため，食事摂取や会話が可能であり，マスク装着の必要もないため苦痛の軽減にもつながる。

やIPPVを回避できるケースも増加している。ハイフローセラピー施行中は，酸素化が維持できない，高炭酸ガス血症がある場合には，NPPVやIPPVへの移行が遅れてしまうことがないように，呼吸モニタリングを続けることが重要である。

D 体液・循環管理

① 体液バランスと循環動態のモニタリング

クリティカルな状況にある患者は体液や電解質のバランスが変調していることが多い。看護師は体液・輸液のバランスを十分に理解したうえで，治療として行われる薬物・輸液療法の管理，さらにはモニタリングを行う必要がある。

1 体液バランス

体内水分量▶ 体内水分量は成人で体重の約60%である。この水分（体液）は細胞外液と細胞内液に分けられ，その割合は1：2となっている。体内水分量が保持されるためには，水分摂取量と喪失量のバランスが保たれている必要がある。

健常者を目安にすると，ヒトは1日に経口摂取および代謝水により約2,500mLの水分を摂取し，尿や便，不感蒸泄により，摂取量と同じく約2,500mLの水分を喪失することで水分出納バランスを保っている。この摂取量や喪失量は，年齢や内的・外的環境により変動する。

クリティカルな患者における体液の喪失量は，尿量や出血量，ドレーンからの排液量で算出されることが多いが，不感蒸泄量を加えることも忘れてはならない。不感蒸泄量は体温が1℃上昇することで4mL/kg程度増加するといわれており，患者の体温とあわせてアセスメントを行う。

循環血液量▶ 循環血液は細胞外液に含まれる。細胞外液は間質液（組織液）と血漿（血液の液体成分）に分けられ，その割合は3：1である。ヒトの循環血液量は以下の

算出方法により導き出される。

$$循環血液量＝体重×0.6〔体内水分量は体重の 60％〕×1/3〔細胞外液量は体内水分量の 1/3〕×1/4〔循環血液量は細胞外液量の 1/4〕$$
$$≒体重×0.05$$

クリティカルな患者の全身管理においては，この循環血液量の評価が最も重要となる。血液は身体の組織が機能するために必要不可欠なものであり，循環血液量が減少すると生体にとって非常に危険な状態となるためである。

2 体液バランスのモニタリング

体液バランスのおもなモニタリング項目を表4-8 に示す。

体液バランスが乱れた場合には，電解質の異常をみとめることがある。的確なアセスメントを行うためには，ナトリウムやカリウムなど各種電解質の基準値も理解しておく必要がある。

循環血液量をアセスメントするためには，体液バランスのモニタリング項目に加え，脈拍数・血圧・体温などのバイタルサインの確認，および皮膚色・爪床色・冷感といった末梢循環障害の症状の確認などのフィジカルアセスメントを行う。必要に応じて，循環血液量を低下させている原因に対しての治療・看護を行う。

3 循環動態

循環動態とは心臓を中心に全身を流れる血液の様子である。実際に血液の流れを目で見ることはできないため，フィジカルアセスメントや後述するモニタリングにより推測する。

血圧▶ 循環動態を評価する指標として日常的に観察されるものは血圧である。血圧は心拍出量×血管抵抗（末梢血管抵抗）で導き出される。つまり，血圧の上昇

▶表4-8　体液バランスのモニタリング項目

項目	観察内容
水分出納量	IN：輸液量，経口摂取量など OUT：尿量，出血量，ドレーンなどからの排液量，不感蒸泄量など
尿検査	尿比重，クレアチニン（Cr），尿中電解質，糖，タンパク質など
血液検査	ヘマトクリット（Ht），尿素窒素（BUN），クレアチニンキナーゼ（CK），血中電解質など
動脈血液ガス検査	pH，炭酸水素イオン濃度など
X 線検査	胸水や腹水の存在の有無
血管留置カテーテルモニター	中心静脈圧（循環血液量の過不足を推測できる。基準値は 5〜10 cmH₂O である）

は心拍出量・血管抵抗のどちらかまたは両方が上昇した結果であり，血圧の低下は心拍出量・血管抵抗が低下した結果と考えることができる。

　血管抵抗は気温の低下や器質的な原因などで末梢血管が収縮すると上昇し，末梢血管が拡張すると低下する。

前負荷・後負荷▶　循環動態を理解するうえで大事な要素として，**前負荷**と**後負荷**がある。前負荷は循環血液量と解釈できる。循環血液量が多ければ1回の心拍出量は多くなる。しかし循環血液量が過剰となり，左室拡張期終末容量が限度をこえるような状態になると，1回拍出量は低下する。このような状態は心不全患者にみられる現象である。

　後負荷とは，血管抵抗に逆らって心臓が駆出する際の抵抗である。血管抵抗が高い場合には心臓がその抵抗力に逆らって強く駆出する必要がある。心臓の駆出力が弱ければ，血管抵抗に逆らえず，1回拍出量は減少する。

　心拍出量はこの前負荷・後負荷に加え，心臓の収縮力と心拍数に影響される。血圧は心拍出量と血管抵抗により数値が変動するため，血圧の評価のためには，これらの心拍出量の変動要因についてもアセスメントする必要がある。

4 循環動態のモニタリング

　厳密に循環動態を評価したい場合には，**スワン-ガンツカテーテル**（▶図4-14）に代表される肺動脈カテーテルを挿入することで，1回拍出係数（SVI）や肺動脈楔入圧（PAWP），肺動脈圧（PAP）などの心血管系パラメータをモニタリングすることが可能となる。スワン-ガンツカテーテルによるモニタリングでは，ほかにも心係数（CI）の値を知ることができる。これは，心拍出量を体表面積で除した値であり，心係数と肺動脈楔入圧の値を用いたフォレスター分類（▶91ページ）は，心不全や心原性ショックの診断や治療の指針となる。

　肺動脈カテーテルからは，心血管機能のさまざまな側面を評価できる10項目と，全身の酸素運搬能を評価するための4項目の情報を得ることが可能である。

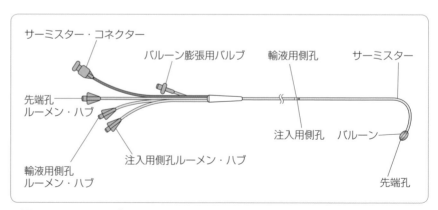

▶図4-14　スワン-ガンツカテーテル

①**中心静脈圧（CVP）**　基準値 4〜8 mmHg（5〜10 cmH$_2$O）。右心房圧（RAP）と上大静脈圧を反映したもので，まとめて中心静脈圧とよばれる。三尖弁の異常がなければ，RAP＝CVP としてよい。

②**肺動脈楔入圧（PAWP）**　基準値 6〜12 mmHg。カテーテルを小肺動脈まで進め，バルーンを拡張させる。それにより肺毛細血管床における血液の流れをとめることで測定される値である。僧帽弁の異常や慢性肺疾患がなければ左心房圧（LAP）と等しい。

③**心係数（CI）**　基準値 2.4〜4 L/分/m^2。心臓のポンプ機能をあらわす指標である。心拍出量（CO）は 1 回拍出量（SV）×心拍数となる。しかし体格の違いにより酸素摂取量が異なるため，心拍出量を体表面積で除した値を心係数という。心係数は左室の機能を評価するうえで有用ではあるが，前負荷や後負荷などの影響を受けて変動する。

④**1 回拍出係数（SVI）**　基準値 40〜70 mL/回/m^2。1 回拍出量は心拍出量を心拍数で除したものである。心拍出量ではなく，心係数を用いた場合には 1 回拍出係数となる。つまり，1 回拍出係数＝心係数/心拍数となる。

⑤**左室 1 回仕事係数（LVSWI）**　基準値 40〜60 g・m/m^2。左室が 1 回拍出量分の血液を駆出する仕事量を意味する。算出方法は LVSWI＝（平均動脈圧−中心動脈圧）×1 回拍出係数（×0.0136）である。

⑥**右室 1 回仕事係数（RVSWI）**　基準値 4〜8 g・m/m^2。拍出された血液が肺循環を通過するために必要な仕事量を意味する。算出方法は RVSWI＝（平均肺動脈圧−中心静脈圧）×1 回拍出係数（×0.0136）である。

⑦**右室駆出率（RVEF）**　基準値 46〜50％。駆出率とは収縮期に駆出される心室容積の割合であり，収縮期の心室収縮性の指標となるものである。値を求めるには右室拡張終期容積（RVEDV）値が必要であり，RVEF＝SV/RVEDV で算出される。

⑧**右室拡張終期容積係数（RVEDVI）**　基準値 80〜150 mL/m^2。先に述べた RVEDV は SV/RVEF で求められるが，SV ではなく SVI を用いて算出した値が RVEDVI となる。これは心室の前負荷を示すものである。

⑨**体血管抵抗係数（SVRI）**　基準値 1,600〜2,400 dyne・sec・cm^{-5}/m^{-2}。体血管抵抗（SVR）とは体循環を通過する際の血管抵抗を意味する。SVRI＝（平均動脈圧−右房圧）×80/CI で算出される。

⑩**肺血管抵抗係数（PVRI）**　基準値 200〜400 dyne・sec・cm^{-5}/m^{-2}。肺血管抵抗（PVR）とは肺動脈から左房までの圧較差である。PVRI＝（平均動脈圧−中心静脈圧）×80/CI で算出される。

4 つの酸素運搬パラメータは，酸素供給量（DO$_2$），混合静脈血酸素飽和度（SvO$_2$），酸素摂取量（VO$_2$），酸素摂取率（O$_2$ER）である。

モニタリングに際し，各パラメータは体格で補正されるため，体表面積 body surface area（BSA）の情報が必要となる。BSA の算出方法は以下のとおり

である。

$$BSA(m^2)=［身長(cm)＋体重(kg)－60］/100$$

② 輸液の管理

クリティカルな状況にある患者は，体液の喪失や循環血液量の減少をきたしている場合が多い。そのような場合には**輸液療法**が行われるため，看護師は輸液に関する知識をもち，それを実施するとともに，輸液の効果のモニタリングを行う。

体格により個人差はあるものの，成人ではおおよそ 1,500〜2,000 mL/日の水分を摂取する必要がある。また，水だけではなく，電解質や糖の補充も必要である（▶表4-9）。輸液製剤にはさまざまな種類があり，電解質や糖が含まれる量がそれぞれ異なっているため，患者の状況に応じて使い分けられる。

輸液製剤の選択▶ 輸液療法の管理においては，浸透圧について理解する必要がある。たとえば細胞外液のナトリウム濃度が上昇した場合には，ナトリウム濃度のより低い細胞内液から細胞外液に水が移動し，細胞外液のナトリウム濃度を希釈し，一定の濃度を保とうとするはたらきがおこる。この，濃度の低いほうから高いほうへ水が移動する圧力が浸透圧である。

日常的に用いられる輸液に生理食塩水があるが，これは細胞外液とナトリウム濃度がほぼ同じであるため，投与しても細胞外液の濃度は変化しない。したがって，細胞外液と細胞内液との間で水のやりとりは行われず，生理食塩水は細胞外液にとどまる。逆に，細胞内液よりもナトリウム濃度の低い輸液は，浸透圧により細胞内液に移動するため，細胞内液・外液両方を補充することができる。なにをどこに補充したいのかによって輸液製剤が選択される。

③ 輸血

輸血は，出血過多や高度の貧血，血液凝固因子の減少などをきたした患者に対して行われる。血液製剤には，全血製剤・赤血球製剤・血漿製剤・血小板製

▶ 表4-9　1日に必要な電解質量（成人）

ナトリウム（mEq）	50〜100
カリウム（mEq）	40〜60
カルシウム（mEq）	10
マグネシウム（mEq）	10
リン（mmol）	15

剤・血漿分画製剤があり，患者の状況に応じて使い分けられる。

副作用とその予防▶ 　輸血開始直後から副作用の有無について観察を行う。輸血の副作用は重篤化することもあるため，開始直後はゆっくり滴下し，異常をみとめたらただちに中断し，医師に報告する。

　副作用として出現する症状はさまざまであり，発熱や悪寒，瘙痒感，全身性の発赤などの軽度な症状もあれば，呼吸促迫・血圧低下・肝障害・汎血球減少・多臓器不全など生命危機につながるような症状を呈することもある。

　輸血時の看護で最も気をつけなければならないことは，**血液型不適合輸血**の防止である。不適合輸血により，血管内溶血反応がおこり，そのまま放置しておくと腎不全や播種性血管内凝固（DIC）を合併し，死にいたることもある。クリティカルな状況下では緊急輸血が必要なケースが多く，ほかの業務に追われていたり，複数の患者に対して同時に輸血が行われたりする場合もあるが，投与前の確認作業は必ず時間をかけて行い，投与ミスの予防に努める。

④ 補助循環療法

1 大動脈内バルーンパンピング（IABP）

　大動脈内バルーンパンピング intra aortic balloon pumping（**IABP**）とは，カテーテルを大腿動脈から胸部下行大動脈まで進めて留置し，心臓の拍動に合わせて（同期させて）カテーテル先端のバルーンを拡張・収縮させる補助循環である（▶図 4-15）。その目的は，心拍出時の抵抗の減少と冠血流量の増加による循環動態の安定化である。

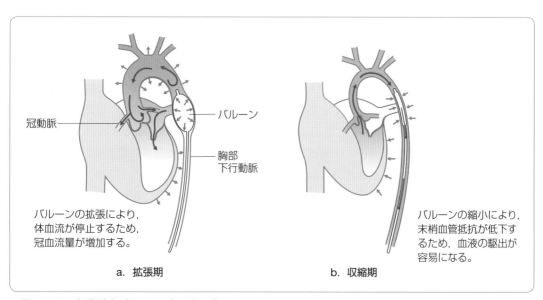

冠動脈

バルーン

胸部
下行動脈

バルーンの拡張により，
体血流が停止するため，
冠血流量が増加する。

バルーンの縮小により，
末梢血管抵抗が低下するため，血液の駆出が
容易になる。

a. 拡張期　　　　　　　　b. 収縮期

▶図 4-15　大動脈内バルーンパンピング

IABP には，心電図トリガーと動脈圧トリガーの2種類の設定がある。心電図トリガーでは，心電図波形をもとにバルーンが拡張・収縮する。動脈圧トリガーでは動脈圧ラインの波形をもとにバルーンが拡張・収縮する。どちらの設定においても，波形がはっきりしないような状況では正確な同期がなされないため，電極がはがれていないか，A ラインの波形は明確であるかなどに注意をして観察を続けなければならない。

看護上の留意点▶　IABP 装着中の患者の看護に際しては，IABP の原理・目的・合併症を十分に理解している必要がある。挿入時のおもな合併症には，動脈損傷（解離・穿孔など），血栓症，出血がある。また，装着中のおもな合併症として，下肢血流障害（虚血），血栓症，塞栓症，感染症，出血傾向，腓骨神経麻痺などがみられる場合がある。こうした合併症や機器の異常は生命危機に直結するため，駆動状況や患者のモニタリングを確実に行い，異常の早期発見・対応を行う。また，患者は安静を保持する必要があるため，IABP の必要性や目的を説明し，協力を得る。安静保持が困難な場合には医師と相談し，鎮静薬の投与を検討する。

　　IABP の離脱過程では，バルーンのアシスト回数を下げる，またはバルーン容量を減らし，循環動態の変化を確認する。変化がみられなければ抜去となるが，離脱過程においては循環動態が非常に不安定であるため，きめ細やかにバイタルサインを観察し，必要時には12誘導心電図を記録する。異常をみとめた場合にはすみやかに医師に報告する。

2　経皮的心肺補助装置（PCPS）

　　経皮的心肺補助装置 percutaneous cardiopulmonary support（**PCPS**）は，大腿動脈に送血管を，大腿静脈に脱血管を挿入し，遠心ポンプと人工肺を用いた閉鎖回路に血液を循環させる人工心肺装置である。目的としては，心筋酸素消費量の減少やポンプ失調によるショックの改善，前負荷の軽減による心仕事量の減少などがある。

　　PCPS は，IABP による補助だけでは十分ではない場合などに使用され，心機能低下の患者だけではなく，重症呼吸不全患者に対する一時的な呼吸補助として用いられることもある。ただし，高度脳障害や自己心の回復が見込まれないような場合には適応とはならない。また，大動脈弁閉鎖不全を有している場合には左室負荷が上昇してしまうため禁忌である。

　　システム上，大腿動脈から中枢へ向かって逆行性に送血されることになるため，自己心の拍出がある場合には大動脈内のどこかでぶつかることになる。その部位をミキシングゾーン mixing zone とよぶ。自己心の拍動がない場合には，遠心ポンプによる循環となるため，拍動は消失する。

看護上の留意点▶　IABP と同じく，機器の異常や合併症は生命危機に直結しやすいため，原理や効果・目的・合併症を十分に理解していなければならない。おもな合併症に

は，下肢血流障害，血栓症，塞栓症，感染症，出血傾向，大動脈解離，溶血，体温低下がある。管理にあたっては，医師および臨床工学技士と密に連携をとり，異常の早期発見・対応に努める。

3 植込み型除細動器(ICD)

植込み型除細動器 implantable cardioverter defibrillator(**ICD**)とは，除細動器を体内に植え込み，致死的不整脈(心室性頻拍〔VT〕，心室細動〔Vf〕など)が生じると自動的に感知し治療する機器である。致死的不整脈のほかに，失神発作を有する QT 延長にも適応となる。不整脈の種類に応じて，行われる治療が異なる(▶表 4-10)。

ICD は本体とリードで構成され，リードの先端は 1 本が右房，もう 1 本が右室に位置するように挿入される(▶図 4-16)。

看護上の留意点▶ ICD 挿入後は在宅療養となるため，日常生活上の注意点について患者および家族に説明をする。とくに電磁波の影響や，自動車の運転[1]など，ICD 作動により自他ともに生命の危険にさらされるような状況をつくらないようにすることの理解が必要である。

▶表 4-10 不整脈の種類に応じた治療

抗頻拍ペーシング	頻拍に対して，それ以上に速いレートでペーシングを行い，頻拍を停止させる。
カルディオバージョン	抗頻拍ペーシングで改善しなかった頻拍に対して，弱い電気ショックを加える。
除細動	カルディオバージョンで改善しなかった頻拍と心室細動に対して，強い電気ショックを加える。
抗徐脈ペーシング	極端に徐脈となった場合にバックアップとしてペーシングを行う。

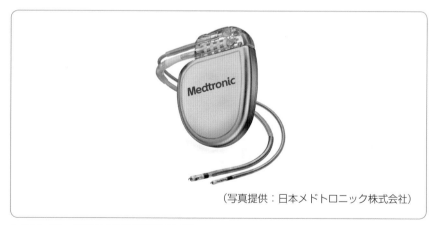

(写真提供：日本メドトロニック株式会社)

▶図 4-16 植込み型除細動器(ICD)

---

1) ICD 挿入後 6 か月間は自動車の運転が禁止されており，6 か月を経過して作動していないことを前提に主治医の許可がおりることで，運転免許の申請が可能となっている。

ICDにより不整脈の予防ができるわけではないため，薬物療法などの治療を継続することが必要であり，患者のコンプライアンスを確認するとともに，必要であれば家族に協力を依頼する。また，有事の際を想定して，家族に対して心肺蘇生法の指導を行うことが望ましい。

⑤ 血液浄化療法

血液浄化療法とは，腎臓機能低下などにより濾過・排泄機能が障害された場合に，かわりとなって血液中の老廃物や余分な水分などを取り除く治療である。人工透析療法は，濾過・排泄の方法により，**血液透析** hemodialysis（**HD**）と**腹膜透析** peritoneal dialysis（**PD**）に大別される。

血液透析▶　血液透析は静脈に送血および脱血のカテーテルを挿入し，体外循環させながらダイアライザーとよばれる人工膜を介し血液を浄化させる。毎分100 mL以上の血液流量が必要なため，長期的には末梢動脈・静脈を吻合した内シャントをつくり，内循環と外循環のブラッドアクセスとして用いられる。

腹膜透析▶　腹膜透析は腹膜の機能を利用し，血液を浄化させるものである。腹腔内と腹腔外をつなぐカテーテルから，腹腔内に透析液を注入し，4〜8時間ほど入れたままにする。これにより，腹膜を介して徐々に体内の老廃物や余分な水分が透析液に移動する。この透析液の注入と排出を繰り返して行うものである。

看護上の留意点▶　透析治療導入時には，不均衡症候群（透析平衡障害症候群）とよばれる症状が出現しやすい。透析により血液は浄化されるが，細胞内の老廃物は除去されにくいため，細胞内外に濃度差が生じることであらわれる症状である。とくに脳組織でこの濃度差が大きいため，おもな症状として頭痛や吐きけ・嘔吐，痙攣などがみられる。透析に慣れるにしたがい症状は消失することが多い。長期的な合併症としては腎性貧血や透析アミロイド症，急性冠症候群や脳血管障害などがある。また，免疫能が低下しやすいため，感染症にも注意が必要である。

透析治療中にはこのような合併症に注意して観察を行うとともに，バイタルサインの変化と血液検査データの確認が重要である。異常が生じた際には透析の中断，時間の短縮などが考慮される。

E｜栄養管理の実際

① 栄養投与ルートの選択

栄養投与ルートには経消化管投与（**経腸栄養**）と経静脈投与（**静脈栄養**）の2つのルートが存在する。消化管が使用できる場合，自分の力で食べられるのであれば患者の食べやすい食形態にして食事を提供する。意識障害や気管挿管患

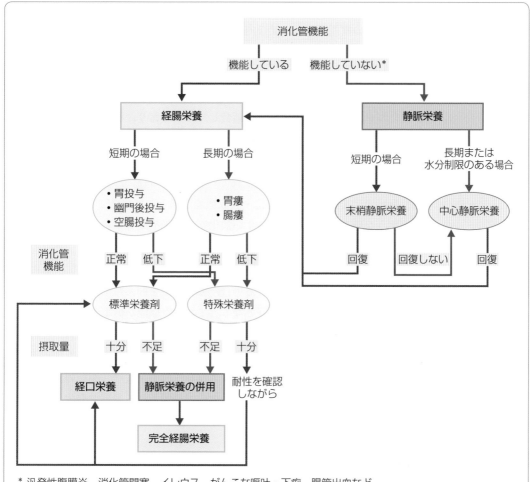

▶ 図 4-17　栄養療法のアルゴリズム

者など，消化管が使用できるが咀嚼や嚥下が困難な場合，あるいは咀嚼・嚥下
機能が低下しているときに経腸栄養が行われる。一方，消化管閉塞や腸管出血
など消化管が使用できない場合に静脈栄養が行われる（▶図 4-17）。

② 経腸栄養

1　経腸栄養の有効性

消化管が機能していれば経腸栄養を選択する。とくに重症患者では 24〜48
時間以内に開始する。早期経腸栄養の開始は，腸管粘膜や粘膜下層に存在する

腸管関連リンパ組織の機能を維持するはたらきがある。これら粘膜や腸管関連リンパ組織の機能維持は，腸管内細菌が粘膜バリアーを通過して体内に移行するバクテリアルトランスロケーションを予防する効果が期待できる。

2 経腸栄養剤の種類と選択基準

タンパク質は多数のアミノ酸が結合してできており，消化吸収過程でペプチドやアミノ酸に分解されていく。**半消化態栄養剤**は分子の大きさがタンパク質であるのに対し，**消化態栄養剤**はペプチドまで分解された状態となる。そして**成分栄養剤**はアミノ酸まで分解されている（▶表4-11）。たとえば下痢や嘔吐を繰り返す患者では，腸管の消化・吸収機能が低下していることが考えられる。このような場合，より吸収しやすい消化態栄養剤や成分栄養剤を選択すると嘔吐や下痢を抑えられる場合がある。

各種栄養剤は，病態に応じて三大栄養素の配分を工夫している（▶表4-12）。糖尿病などで高血糖が問題となる場合，糖質の量を抑えた栄養剤に切りかえることで血糖コントロールが良好となる。また，腎機能が低下していると，タンパク質の分解過程で発生する窒素代謝物を腎臓で処理しきれずに腎機能障害が進行する。そのため，腎機能障害がある場合はタンパク質を抑えた栄養剤を選択する。二酸化炭素が体内に蓄積するような呼吸不全には，脂肪の量を多めに配分した栄養剤を選択する。脂肪は，体内で分解される過程で発生する二酸化炭素の排泄量が少ないためである。

3 経腸栄養ルートの種類

経腸栄養では栄養チューブを用いて栄養剤の投与が行われる。栄養チューブ

▶ 表4-11　経腸栄養剤の種類と特徴

種類	分子の大きさ	脂肪含有量
半消化態栄養剤	タンパク質	20～30%
消化態栄養剤	ペプチド	20～30%
成分栄養剤	アミノ酸	2%以下

▶ 表4-12　病態別栄養剤と特徴

種類		栄養素の配分
通常の栄養剤		糖質60%　タンパク質20%　脂質20%
病態別栄養剤	糖尿病	糖質33%　タンパク質17%　脂質50%
	腎不全	糖質70%　タンパク質 4%　脂質25%
	呼吸不全	糖質28%　タンパク質17%　脂質55%

は，通常は鼻から挿入することが多いが，口から挿入する場合もある。栄養チューブの先端は胃内または空腸内にそれぞれ留置される。胃内への留置は，ベッドサイドで盲目的に行うことができ，空腸内に留置するためにはX線透視や内視鏡を使用しなければならない。そのため，胃内に留置されることが最も多い。ただし，空腸内への留置は，胃内留置に比べて嘔吐や誤嚥のリスクが軽減できるという利点がある。

　顔面や口腔の外傷や疾病により，鼻や口から栄養チューブを挿入できない場合，胃瘻チューブや腸瘻チューブを留置することがある。これは皮膚から直接チューブを挿入し胃や腸にチューブを留置する方法で，長期的な栄養管理を目的として行われる。

4 合併症の予防

　経腸栄養剤の投与方法には，朝食・昼食・夕食のように1日3回に分けて投与する間欠投与法と，24時間持続で投与する持続投与法がある。

　重症患者は消化管の蠕動運動が抑制され，消化・吸収能力が低下していることが多く，下痢や嘔吐をおこしやすい。そのため下痢や嘔吐を予防する目的で持続投与法がすすめられている。持続投与法は専用の経腸栄養ポンプを用い，10～20 mL/時の速度で開始する。1日ごとに10 mL/時ずつ増量し，目標エネルギー量に到達した時点で間欠投与法に移行する。

　経腸栄養中の嘔吐を予防する目的で，30度以上頭部を挙上したヘッドアップ体位の維持が推奨されている。その他，胃腸内に栄養剤が停滞しないように消化管蠕動を促進させる薬剤の使用により，嘔吐や誤嚥を予防する。

③ 静脈栄養

1 輸液の種類と選択

　輸液には，末梢静脈から投与できるものと，中心静脈からでなければ投与できないものがある。これは輸液の濃度の違いであり，濃度の高い輸液は耐性の強い中心側の血管から投与する必要がある。より末梢の血管は耐性が弱く，より中心側の血管は耐性が強いと考えるとわかりやすい。

　濃度は浸透圧比であらわすことが多く，血液の浸透圧比を1とすると，末梢静脈から投与できる輸液の浸透圧比は3までである。より高カロリーな輸液では濃度が高くなり，浸透圧比も4から5と高くなる。また静脈栄養の投与期間が2週間をこえるような場合，末梢静脈では静脈炎をおこすことがあるので，中心静脈から投与する。

2 静脈カテーテルの種類

　　静脈カテーテルには末梢静脈カテーテルと中心静脈カテーテルがある。末梢静脈カテーテルは前腕や上腕の皮静脈からカテーテルを留置する。中心静脈カテーテルは鎖骨下静脈や内頸静脈，大腿静脈からカテーテルを挿入し，カテーテル先端を上大静脈に留置する。末梢静脈カテーテルから静脈栄養を行うのが**末梢静脈栄養**で，中心静脈カテーテルから静脈栄養を行うのが**中心静脈栄養**である。

　　近年，末梢静脈である尺側皮静脈や橈側皮静脈を穿刺し，そこからカテーテル先端を上大静脈まで進めて留置する末梢留置型中心静脈カテーテル peripherally inserted central catheter（PICC）の普及が進んでいる。PICC は従来の中心静脈カテーテルに比べ，気胸や動脈誤穿刺などの合併症が少ないことから注目を集めている。

3 合併症の予防

　　中心静脈カテーテルでは**血管内留置カテーテル関連血流感染症（CRBSI）**が問題となる。予防のためには，カテーテルを挿入するときに，マキシマルバリアプリコーションによる感染防御に配慮した手技を徹底する。また中心静脈カテーテル挿入後の手指衛生やカテーテル挿入部位の衛生状態，カテーテルやカテーテルの接続部位の衛生状態を常時清潔に保つことが重要である。

　　中心静脈カテーテルに接続する輸液ラインには，インラインフィルターが取り付けられているものが多い。このインラインフィルターは輸液製剤に混入した微生物や異物を取り除くものであり，わが国ではフィルターの使用が推奨されている。

輸液ルートの交換▶　通常使用している輸液ルートは 96 時間以上，7 日以内の間隔で交換することが推奨されている。その一方，脂肪乳剤を静脈栄養として投与する場合，輸液ルート内の微生物が増殖しルート内が汚染する。そのため脂肪乳剤を投与した輸液ルートおよび血液製剤を投与した輸液ルートは 24 時間以内に交換することが推奨されている。

カテーテルの交換▶　カテーテルの交換に関して，末梢静脈カテーテルは 96 時間以内に交換し，中心静脈カテーテルは，定期的な交換はせず，感染が疑われる場合のみ交換する。中心静脈カテーテルの挿入部位は，クロルヘキシジンアルコールまたはポビドンヨードを用いて消毒し，滅菌されたフィルムドレッシングを使用し 1〜2 週間ごとに交換する。このようなこまやかな管理がカテーテル関連血流感染症を予防する。

④ 重症患者への栄養と看護

重症患者は，なにかしらの侵襲にさらされており，体内の代謝が変動している。また，人工呼吸器管理中である場合や，鎮静薬や鎮痛薬，各種の昇圧薬や強心薬を使用していることが多い。さらに，患者との意思の疎通が困難なことが多く，腹痛や吐きけなどの訴えが理解しにくい。このような状況をふまえたうえで，患者に負担の少ない，合併症を予防した栄養管理が求められる。

重症患者の栄養管理において，看護師は腸蠕動音や腹部のかたさ，排便状況などを密に観察する。また各種検査データや画像診断も参考に，総合的に患者の状態を見きわめる必要がある。実施されている栄養管理が適切かどうかを判断するうえでは，患者の声や動作の力強さなど，活気にも注目することが大切である。

F 鎮痛・鎮静管理

① 集中治療を受ける患者の鎮痛・鎮静の必要性

集中治療を受ける患者は，手術や事故によって生じる創傷や神経障害による痛み，それに伴う心理的な苦痛を有している。これらは，組織が損傷した際に生じる不快な感覚であり，患者の主観的症状である。患者は，こうした痛みに加えて，呼吸困難や全身倦怠感，死への恐怖感や不眠，気管チューブやカテーテルによる拘束感や不快感，発声困難，気管吸引や体位変換など処置に伴う苦痛，安静をしいられることで生じる腰痛などのさまざまな苦痛に悩まされ，精神的にも多くのストレスをかかえる。

痛みそのものは，危険から身をまもるための警告信号として，人間が生きていくうえで必要なものであり，患者の安静や感染徴候の発見につながる。しかし，痛みに代表される苦痛によって生じるストレス反応は，交感神経を興奮させ，カテコールアミンの分泌の促進により，血圧の上昇，心拍数・呼吸数・酸素消費量の増加，異化亢進などのさまざまな弊害が生じる。そのため，とくに免疫能が低下している集中治療患者にとっては回復遅延の要因ともなる。

また，痛みによる胸郭運動や活動の制限は合併症を誘発する。さらに，不安や恐怖をまねくことは，長期に持続する慢性疼痛や精神障害のリスクとなる。したがって，集中治療を受ける患者の苦痛や不安を緩和させ，回復を促進するうえでも，鎮痛・鎮静が必要不可欠となる。

② 鎮痛管理

1 適切な鎮痛管理とは

　　鎮痛管理においては，患者の状態を適切にアセスメントし，患者に合った疼痛緩和方法を考えることが重要である。とくに，人工呼吸器装着中は言語的コミュニケーションが困難になるため，患者の状況から痛みを予測して，患者が返答しやすいように質問を投げかけたり，筆談を活用したりして，患者が痛みを表現できるよう支援する。患者の意識レベルが低下している場合には，表情や筋緊張，心拍数や血圧などの交感神経緊張状態を観察して，痛みを発見することが可能である。

2 アセスメント

　　鎮痛管理で最初に行うのは，疼痛評価スケールなどを用いて痛みの性質・程度，時間的変化などを客観的に評価することである。さらに，創傷治癒の状況や侵襲的治療の程度から鎮痛の必要性をアセスメントし，患者の痛みの原因を推測する。

● 疼痛評価スケール

　　患者の身体状況から痛みを予測し，その状態に適した疼痛評価スケールを用いることで，痛みを早期に発見できる。また，評価スケールは他者と共有でき，介入効果の判定も可能となる。代表的な疼痛評価スケールに，**NRS**（Numerical Rating Scale と **CPOT**（Critical-Care Pain Observation Tool）がある。

NRS ▶　NRS は，主観的疼痛評価スケールで，患者と意思の疎通がはかれれば人工呼吸器装着中でも利用できる。使用方法は，「痛みがまったくない」を 0，「考えられるなかで最悪の痛み」を 10 として，11 段階で痛みの点数を問う。通常 4 以上であれば鎮痛を必要とする。痛みは主観的であるため，NRS による判断は効果的である。ただし，患者の協力を必要とするため，集中治療を受ける患者に用いることが困難な場合がある。その際には客観的疼痛評価スケールを利用するとよい。

CPOT ▶　客観的疼痛評価スケールである CPOT は，人工呼吸器装着中の患者でも使用可能であり，意識レベルに関係なく活用できる。日本語版として CPOT-J がある（▶表 4-13）。使用方法は，患者の「表情」「身体運動」「筋緊張」「人工呼吸器の順応性または発声」の 4 項目を観察し，点数化する。各項目は 0〜2 の 3 段階で，合計スコアは 0〜8 点で判定し，合計点が高いほど痛みの程度は大きいと判断する。通常 4 点以上であれば鎮痛を必要とする。

▶ 表4-13　CPOT-J

指標	状態	説明	得点
表情	筋の緊張がまったくない	リラックスした状態	0
	しかめ顔，眉が下がる，眼球の固定，まぶたや口角の筋肉が萎縮する	緊張状態	1
	上記の顔の動きと眼をぎゅっとするに加え固く閉じる	顔をゆがめている状態	2
身体運動	全く動かない（必ずしも無痛を意味していない）	動きの欠如	0
	緩慢かつ慎重な運動・疼痛部位を触ったりさすったりする動作・体動時注意をはらう	保護	1
	チューブを引っ張る・起き上がろうとする・手足を動かす/ばたつく・指示に従わない・医療スタッフをたたく・ベッドから出ようとする	落ち着かない状態	2
筋緊張 （上肢の他動的屈曲と伸展による評価）	他動運動に対する抵抗がない	リラックスした状態	0
	他動運動に対する抵抗がある	緊張状態・硬直状態	1
	他動運動に対する強い抵抗があり，最後まで行うことができない	極度の緊張状態あるいは硬直状態	2
人工呼吸器の順応性 （挿管患者） または 発声 （抜管された患者）	アラームの作動がなく，人工呼吸器と同調した状態	人工呼吸器または運動に許容している	0
	アラームが自然に止まる	咳き込むが許容している	1
	非同調性：人工呼吸の妨げ，頻回にアラームが作動する	人工呼吸器に抵抗している	2
	普通の調子で話すか，無音	普通の声で話すか，無音	0
	ため息・うめき声	ため息・うめき声	1
	泣き叫ぶ，すすり泣く	泣き叫ぶ，すすり泣く	2

（山田章子・池松裕子：日本語版 Critical-Care Pain Observation Tool（CPOT-J）の信頼性・妥当性・反応性の検証. 日本集中治療医学会雑誌 23（2）：133-140, 2016 による）

3　疼痛緩和の実際

● 痛みの原因の除去

　痛みの原因が明らかな場合は，その原因除去によって除痛をはかる。たとえば同一体位による苦痛は体位変換を行う，あるいは，ルートの圧迫による苦痛であれば固定方法を変更するなどして，圧迫の解除によって痛みを緩和する。

● 鎮痛薬を用いた疼痛緩和

　原因を取り除いても痛みが緩和できない，または取り除くことができない場合，薬剤を用いて鎮痛をはかる。とくに，組織損傷や炎症によって生じる疼痛の場合は，鎮痛薬が効果的である。集中治療室で用いられる代表的な薬剤を表4-14 に示した。薬剤を用いる場合は，患者の循環動態，腎機能や肝機能など

▶表 4-14　ICU で頻用される代表的な鎮痛薬

分類	一般名	商品名	効果部位	作用・効果	副作用・留意点
オピオイド	フェンタニルクエン酸塩	フェンタニル(静注)	オピオイド受容体	麻酔・鎮痛 作用時間が短い 心収縮作用や血管拡張作用が少ないので，血圧低下が少ない	便秘，吐きけ・嘔吐，低血圧，呼吸抑制 喘息患者には禁忌である 肝不全で蓄積する
	モルヒネ塩酸塩	モルヒネ塩酸塩(静注)		鎮痛 鎮痛作用が強力である	便秘，吐きけ・嘔吐，低血圧，呼吸抑制 気管支喘息や痙攣状態には禁忌である 肝・腎不全で蓄積する
	ケタミン塩酸塩	ケタラール®(静注)		麻酔・鎮痛，抗うつ作用	血管収縮作用があるため心筋梗塞・脳梗塞後は慎重に投与 脳圧上昇時，痙攣既往の患者には禁忌
非オピオイド	ブプレノルフィン塩酸塩	レペタン®(静注)		下記疾患ならびに状態における鎮痛 ・術後，各種がん，心筋梗塞	血圧低下時には血管拡張作用があるため注意 呼吸抑制，呼吸困難，舌根沈下，吐きけ・嘔吐
	ペンタゾシン	ソセゴン®(静注) ペンタジン®(静注)		下記疾患ならびに状態における鎮痛 ・各種がん，術後，心筋梗塞，胃・十二指腸潰瘍，腎・尿路結石，閉塞性動脈炎など	ショック，アナフィラキシー様症状 呼吸抑制 連用により薬物依存を生じることがある
	アセトアミノフェン	アセリオ®(静注)	中枢における下降性疼痛抑制系の賦活化	経口製剤および坐剤の投与が困難な場合における鎮痛・解熱	アセトアミノフェン中毒時や重度の肝障害には禁忌 ショック，アナフィラキシー様症状 アルコール多量常飲者には肝障害があらわれやすくなる
		カロナール®錠(内服)		鎮痛・解熱	
NSAIDs	フルルビプロフェン アキセチル	ロピオン®(静注)	シクロオキシゲナーゼ(COX)阻害	下記疾患ならびに状態における鎮痛 ・術後，各種がん	ショック，アナフィラキシー様症状 消化性潰瘍を悪化させることがあるなど
	ロキソプロフェンナトリウム水和物	ロキソニン®(内服)			
	ジクロフェナクナトリウム	ボルタレン®(坐剤)		下記疾患ならびに症状の鎮痛・消炎 ・変形性関節症，変形性脊椎症，腰痛症など ・手術の鎮痛・消炎，解熱・鎮痛	低血圧 長期間服用すると消化性潰瘍を引きおこす可能性がある 鎮痛薬や解熱薬で喘息をおこしたことのある者には禁忌である
		ボルタレン®(内服)			

の全身状態をアセスメントし，薬剤の発現時間や作用を考慮する。とくに，呼吸抑制や循環動態の変動には注意して十分な観察を行う。

先行鎮痛▶　体位変換や侵襲的処置に伴い痛みが生じることが予測される場合は，あらか

じめ鎮痛薬を投与する**先行鎮痛**を行うことで，患者の苦痛を最小限にできる。経静脈的自己調節鎮痛法 in-travenous patient-controlled analgesia（IV-PCA）[1]使用中であれば，患者に使用方法を指導することで，患者みずからが痛みを調整でき，効果的な先行鎮痛が実施できる。

● 薬剤を用いない疼痛緩和ケア

集中治療を受ける患者は精神的にも危機的状況にあり，そのうえ，不安や不快感情が痛みを増強させる。痛みを修飾する因子には，悲しみ・怒り・孤独感などもあり，痛みの閾値を下げる要因となる。そのため，こうした要因を軽減できるように精神的ケアによる疼痛緩和ケアが必要となる。また，十分な睡眠，注意をそらす，ふれあい，リラックスなどは，痛みの閾値を上げることができるため，マッサージ，罨法，リラクセーション，コミュニケーションの促進などのケアにより，鎮痛効果を高めることができる（▶表4-15）。

回復促進も疼痛緩和には重要である。よくなっていると感じることが，安心感や闘病意欲にもつながり，積極的行動に関心を向けられる。それによって痛みの意識拡散がおこり，闘病意欲をさらに高め，結果的に疼痛緩和を促す相乗効果が期待できる。

③ 鎮静管理

1 適切な鎮静管理とは

鎮静とは，薬物を用いて患者の不安や苦痛，興奮状態をしずめることで，患者の精神状態の安寧をはかることをいう。鎮静時には意識レベルが低下するために，患者は眠っているように見えるが，通常の睡眠とは異なる。

鎮静管理の目的は，患者にとって安全で安心できる環境をつくり，治癒を促進するために酸素消費量・基礎代謝量を減少させることである。よって，呼吸・循環が安定した状態で，医療者が声をかけると患者が応答でき，意思疎通がはかれる程度の鎮静深度が望ましい。昏睡状態のような深い鎮静では，循環動態が不安定となり，廃用性障害をまねき，褥瘡や肺合併症といった二次的合併症を引きおこすというデメリットがある。また，深い鎮静は患者の苦痛や不安の表出がはかれず，適切な鎮痛管理が実施できない可能性もある。

患者の苦痛や不安を低減し，患者自身が安心して治療を受けられるような状態に調整し，鎮静におけるデメリットを最小限にすることが重要である。

---

1) IV-PCA：静脈ルートから専用機器である PCA ポンプで薬剤を持続投与し，患者が痛みを感じたときに患者自身が操作して，安全かつ効果的な量の鎮痛薬をすぐに投与できる方法をいう。

▶表4-15　疼痛緩和ケア

項目	方法		具体的な内容と効果
物理的	マッサージ		・背部や後頸部などをマッサージすることで，広範囲にわたる筋緊張の軽減や，血行を促進する効果をもたらす
	アロマテラピー		・植物から抽出した精油を用いた芳香浴により，リラクセーション効果が期待できる
	安楽な体位		・積極的に筋肉の緊張や腱・関節の伸展を緩和し，疼痛部位に負担のない体位を工夫することで，緩和がはかれる
	温罨法・冷罨法		・温罨法は湯たんぽや蒸しタオルを用いて局所をあたためることで血行を促進し，筋緊張を弛緩させる ・冷罨法は，ゲルパックなどを用いて局所を冷やすことで，末梢循環を抑制し，腫脹を軽減させる
認知行動	リラクセーション	深呼吸	・深呼吸を行うことで，痛みや術後の交感神経優位の状況から副交感神経を優位にすることが期待される
		漸進的筋弛緩法（PMR）	・全身の筋肉の緊張と弛緩という身体動作を通して得られる筋感覚に基づいて，系統的かつ漸進的にリラクセーションを行う
	音楽療法		・音楽のもつ生理的・心理的・社会的はたらきを用いた心身の障害の回復，機能の維持改善，生活の質の向上，行動の変容などに向けて，音楽を意図的・計画的に使用する
	注意転換		・意識を痛み以外のものに向ける（例：テレビを見るなど）
感情的なサポート	コミュニケーションアプローチ		・コミュニケーションを促進し，繊細で思いやりのある理解のアプローチに焦点をあてる（例：タッチング，傾聴的態度）
日常生活の活動の支援	自己コントロールの維持		・人々が通常できる，必要がある活動の達成に必要な支援に焦点をあてる（例：患者が動きまわったり入浴するのをたすける）
快適な環境つくり	ストレッサーの軽減		・環境を快適で機能的にすることに焦点をあてる（例：騒音を最小限に抑え，快適な室温を維持し，患者のお気に入りの物を持ち込む）

(Gélinas, C., et al.：Patients and ICU nurses' perspectives of non-pharmacological interventions for pain management. *Nursing in Critical Care*, 18（6）：307-318, 2013 を参考に作成)

2 アセスメント

　　鎮痛管理と同様に，患者の全身状態や治療状況を把握し，精神状態を含めて鎮静の必要性をアセスメントする。また，鎮静評価スケールの使用により，患者の精神状況や鎮静状況を把握でき，それを他者と共有することで，薬剤の効果の判定もできる。

▶表4-16　RASS

スコア	用語	説明	評価手順
+4	好戦的な	明らかに好戦的な，暴力的な，スタッフに差し迫った危険	①30秒間観察
+3	非常に興奮した	チューブ類やカテーテル類を引っぱる，攻撃的	
+2	興奮した	頻繁な非意図的な運動，人工呼吸器ファイティング	
+1	落ち着きのない	不安で絶えずそわそわ。動きは攻撃的でも活発的でもない	
0	落ち着いている（−1でも+1でもない状態）		
−1	傾眠状態	呼びかけに10秒以上の開眼，及びアイコンタクトで応答	②呼びかけ刺激
−2	軽い鎮静状態	呼びかけに10秒未満のアイ・コンタクトで応答	
−3	中等度鎮静状態	呼びかけに動きまたは開眼で応答する	
−4	深い鎮静状態	呼びかけに無反応，しかし身体刺激で動きまたは開眼	③身体刺激
−5	昏睡	呼びかけにも身体刺激にも無反応	

(Sessler, C. N., et al.：The Richmond Agitation-Sadation Scale：validity and reliability in adult intensive care unit patients. *American Journal of Respiratory and Clitical Care Medicine* 166：1338-1344, 2002 をもとに作成)

RASS ▶　代表的な鎮静評価スケールには，**RASS**（Richmond Agitation- Sedation Scale）がある（▶表4-16）。不穏状態と鎮静の深さを評価することができ，+4 の「好戦的な」から−5の「昏睡」状態までの10段階に分かれている。評価方法は，まず患者の精神状態のレベルを0から+4で把握し，不穏の有無を確認する。次に患者に声かけを行い，応答によって−1から−3を評価する。最後に身体刺激を行い，その反応で−4か−5を評価する。

3 鎮静管理の実際

鎮静薬の投与 ▶　患者が不穏状態であれば，まずその原因をつきとめる。原因が不明瞭で患者の病態悪化を引きおこす可能性が高い場合は，鎮静薬を用いて鎮静管理を行う。ICU でよく用いられる鎮静薬を表4-17 に示す。
　　鎮静薬を使用する際は，循環動態や呼吸状態，腎機能や肝機能を確認して，慎重に投与する。投与後には，発現時間や作用機序，副作用をとくに考慮して，薬剤の効果を鎮静評価スケールやバイタルサインで判定する。

鎮静レベルの決定 ▶　適切な鎮静レベルは患者の状態によって異なるため，病態や鎮痛管理状況をアセスメントして，医療チームで決定する。一般的に至適鎮静レベルは RASS で0〜−2で，患者と容易に意思疎通がはかれ，苦痛のない状態にする。

環境の調整 ▶　鎮静管理を行う際には，治療や不穏などの症状だけにとらわれず，全身状態のアセスメントとストレス緩和を行い，非日常的な環境を可能な限り整えることが重要である。つまり，患者が快適だと感じることができるような療養環境をつくり出し，良質な睡眠につながるよう支援することである。たとえば，患

▶表4-17　ICUで使用される代表的な鎮静薬

一般名	効果発現	特徴	副作用・注意点
ミダゾラム	2〜5分	・ベンゾジアゼピン系薬剤で短時間作用型 ・鎮静，催眠，抗痙攣，抗不安，抗健忘に作用 ・循環作用は少ない	・長期投与により蓄積し，覚醒遅延を引きおこす ・離脱症状やせん妄を誘発する ・呼吸抑制を引きおこす
プロポフォール	1〜2分	・GABA受容体に作用 ・半減期が短く，蓄積作用が少ない	・血圧低下を引きおこす ・注射時の痛みが生じる ・卵やダイズ製品のアレルギー患者には禁忌である
デクスメデトミジン塩酸塩	5〜10分	・α₂アドレナリン受容体に作用 ・鎮痛作用もある ・人工呼吸器離脱や抜管後の管理に適している	・徐脈，血圧低下を引きおこす

者が自分の意思を伝えたり，みずからの力で動けたり，昼夜を感じることができるなどである。

　とくに，人工呼吸器管理中の患者は，自分で起き上がることや，体位をかえることさえも容易にできない。ときには上肢の抑制をしいられ，かゆいところをかくこともできず，自己コントロール感を失うことさえもある。身体拘束の代替方法を考え，療養環境を整える日常的なケアも，鎮静管理を行ううえで大切なケアのひとつとなる。

G 体温管理

　生命の恒常性を維持するために必要な体温は，中枢温で37.0℃前後とされている。体温は，視床下部にある体温調節中枢で，目標とする体温（セットポイント）に保たれるよう調節される。身体は，一定の体温を維持するため，体温低下時には末梢血管の収縮やシバリング，体温上昇時には発汗や血管拡張といった反応によって調節を行っており，これを自律性体温調節という。

　体温の異常は，全身状態の悪化や回復遅延につながる場合がある。クリティカルケアを必要とする患者に体温の異常がみとめられた場合は，その原因をアセスメントし，循環動態や呼吸状態への影響を注意深く観察し，適切な管理を行う。

① 体温の異常と全身への影響

1 体温の異常

体温の異常には，体温上昇によるものと体温低下によるものがある（▶表4-18）。

体温上昇▶ 体温上昇には，感染や炎症，体温調節中枢の異常など，セットポイントの上昇により生じる**発熱**と，悪性高熱症や熱中症など，セットポイントは上昇せず，体温調節機能の異常により生じる**うつ熱**がある。

体温低下▶ 体温低下には，極度な寒冷環境による**偶発性低体温**がある。また，手術や全身麻酔，循環不全により，体温調節機能が低下することでも生じる。そのほか，治療として行うものに，心停止の蘇生後などに神経学的予後を改善するための体温管理療法（低体温療法）がある（▶NOTE「体温管理療法（低体温療法）」）。

2 全身への影響

● 体温上昇による影響

体温上昇によって代謝が7〜13% 亢進し，組織の酸素需要と酸素消費量が増加する。シバリングを伴う場合は，筋肉の収縮により，酸素消費量は安静時の 200〜500% にまで増加するとされている。また，代謝の亢進は組織における二酸化炭素の産生を増加し換気量の増大を伴うことから，呼吸数の増加をまねく。このため心肺機能が低下した患者では，酸素の供給不足や二酸化炭素の排出不足により，心不全症状や呼吸不全症状の悪化をきたすこともある。

● 体温低下による影響

軽度の低体温では末梢血管の収縮やシバリングによって体温を維持しようとするが，さらに体温低下が進行すると体温の自律性調節が困難になり，意識レベルの低下，アシドーシス，電解質異常，血圧低下，徐脈，不整脈をきたし臓

▶ 表4-18 体温の異常と分類

体温	分類	メカニズム
体温上昇	発熱	感染や炎症によって発熱物質が産生され，体温調節中枢のセットポイントが上昇することで血管収縮やシバリングによって体温が上昇する。 発熱時は白血球の貪食作用やリンパ球による免疫能が亢進する。
	うつ熱	熱産生の異常な亢進や熱の拡散障害により体温調節機能が障害されることで体温が上昇する。セットポイントの上昇はみられない。 中枢温が 42℃ 以上に上昇することがあり，脳温上昇による脳浮腫，小出血，変性が生じる。
体温低下	偶発性低体温	極度な寒冷曝露によって血管収縮やシバリングによる体温調節機能では対応できなくなり，体温が低下する。

器不全となる。また，血小板機能の低下や血管内皮細胞の障害により血液の凝固系が障害され，免疫能の低下に伴う易感染状態も合併するため，感染リスクの上昇や出血傾向の増大，創傷治癒の遅れが生じ，生命の危機状態に陥る。

② 体温管理の実際

1 体温の種類と測定方法

　体温は，血液温や膀胱温などに代表される**中枢温**（核心温・深部体温）と腋窩温に代表される**末梢温**（外殻温）に分けられる。末梢温は環境による影響を受けて変化するが，中枢温は体温調節機能によって調節されており，環境による影響を受けないため一定に保たれている。患者の体温を正しく評価するには中枢温が用いられる。クリティカルケアを必要とする患者に実施される体温測定の種類と特徴を**表4-19**に示す。

　適切な評価のため，測定の際には，温度だけではなく測定部位や方法も記録することが重要である。

2 クーリング

　クーリングは，体温上昇の原因をアセスメントして実施する。

発熱▶　セットポイントの上昇によって生じる発熱の場合，クーリングを行っても体温は低下しない。ただし，中枢温がセットポイントの温度に達し血管拡張による紅潮や体熱感を感じた場合に，頭部などのクーリングによって不快感を軽減することが可能である。すなわち，発熱では，クーリングは患者が望んだ際に

▶表4-19　体温測定の種類と特徴

種類	測定方法と特徴
血液温（中枢温）	肺動脈内に挿入された肺動脈カテーテルのセンサーによって測定する。 連続的に測定可能であるが侵襲的なカテーテルの挿入が必要である。
膀胱温（中枢温）	サーミスタつきの膀胱留置カテーテルによって測定する。 連続的に測定が可能であるが専用カテーテルが必要である。
食道温（中枢温）	経口もしくは経鼻的にサーミスタつきのプローブを挿入して測定する。 連続的に測定が可能であるが粘膜損傷の可能性がある。
直腸温（中枢温）	直腸内に温度プローブを挿入して測定する。 プローブによる不快や排便に伴う位置・測定誤差が生じる。
鼓膜温（≒中枢温）	体内から放出する赤外線量を測定することにより体温を測定する。 数秒で測定が可能であるが耳垢や測定部位のずれによる測定誤差が生じやすい。
腋窩温（末梢温）	測定が簡便である（中枢温よりも，成人で0.4℃程度，小児で0.8℃程度の低値を示す）。 環境による影響を受けやすく，皮膚や粘膜の密着状態により誤差が生じやすい。
皮膚温（末梢温）	皮膚のサーミスタつきのプローブを装着して測定する。 末梢循環不全がある場合は中枢温との誤差が大きくなる。

不快感を軽減するために用いられるべき対処である。

 うつ熱のように，熱の産生が放散を上まわって生じている高体温の場合は，積極的に体表面のクーリングを行って体温の低下を促す。

3 薬物による体温管理

発熱は生体防御反応の1つであるが，呼吸・循環など全身への影響が大きい場合は薬物による解熱が考慮される。

解熱薬には，非ステロイド性抗炎症薬（NSAIDs），ピリン系解熱鎮痛薬，非ピリン系解熱鎮痛薬がある。非ステロイド性抗炎症薬はシクロオキシゲナーゼの活性を阻害しセットポイントの上昇を抑えることで体温上昇を抑制する。一方，ピリン系・非ピリン系解熱鎮痛薬は，視床下部の体温調節中枢に直接作用し，末梢血管を拡張させて体温が低下する。解熱薬の使用時は血管の拡張に伴う相対的な循環血液量の減少が生じるため，血圧低下に留意する。

4 体温管理装置による体温管理

体温管理療法（低体温療法）など，さらに積極的に体温を管理するため，**体温管理装置**が用いられる場合もある。体温管理装置には，おもに体表に貼付したり背部に敷いたパッドに温度調節された温水を循環させて体温を調節するものや，温風によって体表を加温するものが用いられる。そのほか，鼠径部など

NOTE
体温管理療法（低体温療法）

体温管理療法とは，心停止の蘇生後に自己心拍の再開がみとめられ，昏睡状態にある患者や，頭部外傷により頭蓋内圧亢進をきたす患者などに対し，少なくとも24時間の体温管理を行う療法をいう。中枢温32.0～36.0℃に目標体温を設定する。

このような体温管理を行うことで，脳の代謝やアポトーシスを抑制し，血液脳関門やミトコンドリア機能を保護して脳障害を抑制する。同時に基礎代謝を抑えることにより脳の酸素消費量を低下させ虚血を防ぎ，脳浮腫や頭蓋内圧亢進を防ぐことができる。これらにより神経学的予後の改善が期待できる。

治療は，中枢温である食道温や膀胱温を持続的にモニタリングしながら，不整脈や血圧低下などの循環動態，電解質や血糖異常，人工呼吸器の使用や鎮静薬・鎮痛薬・筋弛緩薬の使用に伴う呼吸合併症の予防，凝固系の障害による出血傾向，免疫能の低下による感染予防，皮膚トラブルの予防など全身管理を行いながら実施する。

とくに冷却時や復温時は，目標とする体温や変化の程度を細かく確認しながら，高体温にならないようなコントロールが必要となる。

の太い血管にカテーテルを挿入し，ポンプを用いて体外の熱交換器を循環させて体温調節する深部冷却の方法（PCPS）などがある。

　いずれも中枢温を連続的にモニタリングしながら，設定した温度になるよう設定や調整を行う必要がある。また，患者の状態によって鎮静薬や筋弛緩薬の併用が必要となり，呼吸・循環・電解質を含めた全身管理が必要となる。

H 感染予防対策

　クリティカルな患者は，さまざまな感染源から交差感染や自己感染，日和見感染などの感染を生じやすい。それは，侵襲によるストレスや高血糖・低栄養のために免疫能が低下することや，皮膚や粘膜に創部があったり，点滴・カテーテル・ドレーンなどが挿入されていたりするため，病原体が侵入しやすい状態となるためである。

　また，尿道留置カテーテル挿入に伴う**カテーテル関連尿路感染症** catherter-associated urinary infection（**CAUTI**），中心静脈カテーテル挿入に伴う**血管内留置カテーテル関連血流感染症** catheter-rerated bloodstream infection（**CRBSI**），人工気道挿入に伴う**人工呼吸器関連肺炎** ventilator associated pneumonia（**VAP**）などの感染症も問題となる。

　このような多くの感染に対し，複数の感染予防策がとられている。共通の対策としては，**標準予防策**および**感染経路別予防策**がある。また，CAUTI 予防策・CRBSI 予防策・VAP 予防策などの特定経路に絞った予防策や，防御機構を補うためのスキンケア・口腔ケアといった予防策がある（▶表4-20）。

① 標準予防策（スタンダードプリコーション）

　クリティカルな患者には，気管内分泌物の吸引や採血，排泄処理など多くの湿性物質に触れるケアを実施する。そのため，標準予防策のなかでも，手指衛生，個人防護具の使用，環境整備・リネンの取り扱い，器材・器具・機器の取り扱い，安全な注射処置で注意が必要である。

方法▶　①**手指衛生**　流水と石けんによる手洗いか擦式消毒用アルコール製剤による手指消毒を行う。目に見えるよごれのある場合には流水と石けんによる手洗いを行う。目に見えるよごれがない場合には，擦式消毒用アルコール製剤を用いた手指消毒を行う。手指衛生は，患者への接触前後，処置の前後，不潔物の取り扱い後，防護具を外したときなどに行う。

　②**個人防護具の使用**　防護具には，手袋・マスク・ゴーグル・エプロンなどがある。手袋・マスク・エプロンは多くの処置・ケアで装着し，ゴーグルは血

▶ 表4-20　クリティカルケアでの感染予防

予防策の種類		内容
共通の予防策	標準予防策	・手指衛生 ・個人防護具の使用 ・環境整備・リネンの取り扱い ・器材・器具・機器の取り扱い ・安全な注射処置
	感染経路別予防策	・接触感染予防 ・飛沫感染予防 ・空気感染予防
特定経路の予防策	人工呼吸器関連肺炎(VAP)予防策	・手指衛生 ・必要時のみ回路交換 ・適切な鎮痛・鎮静 ・離脱の検討 ・頭部挙上
	血管内留置カテーテル関連血流感染症(CRBSI)予防策	・手指衛生 ・中心静脈カテーテル挿入時のマキシマルバリアプリコーション ・クロルヘキシジンを用いた皮膚消毒 ・大腿動脈での挿入の回避 ・不必要なカテーテル抜去
	カテーテル関連尿路感染症(CA-UTI)予防策	・手指衛生 ・無菌的に挿入，挿入後の適切な管理 ・不必要なカテーテルの抜去
防御機構を補うための予防策	スキンケア	・頭部：洗髪，ドライシャンプー ・顔面：MDRPU予防，顔ふき，ひげそり ・身体：褥瘡・MDRPU予防，全身清拭，部分浴 ・陰部：IAD予防，陰部洗浄，オムツ交換
	口腔ケア	・誤嚥を避ける体位 ・ブラッシング ・保湿 ・カフ上吸引

液や体液などの飛沫が考えられる場合に装着する。

　③**環境整備・リネンの取り扱い**　患者周辺の環境は，病原体の付着などがないよう清掃する。排泄物や血液などで汚染されたリネンは拡散を防ぐために分別する。

　④**器材・器具・機器の取り扱い**　患者に使用した器材等は，皮膚や衣服，環境を汚染しないよう取り扱う。

　⑤**安全な注射処置**　ディスポーザブルの注射器具を用い，清潔操作を徹底する。

② 感染経路別予防策

　標準予防策だけでは感染を予防できない病原体に対して，感染経路別予防策

を実施する。病原体を保有している可能性のある患者には，接触感染・飛沫感染・空気感染といった感染経路に対応した予防策をとる。

方法▶　①**接触感染予防**　接触による感染を防ぐために処置ごとに手袋を交換する。手袋を除去したら手指衛生を行う。患者に使用する聴診器・血圧計・体温計などはそれぞれの患者専用のものとする。

　②**飛沫感染予防**　飛沫感染する病原体の保菌者は，できるだけ個室管理とし，サージカルマスクを着用させる。保菌者に接するときはサージカルマスクを着用する。

　③**空気感染予防**　空気感染をおこす病原体の保菌者は，陰圧に管理された個室に収容し，サージカルマスクを着用させる。保菌者に接するときは N95 マスクを着用する。

③ カテーテル関連尿路感染症(CAUTI)予防策

尿道留置カテーテルの挿入によって，カテーテルの内外から膀胱内に細菌が侵入し，尿路感染を引きおこす。留置期間の長期化は感染のリスクを高める。また，蓄尿バッグ内の尿中では細菌が急速に増殖するため，操作時には適切な管理が必要である。アメリカ疾病管理予防センター(CDC)は，CAUTI の予防のための CDC ガイドラインで，適正利用と管理方法を示している。

方法▶　CDC ガイドラインに基づいた予防策を以下に示す。

(1) カテーテル操作の前後には手指衛生を行う。

(2) カテーテルは，尿道留置カテーテルと蓄尿バッグが一体化した閉鎖型尿道カテーテルシステムを用いる。

(3) カテーテル挿入時に皮膚や外陰部に定着している細菌を押し込めないように，十分な消毒を行い，無菌操作で行う。

(4) 管理中は，無菌的な閉鎖型ドレナージシステムを維持する。挿入箇所は，適宜洗浄し清潔にする。

(5) 蓄尿バッグは膀胱より低い位置に保ち，床に置かない。

(6) 蓄尿バッグにたまった尿は，個別の集尿容器を使用し，排液ポートが集尿容器に触れないように排出して定期的に破棄する。

(7) カテーテル留置の必要性を検討し，不要な留置を継続しない。

④ 血管内留置カテーテル関連血流感染症(CRBSI)予防策

中心静脈などに挿入される血管内留置カテーテルを介した血流感染は，医療従事者の手指と患者の皮膚の細菌叢および輸液と点滴ラインの汚染により生じ

る。CRBSI 予防のための CDC ガイドラインでは，カテーテル挿入時の注意と管理方法について示している。

方法▶ CDC ガイドラインに基づいた予防策を以下に示す。

①挿入

(1) 挿入手技の前後には手指衛生を行い，挿入者はマキシマルバリアプリコーション[1]を行う。

(2) 消毒薬にはクロルヘキシジンを用い，挿入後は透明ドレッシング材で閉鎖環境にする。

(3) 大腿静脈での挿入を回避する。

②管理方法

(1) カテーテル操作前には十分な手洗いを行う。

(2) 点滴セットは無菌的に作成する。輸液回路は閉鎖式が望ましく，不要な三方活栓はつけない。輸液ルートは 96 時間以上の間隔をあけ最低限 7 日ごとに交換する。ただし脂肪乳剤と血液製剤を使用した場合は 24 時間で交換する。

(3) 透明ドレッシング材を通して，挿入部位の感染徴候を観察する。透明ドレッシング材は汚染がなければ週に 1 回交換し，クロルヘキシジンで挿入部を消毒する。出血や滲出液が多い場合には滅菌ガーゼを用いる。

(4) 不要になったカテーテルはすみやかに抜去する。

⑤ 人工呼吸器関連肺炎(VAP)予防策

VAP は，原因菌を含む口腔内分泌物や胃内容物が，人工気道を介して流れ込むことで発生する。予防には，いくつかのケアを重ねて行う**人工呼吸関連肺炎予防バンドル(VAP バンドル)**を実施する(▶表 4-21)。

方法▶ (1) 人の手を媒介した病原体の伝播が VAP の原因となるため，手指衛生を確

▶表 4-21　VAP バンドル

Ⅰ. 手指衛生を確実に実施する。
Ⅱ. 人工呼吸器回路を頻回に交換しない。
Ⅲ. 適切な鎮静・鎮痛をはかる。とくに過鎮静を避ける。
Ⅳ. 人工呼吸器からの離脱ができるかどうか，毎日評価する。
Ⅴ. 人工呼吸中の患者を仰臥位で管理しない。

(日本集中治療医学会 ICU 機能評価委員会：人工呼吸関連肺炎予防バンドル 2010 改訂版. 2010.〈https://www.jsicm.org/publication/guideline.html〉〈2019-09-14 参照〉をもとに作成)

---

1) マキシマルバリアプリコーション：帽子・マスク・滅菌ガウン・滅菌手袋・患者の全身を被覆する大きめの滅菌ドレープを利用した感染予防対策のこと。

実に実施する。

(2) 人工呼吸器回路の交換のために回路を開放することで，下気道汚染の危険が高まるため，定期的な回路交換は行わない。

(3) 適切な鎮静・鎮痛をはかる。とくに過鎮静にした場合は，人工呼吸器からの離脱が遅延し，VAP 発生のリスクが高まるため，患者が快適な覚醒が得られることを目ざして鎮静レベルを調整する。

(4) 人工呼吸器装着期間の延長は，気管チューブを介した流れ込みの機会が増加し，耐性菌が定着するなど VAP のリスクが高まる。そのため，人工呼吸器からの離脱の可能性を評価する。

(5) 仰臥位は，口腔内分泌や胃内容物を気道へ流れ込ませる。そのため，病態による制限がない限り患者の頭部を挙上させる。流れ込みを予防するには，30 度以上の挙上が必要である。

(6) 気管チューブを介した流れ込みを防ぐために，カフ上部に貯留する分泌物を吸引する。カフ上部吸引は，気管チューブに付属したカフ上に吸引口がある吸引ラインを通して行う。

(7) 気管挿管によって常時開口していることや，発声や摂食が行われないことによって唾液量が低下する。唾液量の低下は口腔の自浄作用を低下させるため，口腔ケアを行い，口腔内の清浄を保つ。

⑥ スキンケア

　　経腸栄養を受けている患者は下痢便であることが多い。そのため，排泄物に関連した**失禁関連皮膚炎** incontinence associated dermatitis（**IAD**）が生じやすい。また，浮腫や低栄養状態および末梢循環不全による虚血などにより褥瘡がおこりやすい。褥瘡は，患者本人の自重によっておこるが，カテーテルなどの挿入物や医療機器などの圧迫によっても**医療関連機器圧迫創傷** medical device related pressure ulcer（**MDRPU**）を生じる。

　　IAD の好発部位は排泄物が付着する陰部と殿部である。褥瘡と MDRPU の好発部位は，体重や医療関連機器などによる圧迫が加わる部位である（▶図4-18）。

方法▶　①**頭部のスキンケア**　頭部のスキンケアには洗髪とドライシャンプーがある。洗髪は，ベッド上で行えるケリーパッドか洗髪車を使用する。全身状態が安定しない場合や病態による制限がある場合には，ドライシャンプーを行う。頭部のやわらかい部位や隆起している部位は褥瘡の発生の可能性があるため，観察を行う。

　　②**顔面のスキンケア**　気管チューブの固定テープや NPPV 用のマスクおよび酸素マスクなどの圧迫によって，頬の表皮剥離や耳と鼻に潰瘍などの MDRPU が生じる。これらの予防のため，テープ類の除去は愛護的に行い，必

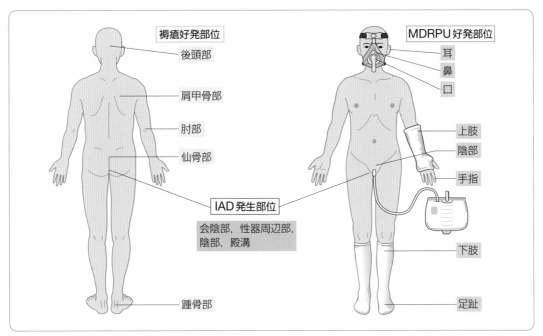

▶ 図4-18　スキントラブルの発生の種類と部位

要に応じて剝離剤を用いる。装着の長期化が予想される場合には，テープを固定する皮膚に保護材を貼布するか専用の固定器具を使用するなどして皮膚トラブルを防ぐ。気管チューブの圧迫によって，口腔内と口唇に MDRPU を生じることもあるため，1日1回は気管チューブの位置を変更する。また，顔面の皮脂のよごれを除去するため，蒸しタオルなどで顔ふきを行う。ひげそりを行う場合は，蒸しタオルを用いた顔ふきにあわせて行う。

　③**身体のスキンケア**　身体のスキンケアには全身清拭と部分浴がある。全身清拭はよごれを除去し，爽快感を与えるための援助である。全身を観察しながら清拭し，新しい寝衣に交換する。部分浴には，手浴・足浴・腋窩洗浄などがある。手足，腋窩は汗腺が多く存在するため，清拭では皮脂が十分には除去できない。そのため，これらの部分は洗浄剤と温水を使用した部分浴を行うことが望ましい。

　スキンケア時は，皮膚の状態を確認する絶好の機会である。発赤や皮膚損傷がないかを観察する。褥瘡好発部位に発赤をみとめる場合には，皮膚への負担を減らすため，除圧やマットレスの変更，ドレッシング材の貼付などを行う。弾性ストッキングやギプス，シーネなどの圧迫がある部位では，過度な圧がかかっていないか確認する。

　④**陰部のスキンケア**　陰部のスキンケアには，陰部洗浄とオムツ交換がある。陰部洗浄では，陰部，とくに尿道カテーテル挿入部を泡洗浄し清潔にする。オムツ交換では，陰部・殿部に付着した便をふきとり，新しいオムツに交換する。

　オムツ交換時によごれが強い場合は，陰部洗浄を行う場合もある。しかし下

▶表4-22　全身清拭中のモニタリング項目

患者の様子・訴え	・表情 ・疼痛 ・呼吸困難感 ・体動 ・チアノーゼ ・冷感
呼吸状態	・最大気道内圧 ・一回換気量(TV) ・分時換気量(MV) ・換気回数 ・経皮的動脈血酸素飽和度
循環動態	・心拍数 ・血圧
ドレーン・ライン類の状態	・ドレーンの圧迫・閉塞の有無 ・輸液ラインの圧迫・閉塞の有無

痢が頻回となりオムツ交換の回数が増加した場合には，IADの発生に注意が必要である。オムツ交換のたびに陰部洗浄を行うと，よごれとともに皮膚を保護する皮脂が落ち，皮膚のバリア機能が低下してIADを引きおこすためである。IADリスクの高い患者には，洗浄回数を控え，洗浄後に撥水性のあるクリーム・オイル・被膜剤などを塗布して皮膚を保護する。

スキンケア時の▶
注意点
(1) スキンケアは身体に負荷がかかり痛みが増強することがあるため，実施前にはバイタルサインと疼痛の評価を行う。また，患者に適した方法や時間，援助者を選択する。

(2) 実施中は，観察とモニタリングをしながら，全身状態に異常がないかを確認する(▶表4-22)。

(3) カテーテルやドレーンなどの挿入物を抜去しないよう注意する。

(4) よごれは洗浄剤の泡で取り除き，皮膚をこすりすぎない。また洗浄剤を皮膚に残存させないよう確実に洗い流す。水分は乾いたタオルでふきとる。

(5) 乾燥の強い患者には，皮脂膜の機能を補う目的で，保湿剤を使用することが望ましい。

⑦ 口腔ケア

　意識障害や人工呼吸管理などにより，咀嚼と発語ができないことは唾液の分泌量を低下させる。そのためクリティカルな患者は口腔内の自浄作用が低下し，細菌が増殖してバイオフィルムがつくられ，歯にプラークとして強固に固着する。プラークから遊離した細菌は，肺に流れ込み肺炎を引きおこす。そのため口腔ケアによって口腔内環境を清浄に整える必要がある。

方法▶(1) 標準予防策を実施する。

(2) 口腔ケアによる飛沫を防ぐためスクリーンやカーテンなどで遮蔽する。

(3) 誤嚥を予防するため，側臥位かファウラー位とする。これらの体位がとれない場合は，顔を横に向ける。人工気道がある場合には，カフ圧が適正（25〜30 cmH$_2$O）であるか調整する。

(4) 歯ブラシを用いて，ていねいにブラッシングを行う。十分な開口が得られない場合は，歯科用開口器かバイトブロックなどを用いて，視野を確保する。歯科用開口器による口唇の亀裂を避けるため，保湿剤などを塗布してから使用する。

(5) 汚染物の回収には，洗浄法と清拭法がある。洗浄法では誤嚥に注意してシリンジで洗浄水を少量ずつ注入し確実に吸引する。清拭法では保湿ジェルを塗布したスポンジブラシまたは口腔ケア用ウェットティッシュなどで口腔内をふきとる。

(6) 乾燥があれば2〜4時間ごとに保湿剤を塗布する。

(7) 口腔ケア後にはカフ上部吸引を行い，貯留を防ぐ。

(8) 口腔ケア中にも呼吸・循環動態が不安定になることがあるため，モニタリングを継続しながら安全に実施する。

I 創傷管理

　創傷管理とは，創部（皮膚・粘膜）表面の観察を通して治癒・回復過程のアセスメントと処置を行うとともに，創傷内部の治癒過程を管理することである。ドレナージチューブ（ドレーン）が留置されている場合は，滲出液の量と性状，後出血や発熱・疼痛・腫脹，血液検査による炎症所見などの炎症徴候の観察が重要である。

① 手術創の順調な回復のための全身管理

栄養状態の改善▶ 　低栄養は，創傷の治癒と感染防御に悪影響を与える。アルブミン値の低下により腹水の貯留や全身の浮腫を合併すると創傷治癒はさらに遅延する。術前から術後の全期間にわたって栄養アセスメントと栄養の補給を心がける。

　また，耐糖能が低下している患者は，術後高血糖による創傷治癒の遅延や感染症の合併をおこす危険が高まるので，血糖値のコントロールを行う。

慢性疾患のコントロール▶ 　慢性心不全・呼吸不全・腎不全・自己免疫疾患・動脈硬化など全身性疾患は術後回復を遅延させるため術前からの病態コントロールが重要となる。

全身の保清▶ 　手術前日，あるいは当日は，術前に全身の清潔をはかる。とくに，陰部や関節の内側，手術予定部位とその周囲を，泡だてた石けんで，皮膚を傷つけない

ように洗浄する。ナイロンタオルやブラシの使用は，皮膚に微細な傷をつくり，感染源となる可能性があるため避ける。術後の保清は，手術創の部位や全身状態によっても異なるが，一般に術後早朝からシャワー浴が可能となる。

② 手術創の特徴と管理

1 一次治癒創の管理

予定手術では，術野の保清と手術創の広範囲にわたる消毒，清潔な環境，手術機材の滅菌と術者の無菌操作が確立しているため，**一次治癒**の経過をたどり，術後1週間前後で抜糸が可能となる（▶図4-19-a）。

正常な一次治癒創は，術後48時間で縫合部が上皮化し，上皮が離開するおそれはなくなる。皮膚表面は最小の肉芽と瘢痕形成で治癒に向かうため，閉鎖ドレッシング法を用いる。術後の創傷管理に使用するおもなドレッシング材を表4-23に示す。

閉鎖ドレッシング法は，湿潤環境を保持することで，良好な創傷治癒環境を保つと言われている。ドレッシング材の交換は必要ないが，創部の観察と正常・

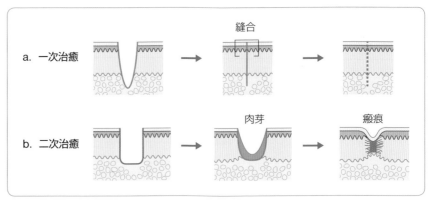

a. 一次治癒　　縫合

b. 二次治癒　　肉芽　　瘢痕

▶図4-19　一次治癒と二次治癒

📖 **NOTE**
消化管吻合部縫合不全

皮下におきる異常の例として，消化管吻合部縫合不全のひとつである食道部分摘出手術後の断端吻合不全がある。これは，食道の一部を切除し，持ち上げた臓器（通常は胃）と残った食道を吻合する手術である。通常は術後8日目前後に造影検査を行い，治癒状況を確認して食事が再開される。しかし，縫合不全が見つかると術後1~2週間は食事を中止しなくてはならず，低栄養や糖尿病，肝臓機能低下，放射線療法後の患者では治癒にさらに時間を要する。食道内腔から皮膚縫合部までの瘻孔が形成されると唾液や嚥下物が縫合部皮膚面までもれ出て，縫合不全を引きおこすことがある。

▶表4-23　おもなドレッシング材と特徴

おもなドレッシング材		特徴
エレバンロール	透明	バリア性にすぐれ，かつ水蒸気の透湿性を備える。
オプサイト™	透明	高い透湿性のオプサイトフィルムテープで皮膚のむれを抑える。
カテリープ™FS ロール	透明	柔軟性にすぐれ，衣服・シーツなどとの滑り性がよく，皮膚へのストレスが軽減される。
ミリオンエイド® ドレッシングテープW	透明	透明度が高く，貼付時フィルムのシワが少ない構造である。
優肌パーミロール®	透明	柔軟性・伸縮性にすぐれ，屈曲部・凹凸部にもよくなじむ。
ブレンダーム™	透明	密封性のある半透明なテープである。

　　　異常の判断は重要である。ドレーンなどが留置される場合を除いて，術後にガーゼを毎日交換する必要はない。

2 二次治癒創の管理

　　　低栄養や術後高血糖の患者では，抜糸後に創部離開が見られることがある。離開した部分を再縫合しないで，肉芽組織が盛り上がるように治癒する**二次治癒**の経過をたどる（▶図4-19-b）。二次治癒は一次治癒に比べて治癒期間が長く，より大きな瘢痕が形成される。創部の炎症徴候（発赤・腫脹・発熱・疼痛）が持続して見られる場合は，感染などの症状を注意深く観察する。

　　　二次治癒創は，再縫合せずに，消毒・洗浄と保湿性のある**ドレッシング材**を用いた創傷管理を行い，肉芽が上がるのを待つ。消毒後に，生理食塩水などで消毒液を洗い流し，ドレッシング材で被覆する方法がある。

③ 術後の創傷管理

1 観察

　　　手術野の皮膚縫合部分を覆うドレッシング材のフィルムは透明で薄いため，創部保護と患者や家族の目にふれないように，部位によっては滅菌ガーゼでおおう。

　　　看護師は，創部からの出血（フイルム下）や，創部と周囲の観察，滅菌ガーゼを外して，フイルムの上から観察を行う。観察においては，とくに炎症徴候（発赤，熱感，腫脹，疼痛など）に留意する。

　　　縫合部からの出血が見られ，フイルム下から外部に血液や滲出液がしみ出してきた場合（▶図4-20）は，縫合部皮下出血や逆行性感染への移行の可能性がある。少量であっても縫合部からの血液や滲出液の流出で，ドレッシング材による創部の閉鎖（密閉性）が保たれない危険がある場合，またドレッシング材か

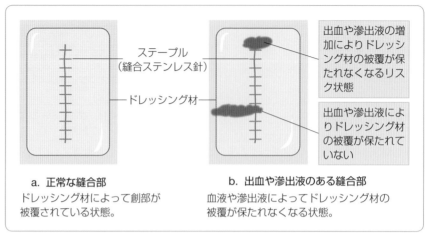

ステープル
（縫合ステンレス針）

ドレッシング材

出血や滲出液の増加によりドレッシング材の被覆が保たれなくなるリスク状態

出血や滲出液によりドレッシング材の被覆が保たれていない

a. 正常な縫合部
ドレッシング材によって創部が被覆されている状態。

b. 出血や滲出液のある縫合部
血液や滲出液によってドレッシング材の被覆が保たれなくなる状態。

▶図4-20　術後創部の観察

ら血液や滲出液が流出している場合は，消毒後に滅菌ガーゼをあてるなどの処置をする。

　また，急性期の創痛コントロールは創傷管理との関連が強い。洗浄・消毒時の疼痛緩和を目的に処置前に鎮痛薬を使用することもある。

2 創部から排液ドレーンやコードなどが出ている場合の管理

　創部から排液ドレーンやコードなどが出ている場合は，毎日，創部の消毒とガーゼ交換を行う。ドレーンの固定位置と固定方法，屈曲の有無，血液・滲出液の性状と量の経時的経過，ドレーン挿入部の発赤・腫脹を観察し記録する。とくに，オープンドレーン（開放式回路）の場合は，血液や滲出液が，ガーゼ表面までしみ出す前にガーゼ交換を行う。術後留置ドレーンは，排液（血液や滲出液）の流出量が減少したら早期に抜管する。

④ 心理的支援

不安に対するケア▶　患者・家族は創部に不安や恐怖心を感じる場合がある。そのため，看護師は創傷治癒過程が順調であればそれを伝え，創部に異常がなければ「きれいな傷です」などと肯定的フィードバックを行い，患者・家族の不安や恐怖心への対応を十分に行う。

ボディイメージの
変容に関するケア▶　一次治癒創の皮膚部分は，ほとんど瘢痕を残さないまでに修復する。ただし，顔面・頸部・四肢などの目だつ部位，また胸腹部など露出は少ないものの患者にとっては気になる部位に，傷あとが残る場合がある。また，二次治癒創は，ケロイドや瘢痕を形成することもあるため，クリティカルケアから慢性期までの創傷管理が重要である。術前から，患者の不安をアセスメントし，ボディイメージの変容に対するケアを行うとともに，術後の創傷管理の必要性について

指導を行う。

瘢痕の状態が安定するまでには，半年から1年がかかる場合もある。露出部にできた起伏のある肥厚性瘢痕は，形成外科の手術療法・薬物療法・傷あとを隠す化粧が適応になる場合もある。患者が傷あとをどのように受けとめているか，改善を希望しているかを看護師は理解し，支援の判断と必要なコンサルテーションを行うことが重要である。

J ドレーン管理

クリティカルな患者では，組織・臓器の内腔や死腔に貯留した分泌液，血液・滲出液・膿などを体外に排出するために**ドレーン**（ドレナージチューブ）が留置されることがある。これを**ドレナージ**といい，3つの目的がある。

①**治療的ドレナージ**　術後腔内貯留血液，腸管損傷（腸管内液の腹腔内への漏出）後の消化液・滲出液，気胸（空気）・胸水，膿胸，実質臓器膿瘍，腹膜炎腹腔内膿瘍を体外へ誘導するために行う。

②**予防的ドレナージ**　死腔内の血液や滲出液への感染予防や，死腔量の増大による周囲の臓器や器官への圧排予防など，術後合併症の予防のために行う。

③**情報（インフォメーション）ドレナージ**　排液の性状と量から，内腔・死腔内やドレーン先端部分の状況を推察するために行う。

クリティカルケアで行われるドレナージには，**表4-24**に示すようなものが

▶ 表4-24　クリティカルケアで行われるおもなドレナージ

部位	種類
頭蓋内	硬膜外ドレナージ 硬膜下ドレナージ 脳槽ドレナージ 脳室ドレナージ
胸部	心嚢ドレナージ 胸腔ドレナージ 縦郭ドレナージ
腹部	腹腔ドレナージ 胆嚢ドレナージ 総胆管ドレナージ 膵管ドレナージ 腎瘻 膀胱瘻 尿管ステント 尿道カテーテル
その他	皮下ドレナージ 関節腔ドレナージ

ある。看護師は，ドレーン管理を行いながら，ドレナージ中の患者の苦痛や体動制限，異和感，不安に対処し，感染予防と対策への配慮を行い，治癒の促進と異常を見逃さない支援を行う。

① ドレーン管理の原則

1 ドレナージのしくみ

ドレナージには**閉鎖式回路**と**開放式回路**があり，排液を行うしくみには以下のようなものがある。

①**減圧法**　ドレーンに接続した閉鎖式バッグ内を陰圧にして，排液を促す。

②**自然流出法**　ドレーン内に排液が自然に流れ出て，排液バッグに貯留する。

③**毛細管現象法**　親水性フィルム素材を用いて，ドレーン内腔の表面積を大きくし流出をはかる。

術中に留置するドレーンの多くは，閉鎖式回路で，自然流出あるいは陰圧によって排液を促す構造になっている。また，ドレーンの内腔は，腹腔や死腔内の滲出液・血液を毛細管現象によって，積極的に排液する構造となっている（▶表4-25）。

ドレーンにはマーク（目印）があり，正常な挿入位置ではマークは見えないが，ドレーンが抜けてくるとマークが視認できるようになる。また，挿入部でドレーンが屈曲している場合は，内腔が細くなるので，ドレーンの挿入部に枕を入れて内腔が狭窄しないようにする。

2 観察とアセスメント

ドレーン管理においては，ドレーンからの排液の量・性状，ドレーンの固定状況と屈曲・目詰まりの有無を経時的に観察し，異常を見逃さないことが重要である。ドレーン先端部の組織・臓器の内腔や死腔におきている変化を見逃さないための観察とアセスメントを時系列にそって行う。

手術中に留置されたドレーンの留置部位や内腔・死腔の状況について情報を得ることは，内腔・死腔の状況をアセスメントするために重要である。ドレーンからの後出血・排液量の減少が見られれば，組織刺激や感染予防対策として，早期に抜去することが強くすすめられる。

ほかの医療処置と同様に，患者とのコミュニケーションをとりながら，患者がかかえる疼痛，不自由さ，不安・心配ごとについての対応を行う。

複数のドレーンの▶管理　術後に複数のドレーンが留置されている場合は，それぞれのドレーンの目的と管理方法を理解し，正常と異常の判断をする。とくに，ドレーンからの排液の量・性状を時系列にそって測定し記録し，看護師と医師が情報を共有することが重要である。また，全身状態（バイタルサイン），従名の有無，手の動き，

▶表4-25　ドレーンの種類と内腔の構造

	おもな用途	ドレーンの種類	内腔の断面構造
閉鎖式	減圧法, 自然流出法	サンプドレーン	2腔型　　3腔型
閉鎖式	減圧法, 自然流出法	ブレイクドレーン	ラウンド型　　フラット型
閉鎖式・開放式	単孔型:減圧法, 自然流出法 デュープル型・プリーツ型:自然流出法, 毛細管現象法	チューブドレーン	単孔型　　デュープル型　　プリーツ型
開放式	毛細管現象法	フィルム型ドレーン	ペンローズ型　　フィルム型　　多孔型

閉鎖式ドレーンの内腔では集液のための開口部はすべて皮下あるいは創部にあるため抜去するまで直接見ることはできない。

身体抑制の必要性, ドレーンの固定位置と固定方法についてもアセスメントを行い, 自己(事故)抜去の予防に努める。

早期抜去のための▶ 管理　ドレーン留置の遅延は, 感染の危険性, 自己(事故)抜去, 身体可動制限につながるので, 目的を達成したドレーンは, できるだけ早期に抜去する。そのためには, ドレーン抜去の条件を確認し, ドレーン挿入の深度, 排液の状態, 挿入部の出血や炎症徴候の観察と記録を行うとともに, 排液の性状や量の異常について, 報告レベルを事前に確認する。

3 感染の予防

ドレーン挿入中の患者が, ドレーンにかかわる感染をきたすいくつかの経路がある(▶図4-21)。排液バッグ内に細菌が侵入すると, 排液バッグ内の細菌が逆流して感染をおこす可能性もある。

ドレーン挿入中の患者への処置(観察)に際しては, スタンダードプリコーションを厳守する。手洗い, 手指消毒, ディスポーザブル手袋の着用を行い,

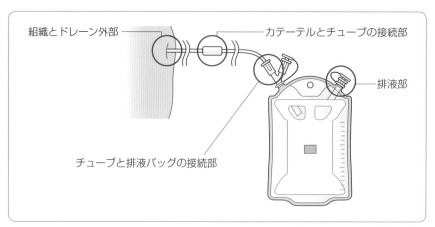

組織とドレーン外部

カテーテルとチューブの接続部

排液部

チューブと排液バッグの接続部

▶図4-21　逆行性感染経路

処置ごとにディスポーザブル手袋を交換する。処置後は，手袋の破棄，手指消毒を行う。

　ICUでは，清潔区域・準清潔区域が設定されている施設もあるので，処置は各施設で定められたルールに準拠して行う。また，術後患者は，身体に複数のドレーンや輸液ライン，各種センサーのコードが装着されていることが多いため，ドレーンやライン・コードを整理して，事故防止に努める。

排液の際の留意点▶　閉鎖式ドレーンでは，ドレーン先端から排液バッグまでの内腔を閉鎖状態にする。排液バッグ内に貯留した排液を破棄する場合は，一時的に排液栓を開ける。逆行性感染の予防のため，排液バッグ内の排液が創傷部に逆流しないようにする。

　開栓前には，ドレーン鉗子で一時的に回路を閉鎖する。排出口の栓（キャップ）を外す前に，ポビドンヨードなどの消毒薬を塗布する。ポビドンヨードの消毒効果があらわれるまでには，塗布後1〜2分が必要である。また，血液などの有機物は，消毒効果を弱めるとされるため，アルコールで血液をぬぐってから，ポビドンヨードで消毒する。処置後は必ずドレーン鉗子を外して，排液が排液バッグに流出することを確認する。

② ドレーンの自己（事故）抜去の予防

　意識が清明で，状況判断ができる患者は，ドレーンが身体に留置されていることの違和感・疼痛・恐怖感があっても，その管理を医療者に移譲している。患者は，ドレーンがいつまで挿入されているのか，予後はどうなるのか，みずからの不注意により抜去するのではないかと心配をかかえている場合が多い。

　意識が清明でなく，ドレーンによる疼痛・違和感がある患者は，体動で無意識にドレーンを抜去したり，手で抜こうとしたりすることがある。また，体位変換や移乗・歩行を行う際に，ドレーンが固定されていることに気づかずに，

動作中にドレーンが抜去されることもある。自己（事故）抜去が生じると，ドレーンの再挿入術は不可能な場合もあり，患者の回復の遅延につながるため，その予防は重要である。

1 自己（事故）抜去予防の基本

予防の方法のひとつは，ドレーンを患者が目視できない部位に留置すること，手が届く範囲内に設置しないことである。

意識が低下している患者，見当識障害のある患者で，自己（事故）抜去の危険がある場合には，一時的に身体抑制を行うことがある。患者がみずからの手で抜去しないように，また体動によってドレーンが抜けないように，鎮静薬や鎮痛薬を使用して違和感の軽減をはかり，自己（事故）抜去の予防をはかる。

体位変換時の▶
留意点　　　ドレーンや排液バッグの固定を目的に，安全ピンなどを使用して，衣類やシーツにドレーンを固定することがある。そのような場合には，体位変換によりドレーンを抜去しないように，体位変換を行う前にドレーンの固定部位を確認する。とくに仰臥位から座位になる場合は注意が必要である。また，体位変換時は，ドレーンの屈曲，排出液が逆流しないようにする。患者が主体的に体位変換できない場合には，体位変換は2名の看護師で行う。

2 せん妄の予防とドレーン管理

● せん妄の予防

患者の術前不安を軽減する目的で，術前手術室・ICU訪問や，手術室・ICU看護師の訪問を行うことがある。その際には，周手術期と術後管理についての正確な情報の提供だけではなく，患者の心配ごとや不安をアセスメントして，術後せん妄の発症のリスクを軽減することが重要である。ドレーンの留置についても説明を行い，術後の疼痛や違和感への対応を説明する。高齢者や手術への不安が高い患者などではとくに注意が必要であり，せん妄アセスメントシートを用いて，ハイリスク患者への事前対応を行う。

● せん妄の発症を見逃さないケア

全覚醒直後に，不穏や不眠など，せん妄症状を呈する患者は見られないが，術後数日して，せん妄の発症に気づく場合がある。せん妄の早期発見と早期対応に向けて，時系列にそったアセスメントと情報の共有が重要である。

場合によっては身体拘束や鎮静薬投与の指示が出ることがある。ただし，予防的身体拘束は患者への過度のストレスとなり，せん妄症状の増強につながる場合もある。また，過度の鎮静は呼吸器系の合併症や褥瘡の発生につながる。

自己抜去があった場合は，看護師が気づいた時点で，早急に医師に連絡する。抜去されたドレーンは保管し，ドレーンの先端が体内に残っていないかを確認

する。ドレーン挿入部は清潔なガーゼで覆い，圧迫する。

● せん妄状態のある患者のドレーン管理

　体動が激しい患者や，ドレーンの自己抜去を行う患者，過度に暴れたりする患者には，一時的な身体拘束と鎮静を目的とした薬物療法が行われる。身体拘束・薬物療法の実施時には，褥瘡の予防・防止や精神状態の観察などのケアを取り入れ，昼間と夜間の照明や騒音の調整を十分に行う。また，家族への説明と同意が重要となる。

　せん妄は一過性なので，身体抑制と鎮静薬の投与を開始した場合は，抑制の解除を行う時期について医師と看護師で協議し，過度の抑制や鎮静を持続させないことが重要となる。ドレーンの早期抜去を行い，ICU から退室することによりせん妄が解消する場合もある。

K 早期回復への援助

　クリティカルな状況の患者は，安静臥床や活動機会の減少によって活動性が低下し，人が本来もつ身体的・精神的・社会的な機能を使わない状態が続く。そのため，**集中治療後症候群** post intensive care syndrome（**PICS**〔ピックス〕）や**廃用症候群**に代表される二次障害や合併症を生じるリスクが高まり，回復後も ADL 再獲得の困難や QOL の低下につながりやすい。

　PICS は，重症疾患の治療を受けた人が身体機能・精神機能・認知機能に障害をきたし，それが退院後も持続していく状態をいう。PICS のリスク因子には，敗血症・ARDS・低血糖・低血圧など疾患や病態に関連したものと，不動性，人工呼吸器による管理日数，ICU 滞在日数，深い鎮静，せん妄など治療やケアに関連したものがあげられる。廃用症候群とは，過度の安静により生じる全身機能の低下や機能障害をいい，症候は多岐にわたる。おもな症状・病態を表4-26 に示す。

▶ 表 4-26　廃用症候群としてみられる症状・病態

循環器系	循環血液量減少，血圧低下，起立性低血圧，深部静脈血栓症
呼吸器系	肺炎，誤嚥性肺炎，換気障害
消化器系	咀嚼・嚥下機能低下，食欲低下・便秘
泌尿器系	尿路結石，尿路感染症
骨・筋肉系	筋萎縮，筋力低下，関節拘縮，関節可動域制限，骨密度低下（骨粗鬆症）
皮膚粘膜系	褥瘡
精神神経系	抑うつ，意欲低下，せん妄，認知機能低下，自律神経機能低下

これらにより活動性が低下すると，ますます全身の機能が低下し，回復が遅延していくという悪循環に陥る。PICSや廃用症候群の予防は可能であり，早期からのリハビリテーションが有用である。人工呼吸器装着患者の早期回復を支援するための包括的なケアを示すABCDEバンドル（▶201ページ）における「E」は，早期リハビリテーションをさす。

早期からのリハ▶
ビリテーション
の必要性

早期リハビリテーションには，合併症発現率の低下や人工呼吸器装着期間の短縮，ICU入室期間の短縮などの効果があるとされている。二次障害や合併症を防ぎ，早期回復を促すためには，早期からリハビリテーションを行う必要がある。全身の機能が低下しているクリティカルな状況であっても，リハビリテーションは治療の一環として，全身状態悪化後48時間以内に開始する[1]。

① 早期リハビリテーションの概要

1 早期リハビリテーションの目的

クリティカルケアにおけるリハビリテーションは，回復後の生活を意識して諸機能の維持と改善をはかるために実施する。具体的には次のような目的があげられる。

- 過度な安静や不活動による全身機能低下の予防
- 誤嚥性肺炎や深部静脈血栓症などの合併症の予防
- 機能障害の最小限化と回復促進
- 基本動作や日常生活動作の維持・再獲得
- 患者・家族への精神的サポート
- QOLの向上

2 早期リハビリテーションの内容

早期から積極的な自動運動を開始し，段階的に離床を進めていく。おもな内容には，体位管理としてのポジショニングと理学療法であるモビライゼーションがある。リハビリテーションは治療の一環としてだけではなく，患者の生活の一部分としてとらえる必要もあり，運動をしている時間帯だけでなく，日々のセルフケアやADLなど，患者の生活動作すべてが，リハビリテーションとなる。また，ABCDEバンドルで推奨されている日中の覚醒，適切な鎮痛・鎮静薬の選択，自発呼吸の確認などは，早期リハビリテーションを進めるにあたり不可欠なケアである。

1）日本集中治療医学会：集中治療における早期リハビリテーション 根拠に基づくエキスパートコンセンサス ダイジェスト版. 医歯薬出版株式会社，2017.

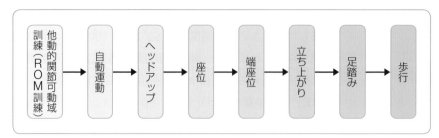

▶図4-22　モビライゼーションの流れ

● ポジショニング（体位変換）

　おもに呼吸器合併症の予防のために行う。患者の病態にもよるが，側臥位を基本として，仰臥位はとらないようにする。重力の利用により肺胞の換気を促し，酸素化を改善することをねらう。患者が端座位や座位，移乗・移動動作が可能になってからも，良肢位の保持と安楽に留意する。

● モビライゼーション

　許容範囲で積極的に活動することを試みる。はじめは他動的関節可動域訓練（ROM訓練）から開始し，段階的に離床に向けてステップアップをはかる（▶図4-22）。

② 急性期リハビリテーション看護

1 急性期リハビリテーションにおける看護師の役割

　人工呼吸器をはじめ，さまざまなデバイスを使用している状況であっても，それを理由にリハビリテーションをあきらめることがあってはならない。看護師は，二次障害や合併症，および機能障害や症状増悪の予防を念頭において早期からリハビリテーションが開始できるように準備を行う。

　開始前には患者の全身状態を確認し，実施中は安全確保と事故予防に努める。安全で確実なリハビリテーションを進めるためには，栄養管理や適切な鎮静管理と人工呼吸器管理の実施も大前提となる。また，日々のセルフケアやADLの援助を，リハビリテーションの一環としてケアに取り入れる。さらに，患者がより前向きにリハビリテーションに参加できるように，心理的回復過程への援助や精神的支援，患者教育，他職種との連携・調整を行う。

2 リハビリテーション実施前の看護

目標の設定▶　病態や予後を把握したうえで，患者・家族の希望やもともとのADLからリハビリテーションの目標を設定する。この目標は患者中心とし，リハビリテー

ションの内容やレベルを含め，リハビリテーションにかかわる多職種間で共有する。

安全の確保▶ 患者の全身状態がリハビリテーションの開始基準にあるかをアセスメントし，実施の可否と内容を医師に確認する。患者は全身状態が不安定であることから，リハビリテーション実施中に血圧変動，意識障害，呼吸困難，吐きけ・嘔吐などバイタルサインや自覚症状の変動をきたす可能性がある。実施に伴うリスクをアセスメントして，中止基準を事前に確認しておくとともに，予防策と異常発生時の対応を検討しておく。

　治療のために装着・留置されているデバイスやチューブ・ドレーン類といった医療関連機器がリハビリテーション中に事故抜去しないように，固定を確実にして，ルートは余裕がある長さに調節しておく。離床時に歩行する場合には，歩行器などの移動補助具や酸素供給装置，生体監視装置（モニター）を準備しておく。

　事前の確認や準備は1人で行うのではなく，必ず複数の職種やスタッフで行うようにし，実施までにそれぞれの役割分担を明確にしておく。

　リハビリテーション開始までに鎮痛・鎮静薬を調整して疼痛を軽減するとともに，適切な鎮静レベルとし，患者に手順や方法を説明して同意を得る。

3 リハビリテーション実施中の看護

　患者の急変に備えて救急カートを近くに置き，実施中は患者の表情や反応，自覚症状，モニター上の変化を経時的に観察しながら，適宜休息を入れて実施する。

安全の確保▶ 装着・留置物の事故抜去をおこさないように，慎重に実施する。運動療法によって筋肉や関節の損傷をきたす誤用症候群や過用症候群にも注意が必要である。さらに，転倒・転落や医療関連機器による圧迫創傷等の身体損傷も，リスクとして念頭におき予防する。実施中はつねにスタッフ間で患者の状態を共通認識しながら進める。

　急性症状や異状がみられた場合はリハビリテーションを中止し，症状改善のためのケアを行う（▶表4-27）。

4 リハビリテーション終了後の看護

　患者の反応やバイタルサインを確認し，安全に実施できたかを評価する。患者をねぎらい，患者の自己評価や思いも確認する。リハビリテーション実施による疲労に配慮し，活動と休息のバランスをはかるため直後には休息をとることができるようにケアや処置のスケジュールを調整する。次回以降のリハビリテーションについて医師に確認し，その内容をほかのスタッフと共有する。

▶ 表4-27　急性期リハビリテーションの中止を判断する状態

脳・神経系		・呼びかけに対する反応の不良，意識障害 ・苦悶表情，顔面蒼白・チアノーゼ ・危険行動 ・四肢の脱力，姿勢保持困難，転倒
自覚症状		・強い疲労感 ・苦痛の訴え
呼吸器系		・呼吸困難感，努力呼吸 ・呼吸数：5回/分未満　または　40回/分以上の持続 ・SpO_2（動脈血酸素飽和度）：88%未満 ・人工呼吸器装着患者では人工呼吸器との不同調・バッキング
循環器系	心拍数	・減少，徐脈：40回/分未満の持続 ・増加，頻脈：130回/分以上の持続
	心電図	新たな不整脈（調律異常や心筋虚血）
	血圧	・収縮期血圧：180mmHg以上 ・収縮期・拡張期血圧の20%低下 ・平均動脈圧：65mmHg未満または110mmHg以上
留置物		・チューブ・ドレーン類の抜去
その他		・患者の中止の希望，拒否 ・ドレーン排液量の変化（出血） ・創傷の離開

（日本集中治療医学会早期リハビリテーション検討委員会：集中治療における早期リハビリテーション──根拠に基づくエキスパートコンセンサス．Table4，日本集中治療医学会雑誌，24：255-303，2017を参考に作成）

L｜ME機器管理

　クリティカルケアを必要とする患者は，過大侵襲により障害された身体の機能をさまざまな薬物や機器によって代替・補助することで恒常性が維持されている。

　このような患者の看護には，患者の身体機能のアセスメントだけでなく，薬物や機器による補助状態の評価，安全・安楽の確保，症状緩和なども含まれる。また，全身状態の評価や安全の確保においては，患者に必要なモニタリングや治療機器の管理方法についての理解が必要である。

① モニタリング機器

　全身管理や集中治療を受ける患者の身体機能や治療に対する反応を評価し，異常に対して早期に対応するためには，呼吸・循環・意識・代謝にかかわるさまざまな指標を連続的に測定する必要がある。

モニタリング機器の情報を適切に評価するには，値の正常・異常の基準だけをとらえるのではなく，関連する病態や治療との関連，時間的推移にも着目することが重要である。

1 生体情報モニター

クリティカルケア領域で使用する生体情報モニターは，患者の状態に応じてさまざまな項目を選択して測定できるようになっている。また，搬送用のモニターと連動させて切れ目ないモニタリングを行うこともできる。測定したデータはモニター画面に図形や色分けをして表示され，視覚的にも評価しやすいような工夫がされている（▶表4-28）。

2 カプノメータ

カプノメータは，患者の呼気の終末期と動脈血中の二酸化炭素分圧がほぼ同じであることを利用し，患者の呼気終末期の二酸化炭素分圧を連続的に測定するための機器である。また，時間の推移による値の変化をグラフにしたものをカプノグラムという（▶表4-29）。

著しい循環不全の際には肺に二酸化炭素が運搬されなくなることから，波形が示すパターンによって自発呼吸の出現や再呼吸，心停止などが確認でき，心肺蘇生時の循環の指標としても利用できる。換気不良や人工呼吸中の換気の異常を早期に発見できる。

3 血行動態モニタリング機器

心不全のある患者や重症患者など循環動態の変動が予測される場合は，肺動脈カテーテルなど侵襲的なシステムを用いて，心拍出量や1回拍出量が測定される。さまざまなセンサーや機能がついたカテーテルを使用することによって，心拍出量をはじめ，輸液に対する反応性，前負荷・後負荷，体内水分量，全身

▶ 表4-28　生体情報モニターと管理のポイント

外観	測定パラメータ	特徴と管理のポイント
生体情報モニター （CSM-1000シリーズ　ライフスコープG7）	・心拍数，血圧（非観血的・観血的，最高・最低血圧，平均動脈圧，中心静脈圧，その他の血圧），経皮的動脈血酸素飽和度（SpO_2），呼吸数，体温など。 ・モジュールによって多数のパラメータの測定が可能である。	・アラームはチーム内で合意が得られた範囲を基準にして設定する。 ・表示される値だけでなく時間的な推移に着目して予測の情報とする。 ・異常値を示した場合は患者の関連する情報を収集し，異常を示した原因を検討し対応する。

（写真提供：日本光電工業株式会社）

▶表4-29 カプノメータと管理のポイント

外観	測定パラメータ	特徴と管理のポイント
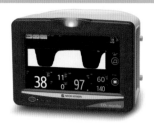 カプノメータ (呼気炭酸ガスモニターOLG-3800)	・呼吸数 ・呼気終末期二酸化炭素分圧($ETCO_2$)	・マスクや人工気道にも装着でき,呼吸の異常を早期に発見することが可能である。 ・$ETCO_2$の値だけを把握するのではなくカプノグラムの波形にも着目する。 ・カプノグラムでは,①呼気の波形が呼気のタイミングでプラトーを形成しているか(リークの有無),②ベースラインが0のラインまで低下しているか(再呼吸の有無),について注意して確認を行う。

(写真提供:日本光電工業株式会社)

▶表4-30 血行動態モニタリング機器と管理のポイント

外観	測定パラメータ	特徴と管理のポイント
[血行動態モニタリング機器] 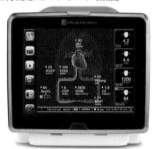 a. 血行動態モニター (ヘモスフィア®)	・血圧(BP) ・脈拍数(PR) ・心拍出量(CO) ・心係数(CI) ・1回拍出量(SV) ・1回拍出量係数(SVI) ・1回拍出量変化(SVV) ・体血管抵抗(SVR) ・体血管抵抗係数(SVRI) ・連続心拍出量(CCO) ・連続拡張終期容量(CEDV) ・混合静脈血酸素飽和度(SvO_2) ・中心静脈血酸素飽和度($ScvO_2$)	・モニタリング機器は,動脈ラインや中心静脈ラインに接続して使用される。 ・患者の身体に多くのラインが挿入・装着されるため,感染管理や可動に伴う安全面に配慮を行う必要がある。 ・モニタリングされているパラメータの意味や変化の意味するところ,機器の操作方法を理解して取り扱う。 ・モニタリング機器で数値化された情報は,病態や治療に伴う反応や,患者の身体の所見や状態とあわせて評価を行う。

[接続されるデバイス]

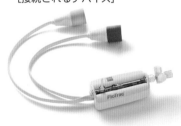

b. 動脈圧心拍出量測定用キット
(フロートラック センサー®)

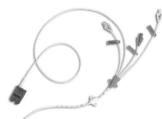

c. 中心静脈カテーテル
(エドワーズオキシメトリーCVカテーテル®)

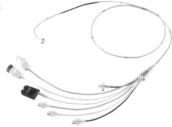

d. 肺動脈カテーテル
(スワンガンツ・サーモダイリューション・カテーテル〔CCO/CEDV〕)

(写真提供:エドワーズライフサイエンス株式会社)

　の酸素の需要と供給のバランスなどを数値化して表示できる(▶表4-30)。

　動脈心拍出量計は,動脈留置カテーテルから得られる情報をもとに,1回拍

出量(SV)，1回拍出量変化(SVV)などを連続して測定し，輸液の反応性など
を評価できる。さらに，肺動脈カテーテルの情報と統合させることにより，詳
細な循環動態の評価が可能である。

② 呼吸補助関連機器

酸素化障害のある患者への治療には酸素療法がある。酸素化障害が軽度であ
れば経鼻カニューレや酸素マスクなどの低流量の酸素療法を行うが，酸素流量
を上げても酸素化の改善が得られない場合には，高流量で低侵襲のハイフロー
セラピーや非侵襲的陽圧換気(NPPV)によって酸素化の補助を行う。

換気障害がある場合や自力で喀痰の喀出が困難な場合，またはショックや心
停止では，気管挿管や気管切開を行い，人工呼吸療法による呼吸管理が必要と
なる。人工呼吸療法によっても酸素化や換気障害の改善がみとめられない場合
は，左右の大腿静脈や右内頸静脈にカテーテルを挿入し，人工肺による呼吸補
助が考慮される(▶表4-31)。

1 酸素療法

酸素療法には，酸素の投与システムの違いにより低流量酸素システムと高流
量酸素システムがあり，高流量システムでは酸素濃度を一定に保つことが可能
である。近年，ハイフローセラピー(高流量鼻カニューレ)という方法により，
低侵襲でありながら酸素化の改善と呼吸仕事量の軽減が得られやすい方法も用
いられるようになった。

● ハイフローセラピー

ハイフローセラピーは，高流量(30〜60 L/分)のガスを鼻カニューレから投
与する酸素療法である(▶表4-32)。ほかの酸素療法に比べて高濃度で安定した
酸素投与が可能である。非侵襲的陽圧換気(NPPV)に比べると不快感が少なく，
飲食や，会話によるコミュニケーションも可能である。非常に多くの酸素を消
費するが，呼気時の気道陽圧による酸素化の改善と鼻腔内の二酸化炭素の洗い
流し効果により，二酸化炭素の排出が可能で，呼吸仕事量の軽減が期待できる。

2 人工呼吸器

人工呼吸器には，NPPVやIPPV専用機のほか，重症な呼吸不全患者が使用
する高性能な人工呼吸器(ハイエンド機)がある(▶表4-33)。重症な呼吸不全患
者が使用する人工呼吸器には，多くのモニタリングやフィードバックのシステ
ムが組み込まれており，さまざまな様式で換気を補助できるようプログラムさ
れている。また，マスクを用いたNPPVから気管チューブによって気道が確
保されたIPPVまであり，あらゆる状況に対応できるように設計されている。

▶ 表4-31　クリティカルケア領域で行われる呼吸補助

酸素化補助の程度	呼吸療法の種類	分類		換気様式	デバイス	特徴
低い ↑ (↕) 高い	酸素療法	低流量酸素システム		自発呼吸	鼻カニューレ，酸素マスク	・酸素の消費量が少なく，酸素ボンベや酸素供給があればどこでも実施可能である。 ・患者の吸気流量によって吸入酸素濃度が変化しやすい。 ・不快感が少ない。 ・高濃度酸素の吸入には不適である。
		高流量酸素システム			ベンチュリーマスク	・吸入酸素濃度を一定に調節できる。
					ネブライザーつき酸素吸入器	・加湿効果にすぐれ，吸入酸素濃度を一定に調節できる。
					ハイフローセラピー（高流量鼻カニューレ）	・経鼻カニューレからの投与のため低侵襲である。 ・高流量で大量の酸素が必要である。 ・患者は会話や飲食が可能である。
	人工呼吸療法	非侵襲的	陰圧換気	陰圧式		・胸郭を機器で覆い，胸郭外を陰圧にすることで吸気を促す換気方法である。
			非侵襲的陽圧換気（NPPV）	陽圧式	ネーザルマスク，フェイスマスク，トータルフェイスマスクからガスを送気する。	・マスクによる不快感はあるが，気管挿管や気管切開が不要である。 ・患者の協力が重要である。 ・装着・脱着が容易で，器具があればただちに開始できる。
		侵襲的	侵襲的陽圧換気（IPPV）	陽圧式	気管チューブからガスを送気する。	・気管挿管・気管切開による気道の確保が必要である。確実な気道確保ができる。 ・気管チューブや行動制限による苦痛がある。 ・コミュニケーション・活動が制限される。 ・人工気道の挿入により感染リスクが高い。
	人工肺	膜型人工肺（ECMO）		肺の換気は不要	体外の膜型人工肺に血液を循環させてガス交換を行う。	・ガス交換は人工肺で代行し，その間に患者の肺を回復させる。 ・大静脈など太い血管にカテーテルの挿入が必要である。 ・体外循環を必要とするため，全身への影響や侵襲が大きく，詳細な全身管理を要する。 ・体外循環のため抗凝固療法が必要であり，出血傾向となる。

▶表4-32　ハイフローセラピーと管理のポイント

外観	特徴と管理のポイント
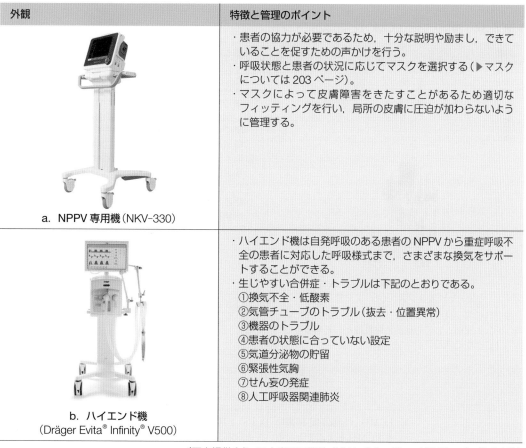　ハイフローセラピー（ハイフローシステム）	・酸素ブレンダ，加温・加湿器，呼吸回路，鼻カニューレといった簡便なシステムで構成されており，小型の専用機などもある。 ・ほかの酸素療法と同様に呼吸や酸素飽和度のモニタリングを行う。 ・カニューレの装着時は，カニューレで鼻腔が完全にふさがれないよう，また鼻腔から外れないように固定する。 ・自発呼吸の消失，気道確保が困難，循環動態が不安定，患者の協力が得られない場合は，ほかの呼吸療法を考慮する。

（写真提供：パシフィックメディコ株式会社）

▶表4-33　人工呼吸器と管理のポイント

外観	特徴と管理のポイント
a．NPPV専用機（NKV-330）	・患者の協力が必要であるため，十分な説明や励まし，できていることを促すための声かけを行う。 ・呼吸状態と患者の状況に応じてマスクを選択する（▶マスクについては203ページ）。 ・マスクによって皮膚障害をきたすことがあるため適切なフィッティングを行い，局所の皮膚に圧迫が加わらないように管理する。
b．ハイエンド機 （Dräger Evita® Infinity® V500）	・ハイエンド機は自発呼吸のある患者のNPPVから重症呼吸不全の患者に対応した呼吸様式まで，さまざまな換気をサポートすることができる。 ・生じやすい合併症・トラブルは下記のとおりである。 　①換気不全・低酸素 　②気管チューブのトラブル（抜去・位置異常） 　③機器のトラブル 　④患者の状態に合っていない設定 　⑤気道分泌物の貯留 　⑥緊張性気胸 　⑦せん妄の発症 　⑧人工呼吸器関連肺炎

（写真提供〔a〕：日本光電工業株式会社，〔b〕：ドレーゲルジャパン株式会社）

3 膜型人工肺(ECMO)

　　膜型人工肺 extracorporeal membrane oxygenation (ECMO)[1]は，人工呼吸器では対応が困難な重症呼吸不全患者に対して行われる生命維持法である(▶表4-34)。

　　人工呼吸療法にもいえることだが，ECMO は治療手段ではなく，単に肺のガス交換の代替となる装置である。とくに ECMO では対外循環を必要とし，実施に伴う患者侵襲が大きく，また必要とする医療資源も大きいことから，呼吸不全の根本的な原因や合併症に対処しながら早期に離脱できるよう管理することが重要である。

　　ECMO 管理にあたっては，ECMO の原理や特殊な管理方法を理解すること，生じやすい合併症の予防について熟知することが必要であり，十分なトレーニングを受けた医療従事者によって管理する。そのため，ECMO 患者は特定の施設に集約して管理することがすすめられている。

▶ 表 4-34　膜型人工肺(ECMO)と管理のポイント

外観	特徴と管理のポイント
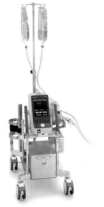 経皮的人工心肺補助システム (キャピオックス®EBS® エマセブ®) ※これらのシステムはカニューレションの方法によって，人工肺としても補助循環装置としても機能させることができる。	・十分なトレーニングを受けた医療従事者によって管理する。 ・生じやすい身体の合併症には，出血(創部・カニューレ刺入部・気道・消化管・頭蓋内)，溶血，DIC，感染症があり，それらの観察を行う。 ・機械的な合併症としては，人工肺の機能不全，人工肺や回路内の血栓形成がみられやすいため，医療従事者は回路内圧のモニタリングや対処についてもトレーニングを行う。 ・患者や家族の精神的負担も大きいため，患者・家族の精神的支援も重要である。

(写真提供：テルモ株式会社)

---

1) ECMO は経皮的心肺補助(PCPS)と同義であるが，わが国では呼吸補助目的の PCPS を ECMO とよぶことが多いため，本書ではそのように表記する。膜型人工肺(ECMO)を，VV-ECMO，経皮的心肺補助(PCPS)を VA-ECMO ともいう。

③ 循環補助関連機器

　心不全のある患者で，薬物治療では心不全がコントロールできない場合，機械的に心臓を補助する装置により代替療法が行われる。大動脈内バルーンパンピング（IABP）・経皮的心肺補助（PCPS）・補助人工心臓（VAS）は心臓のポンプ機能を補助することから補助循環装置とよばれる（▶表4-35）。このほか，植込み型や体外設置型の補助循環装置がある。また，不整脈の際に用いられるペースメーカーも心臓を補助する装置の1つである。

1 ペースメーカー（体外式）

　ペースメーカーは，徐脈や不整脈によって心臓を興奮させる電気信号が適切に心筋に伝わらない場合に，外部から電気信号を与えて心房や心室を収縮させる機器である。ペースメーカーには恒久的に使用する植込み式ペースメーカーと緊急時や術後など一時的に使用する体外式（一時的）ペースメーカーがある。ペースメーカーは患者の電気信号では不十分な部分だけをサポートするように作動させることが必要であり，患者の状況に応じたモードが選択される。

2 大動脈内バルーンパンピング（IABP）

　大動脈内バルーンパンピング intra-aortic balloon pumping（IABP）は細長いバルーンがついたカテーテルを大腿動脈から胸部下行大動脈まで挿入し，心臓の周期に同調させてバルーンをふくらませることで，心臓の仕事量を軽減して心拍出を補助し，冠動脈への血流を増加させることができる装置である。

3 経皮的心肺補助（PCPS）

　経皮的心肺補助 percutaneous cardio-pulmonary support（PCPS）は，大腿動脈，大腿静脈，内頸静脈などにカテーテルを留置し，脱血した静脈の血液を遠心ポンプで人工肺を通し動脈から全身に還流させる装置である（▶図4-23）。これにより心臓のポンプ機能と肺のガス交換機能の両方を補助することが可能である。PCPS は血液を体外の回路で循環させることから抗凝固療法が必要となるため，創部やカテーテルの刺入部などからの出血や感染症，血液回路や人工肺の血栓形成などの合併症をおこしやすい。ECMO と同様に特別な管理を要し，トレーニングを受けた医療従事者が管理を行う。

④ 血液浄化関連機器

　血液浄化療法には，使用する膜や方法により，血液透析・血液濾過・血液吸着・血漿交換などの種類がある。ショックや全身の炎症など急激に腎機能が低下した急性腎障害では，水分や老廃物の急激な除去，電解質の変動は全身への

▶表4-35　循環補助関連機器と管理のポイント

外観	特徴とおもな管理のポイント
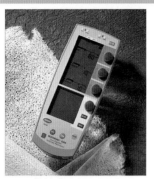 a. 体外式ペースメーカー （5388 体外式）	・ペースメーカー不全が生じると必要な心拍数が得られず，失神やショックをおこすため，モニターによる心電図の観察を行う。 ・おもなペースメーカー不全には下記のものがある。 　ペーシング不全：ペースメーカーが電気信号を発しているが心筋が収縮しない→電気の出力の調整を行う。 　センシング不全：ペースメーカーが心臓の電気信号を適切に感知しない→感度を調節する。 ・リード線の接続部がゆるんだりラインが抜けたりしてペーシング不全にならないよう，定期的に固定状況や心電図波形を確認する。 ・電池で作動するものが多いため，定期的にバッテリーの確認や交換を行う。
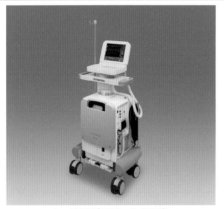 b. IABP（コラート BP3）	・IABPは，心臓の拡張期に大動脈内のバルーンが拡張することで，拡張期の血圧が上昇し，冠動脈の血流が増加する（ダイアストリック-オーグメンテーション）。心臓の収縮期はバルーンが閉じることで心臓の後負荷を軽減させる（システリック-アンローディング）。この2つの作用で心負荷を軽減できる。 ・バルーンの拡張・収縮は，心電図もしくは動脈圧波形に同期して行うため，バルーンの拡張・収縮のタイミングが適切かどうかを動脈圧波形を見て確認する。 ・合併症として，カテーテル挿入による下肢の虚血，動脈損傷，カテーテル刺入部の出血傾向，血栓症や感染をおこしやすい。観察と予防のケアを行う。
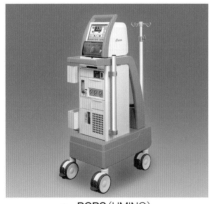 c. PCPS（UMINO）	・PCPSは，心臓と肺の補助を行う。カニューレの挿入場所が異なるが，管理のポイントはECMOと同様である。

（写真提供〔a〕：メドトロニック，〔b, c〕泉工医科工業株式会社）

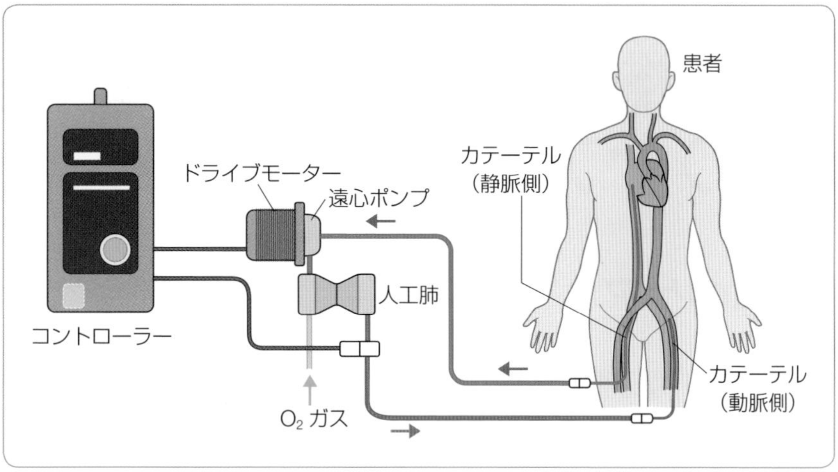

▶ 図 4-23　PCPS の構造

▶ 表 4-36　血液浄化関連機器と管理のポイント

外観	血液浄化のさまざまな方法	特徴と管理のポイント
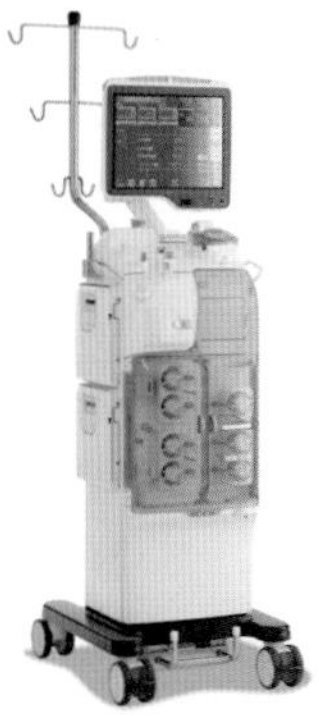 血液浄化装置 （血液浄化装置 TR-2020）	回路やカートリッジなどを変更することで，次のような多くの血液浄化の実施が可能である。 ・持続的血液透析（CHD） ・持続的血液濾過（CHF） ・持続的血液濾過透析（CHDF） ・血漿交換（PE） ・二重膜血漿交換（DPE） ・血液吸着（HA）	・急性腎障害の CRRT では体外循環用のバスキュラーアクセス（ダブルルーメン）を内頸静脈や大腿静脈に留置し，そこから体外に血液を取り出して（脱血），体外で浄化（除水・溶質除去）して再度体内に戻す。 ・体外循環のため抗凝固薬の投与を必要とする。 ・合併症として下記があげられる。 ①循環血液量低下，血圧低下 ②出血傾向 ③感染 ④回路やカートリッジの血栓・凝固 これらの合併症を予防するために，脱血状態や回路内圧，活性化凝固時間（ACT）のコントロール，循環動態の変化，水分出納などを定期的に確認する。

（写真提供：東レ・メディカル株式会社）

影響をきたしやすい。持続的腎代替療法 continuous renal replacement therapy（CRRT）は循環や代謝への影響を抑えるために，持続的にかつゆるやかに血液浄化を行う方法である（▶表 4-36）。血液中の水分，電解質の補正，幅広い病因物質の除去を目的に持続的血液濾過透析 continuous hemodiafiltration（CHDF）という方式で行われることが多い。

M 危機状態にある患者・家族へのケア

① 心のケア

1 心のケアが必要な危機状態

クリティカルな状況にある患者は，生命の危機とともに精神的な**危機状態**に陥りやすい。患者は危機に直面することにより強い心理的ストレスを感じ，不安や恐怖などの情緒反応が出現する。不安定な心理状態となり，全人的苦痛を経験し，危機状態に陥りやすい。また，患者の生命の危機をまのあたりにした家族も，精神的な危機状態に陥りやすい。不安定な心理状態になり，さまざまな情緒反応，悲嘆，特徴的ニーズなどを示す。

こうした患者と家族への心のケアは，患者への身体的ケアと同様に，クリティカルケアの重要な看護実践である。

● 危機の特徴

人は精神的な問題をかかえても，心のバランスを維持する力によって，それを自分自身で解決することができる。しかし，問題が大きく，それまでの解決方法ではのりこえられないような事態に直面すると，その困難さに立ち向かうための対処ができずに危機状態に陥る。キャプランは，「危機とは，不安の強度な状態で，喪失に対する脅威，あるいは喪失という困難に直面してそれに対処するには自分のレパートリーが不十分で，そのストレスを対処するのにすぐ使える方法を持っていないときに経験するものである」と定義している[1]。

一般に，危機は不安的な事態であり，避けるべきことであるが，同時に重要な転換点としての意味ももつ。すなわち，危機には「脅威」と「成長をもたらす好機」という2つの側面があり，危機を経験することにより成長が促される場合がある。危機状態になると，さまざまな情緒反応がおこる。いままでに経験したことがない感覚，落ち着かない感じ，なにをしてもうまくいかない，どうでもいいといった感情をいだく（▶表4-37）。

1）Caplan, G. 著，山本和郎訳：地域精神衛生の理論と実際．医学書院，1968．

▶表 4-37　危機状態にある人がいだく感情

感情	具体例
困惑	私は以前こんなふうに感じたことがない。
危機感	とても落ち着かないし，こわい。なにかひどいことがおきるのではないか。
混乱	はっきり考えられない。頭がはたらいていない。
袋小路	もうどん底。なにをしてもうまくいかない。
絶望	なにかしなければいけないのに，なにをすればいいのかわからない。
無感覚	もうどうでもいい。ゼロの状態。
無力感	自分が自分でどうにもならない。たすけがいる。
緊急	いますぐたすけが必要。
不快	みじめで，落ち着かない。

（パラド，H. J.・パラド，L. G. 編，河野貴代美訳：心的外傷の危機介入．p.19，金剛出版，2003 を参考に作成）

●危機のプロセス

　重篤な病気の発症や重症外傷などで経験する危機は，急性的なものであり，長期にわたって続くものではない。その期間は，およそ 5～6 週間くらいである。

　危機のスタートは，危機をもたらしたできごとに直面したときである。人は，突然のできごとに脅威をおぼえ，対応できずにふりまわされる。その後は，自己防衛的で情緒的な対応をすることが多くなり，危機が経過するにつれて問題解決に向けた対応が増えていく。

危機モデル▶　危機のプロセスを記述したものとして，いくつかの危機モデルが提唱されている。フィンクの危機モデルは，突然の危機に陥った中途障害者に適用する障害受容のプロセスモデルで，①衝撃（ショック），②防衛的退行，③承認（ストレスの再現），④適応，の 4 段階を経過する。

　ゴーランの危機モデルは，危機に陥り心理的均衡状態を失った状態から再び均衡を取り戻す過程を記述したもので，①危険なできごと，②脆弱な状態，③危機を促進する要因，④危機が顕在化する状態，⑤再統合または危機の解決，という経過をたどる。

2　クリティカルケアにおける心のケア

●苦痛の緩和

　身体的苦痛は，患者の精神の安定性に多大な影響を与える。そのため，安楽をもたらすケアや鎮痛薬の適切な使用などによって，身体的苦痛を可能な限り取り除く必要がある。また，家族内の役割変化や経済的負担などによる社会的苦痛も，患者と家族の不安を高める。身体的苦痛だけでなく，心理・社会的苦

痛，および家族がかかえる苦痛を含めてどのような苦痛があるかを多角的にとらえ，その解決を通して苦痛緩和をはかる。

● 情報提供

　むずかしい病態，はっきりしない予後，聞いたことのない治療など，クリティカルケアでは患者と家族が容易に理解できない情報が多い。あいまいな情報は，不安を増強させ，危機状態を促進させる。そのため，適切なコミュニケーションに基づいて，疾患や治療に関する情報，入院生活に関する情報，入院にかかる費用などを，平易な言葉でわかりやすく伝えることが必要である。

　危機状態でパニックになっている場合などは，聞いたことが記憶されなかったり，理解しにくかったりするため，落ち着いたころを見はからって，あらためて繰り返し情報提供することもある。

● 情緒反応への対応

　危機状態でいだく感情，不安や恐怖・悲嘆などの情緒反応への対応は，心のケアの要である。看護師は患者と家族の立場にたってこれらの情緒反応を受けとめ，共感的態度でかかわる。つねに，患者・家族の心に寄り添う者がいることを言葉と態度で示し，周囲から十分に支えられていることを認識してもらう。ネガティブな感情をもつことを否定せず，すなおな感情表出を促す。

　クリティカルケアでみられる強い情緒反応は，生命の危機や重大な後遺症の発生，ボディイメージの変容などによってあらわれることがある。場合によっては，精神科医やカウンセラーなどの専門家の介入の要請や，鎮静薬などの薬物による対応が必要になることもある。

● ストレスマネジメント

　患者と家族は，疾病と治療に関するストレッサーに加え，過去に経験したことのない ICU などの入院環境におかれることで，さまざまなストレスにさらされている。こうしたストレスを軽減するために，ストレスマネジメントが実施される。

　ストレスマネジメントでは，ストレスの原因とそれによるストレス反応をアセスメントし，ストレスを軽減するための方策を考える。ストレスの軽減には，現にかかえているストレスそのものを認識してもらうこと，情緒的・問題志向的コーピングを促すこと，家族や医療者による支援体制の強化，リラクセーション，環境調整などの方策がある。苦痛緩和や情緒反応への対応，ニーズを満たすことなどは，ストレスの軽減にも役だつ。

● ニーズの充足

　知りたいという情報のニード，命がたすかり回復したいという希望のニード，

不安定な感情を表出したいという情緒的ニードなどは，患者も家族もしばしばいだくニードである。また，とくに家族にとっては，患者との面会時に励ましたり身のまわりの世話をしたりしたいといった接近のニードも高い。

こうしたニードを充足させることは，患者と家族の満足感を高め，不安を軽減し，安心感などをもたらす。患者と家族がどのようなニードをもっているのかを適時に把握し，間をおかずにそのニードを満たすかかわりをする。

● 意思決定支援

クリティカルな状況にある患者は，意識レベルの低下や鎮静薬の影響により，自分の意思を周囲に伝えられないことが多い。この場合，家族が患者の意思を代弁する必要があるが，家族自身も不安定な心理状態であったり危機状態に陥ったりして，意思決定できない状況もある。そのため，治療方針のインフォームドコンセントなどでは，患者の意思を推定しながら，患者と家族にとっての最善の方針を決定することが求められる。

看護師は，患者と家族が現状を正しく認識し，強制されずに考えることができる環境をつくる。そして，患者と家族の意向を引き出すような意図的なコミュニケーションをとりながら意思決定を支える。患者と家族が，自分たちの意思が尊重され，その意思にそったケアを受けていると実感できることによって，満足と安心感をもつことができる。

● グリーフケア

家族が患者の死を予感し，また患者を看取ったときには，さまざまな悲嘆反応があらわれる。この悲嘆への対応を**グリーフケア**という。グリーフケアでは，正常な悲嘆プロセスをたどれるようにすることが重要である。具体的には，悲しみを抑えるのではなくその場での表出を促す，そのための環境づくりをする，患者との思い出やそのときの気持ちなどを語ってもらう，ほかの家族との情緒的つながりを支えるなどの対応を行う。

② 危機介入

1 危機介入とは

● 危機介入の目標

危機介入は，第二次世界大戦時に軍隊精神医学の分野で見いだされた方法で，短期間で実施する精神療法である。危機状態に陥り精神的な恒常性が揺らいでいる者に対し，不安定な心理状態を認識させ，その安定性を取り戻し，新たな適応を促進させるための個人の自我機能への支援である。目の前で現におきて

▶ 表 4-38　危機介入の 5 原則

即時	時を移さず，ただちに治療に入ること。
接近	問題の核心にできるだけ迫ること。
委任	危機にある人が治療者を受容してゆだねること。
繋留	危機にある人を周囲の人につなぎとめること。
見通し	治療者が結果を予測すること。

▶ 表 4-39　危機介入の基本的アプローチ

1. 危機に関する要因をアセスメントする	・どのような危機状況にあるのかをアセスメントする。 ・危機をもたらしたできごとをアセスメントする。 ・危機をどのように認識しているのかをアセスメントする。 ・危機に対してどのように対処しているのかをアセスメントする。 ・危機を解決するための本人の能力をアセスメントする。 ・サポートシステムをアセスメントする。 ・危機プロセスのどの段階にいるのかをアセスメントする。
2. 危機をもたらすできごとから遠ざける	・危機をもたらしている原因を取り除く。 ・危機をもたらしている原因に近づけない。
3. 危機に対する適切な認識をもたらす	・危機に関する具体的な情報を繰り返し提供する。 ・1 回に提供する情報量はわずかにする。 ・危機に対する間違った認識を正す。 ・徐々に，危機をもたらしたできごとをありのままに見て直面できるようにする。
4. 危機に対する情緒反応に対応する	・感情表出を促す。 ・支持的にかかわる。 ・断定的発言は控える。 ・タイミングよくタッチングをする。 ・身体的安楽と安寧をもたらす。 ・精神の安定のために，薬物療法を考慮する。
5. 本人みずからの問題解決を援助する	・現にある問題に焦点をあてる。 ・今後おこりうる問題についても考慮する。 ・いますべきこと，次にすべきことを指導する。 ・解決策をできる限り明らかにし，そのうち実施可能な 1 つあるいは 2 つに焦点をあてる。 ・本人自身が主導的に問題解決にあたっていることを認識させる。 ・取り組んでいる解決策への前向きな姿勢を促進する。 ・有効なコーピング方法を繰り返し提供する。
6. サポートシステムを強化する	・家族などの重要他者が深くかかわれるように促す。 ・医療者やカウンセラーなどによる専門的サポートを実施する。 ・援助者 1 人で解決しようとせず，その問題解決にふさわしい人材を見いだす。

（山勢博彰：救急・重症患者と家族のための心のケア．p.83，表 1，メディカ出版，2010 による）

いる危機の解決をはかることを目的とし，問題状況に対する新しい見方やとらえ方ができるように促し，新しいまたは有効な対処がとれるように方向づけをする。それによって，その人を成長へと導く。

● 危機介入の5原則

危機介入では，直接または緊急の情緒的対応と環境調整によって，ストレス

をもたらす問題の解決をはかるとともにストレスを緩和し，かつ当事者の克服能力を強化することが重要である。その方法には，軍隊精神医学で見いだされた 5 つの原則がある（▶表 4-38）。

危機介入は，時間をかけて実施するのではなく，短期間に集中して行い，最小限の介入で最大の効果をもたらすようにかかわる。介入の時期をとらえ，タイミングよく即時的なかかわりをすることが大切である。

2 危機介入の方法

● 問題志向的方法

臨床で行う危機介入は，危機に関する問題を明らかにし，その問題を解決する方策を考え，解決策にそって介入する**問題志向的方法**で実施する。問題の明確化では，まず，危機に関する情報収集とアセスメントを行う。危機をもたらしたできごととその原因，どのような危機状態を示しているのか，どのように対処しようとしているかなどを明らかにする。そのうえで，精神的に生じている，またはおこるおそれのある問題を明確化する。解決策は，危機をもたらすできごとから遠ざけ，危機に対する適切な認識をもたらし，危機に対する情緒反応に対応しながら，患者自身による問題解決に向けた支援を実施する（▶表4-39）。

● 看護師による危機介入

危機介入は，カウンセラーや臨床心理士などの心理の専門家，精神医学的ア

▶表 4-40　看護過程にそった危機介入の考え方

1　**危機状態を多角的に情報収集する**
　危機について，その様子がわかるように，対象の言葉，行動，周囲の状況を多角的に情報収集する。
2　**現に直面している問題を中心にアセスメントする**
　得られた情報から，どんな問題が存在しているのかをアセスメントし，明確化する。過去の問題，将来おこるだろう問題を明らかにする前に，目前にある対象の問題をクローズアップする。
3　**危機状態をもたらした原因を探る**
　問題の原因をさまざまな側面から探る。心理的要因，身体的要因，環境要因，治療要因など危機をおこした，またはおこしている原因を特定する。
4　**危機状態の因果関係とそれが与える影響を明らかにする**
　危機という問題とその状態をもたらした原因との関係を改めて明確にし，危機状態が周囲（家族，治療状況，疾病の状態など）に与える影響についてアセスメントする。
5　**看護上の問題として明確化する**
　医師などの他の専門職しか解決できない問題として表現するのではなく，看護で解決可能な問題として表現する。看護診断として記述するのもよい。
6　**危機介入の原則に従い身体面を含めた精神的ケアを立案・実施する**
　即時のかかわりをするために，早期に看護計画を立案し，平行して精神面，身体面へのアプローチによる危機介入をする。期待される成果とその達成期限を明確にする。
7　**危機から離脱（または回避）し適応へといたることができたかどうかを評価する**
　期待される成果について，成長という視点をもって評価する。

（山勢博彰：救急・重症患者と家族のための心のケア．p.84，表 2，メディカ出版，2010 による）

プローチを行う精神科医などによって実施されるが，看護師による危機介入も十分な効果が期待できる。クリティカルケアでは，危機状態は身体的問題と密接に関係しているため，身体的ケアと心のケアとの相乗効果を目ざした看護実践が可能である。

　看護師による危機介入は，問題志向的方法が展開できる看護過程にそって実施する（▶表 4-40）。実施するうえで注意しなければならないことは，患者のかわりに看護師が危機の問題を解決するのではなく，患者自身の問題解決能力を高めるようにかかわることである。解決策をできる限り明らかにし，そのうち患者が実施可能な方法に焦点をあて，患者自身が主導的に問題解決にあたっていることを認識させる。こうした方法によって，自分の力で解決できるという自信をもたせ，新たな対処方法をみずから身につけられるように支援する。

参考文献

1) Doig, G.S., et al.：Early enteral nutrition, provided within 24 h of injury or intensive care unit admission, significantly reduces mortality in critically ill patients：a meta-analysis of randomized controlled trials, *Intensive Care Medicine*, 35(12)：2018-2027, 2009.

2) Fink, S. L.：Crisis and motivation：A theoretical model. *Archives of Physical Medicine and Rehabilitation*, 48(11)：592-597, 1967.

3) Hsieh, P. Y., et al.：Postoperative Showering for Clean and Clean-contaminated Wounds：A Prospective, Randomized Controlled Trial. *Annals of Surgery*, 263(5)：931-936, 2016.

4) McClave, S. A., et al.：Guidelines for the Provision and Assessment of Nutrition Support Therapy in the Adult Critically Ill Patient：Society of Critical Care Medicine(SCCM)and American Society for Parenteral and Enteral Nutrition (A.S.P.E.N.). *Journal of Parenteral and Enteral Nutrition*, 40(2)：159-211, 2016.

5) Miller, K. S. and Iscoe, I.：The concept of crisis；Current status and mental health implication. *Human Organization*, 22(3)：195-201, 1963.

6) Stamler, K. D.：Effect of crystalloid infusion on hematocrit in nonbleeding patients, with applications to clinical traumatology. *Annals of Emergency Medicine*, 18(7)：747-749, 1989.

7) Sutin, K. M., et al.：Intravenous fluid therapy in neurologic injury. *Critical Care Clinics*, 8(2)：367-408, 1992.

8) Walker, R. H.(ed.)：Technical manual of the American Association of Blood Banks, 10th ed. American Association of Blood Banks, 1990.

9) 赤嶺斉・新見能成：ECMO の生理学——心肺補助における呼吸循環生理の理解が不可欠．INTENSIVIST 5(2)：269-278, 2013.

10) アギュララ, D. C. 著, 小松源助・荒川義子訳：危機介入の理論と実際．川島書店，1997.

11) 伊藤朋晃：え？　知らないの？　体外式ペースメーカーの基本事項．INTENSIVIST 10(1)：206-213, 2018.

12) 稲村博．危機介入(Crisis Intervention)——その理論と実際．精神医学 19(10)：1008-1019, 1977.

13) 宇佐美知里：集中ケアにおける体温管理——看護サイドから見た体温管理．ICU と CCU 38(7)：481-490, 2014.

14) 氏家幸子監修：慢性疾患患者の看護(成人看護学)，第 3 版．廣川書店，2005.

15) 卯野木健：クリティカルケア看護入門，改訂第 2 版．学研メディカル秀潤社，2015.

16) 梅井菜央・市場晋吾：ECMO(VA-ECMO)．臨床外科 7(11)：65-70, 2016.

17) 江木盛時：集中治療患者の体温管理．ICU と CCU 38(7)：475-479, 2014.

18) 落合亮一：周術期における体温管理(低体温，発熱，シバリング)．ICU と CCU 39(12)：703-710, 2015.

19) 小野哲章ほか編：臨床工学技士標準テキスト，第3版増補．金原出版，2019.

20) 小野哲章・渡辺敏監修：ナースのための ME 機器マニュアル(JJN スペシャル)．医学書院，2011.

21) 金田徹・鈴木利保：体温のチェック──正確な体温測定と体温管理の必要性．LiSA 20(4)：348-351, 2013.

22) 久志本成樹ほか：集中治療患者における体温異常──発熱はコントロールすべきか？．ICU と CCU 39(12)：711-719, 2015.

23) 国立循環器病センター看護部編：標準循環器疾患ケアマニュアル，改訂版．日総研出版，2004.

24) 小山勇：創傷治癒のメカニズムと創傷管理．日本外科感染症学会編：周術期感染管理テキスト．診断と治療社，2012.

25) 讃井將満監修：集中治療学(人体のメカニズムから学ぶ臨床工学)．メジカルビュー社，2017.

26) 清水孝宏編：エキスパートが本気で教える重症患者の栄養管理．急性・重症患者ケア 2(2)，2013.

27) 竹田晋浩・青景聡之：Extracorporeal membrane oxygenation(ECMO)．日本呼吸器学会誌 3(6)：777-782, 2014.

28) 日本呼吸器学会 NPPV ガイドライン作成委員会編：NPPV(非侵襲的陽圧換気療法)ガイドライン，改訂第2版．南江堂，2015.

29) 日本呼吸ケア・リハビリテーション学会酸素療法マニュアル作成委員会・日本呼吸器学会肺生理専門委員会編：酸素療法マニュアル．メディカルレビュー社，2017.

30) 日本集中治療医学会看護テキスト作成ワーキンググループ編：集中治療看護師のための臨床実践テキスト 療養状況と看護編．真興交易医書出版部，2019.

31) 日本集中治療医学会重症患者の栄養管理ガイドライン作成委員会：日本版重症患者の栄養療法ガイドライン．日本集中治療医学会雑誌 23：185-281, 2016.

32) 日本集中治療医学会重症患者の栄養管理ガイドライン作成委員会編：日本版重症患者の栄養療法ガイドライン 総論 2016 ＆病態別 2017(J-CCNTG)ダイジェスト版．真興交易医書出版部，2018.

33) 日本集中治療医学会：集中治療専門医テキスト(電子版)，第2版．総合医学社，2015.

34) 日本静脈経腸栄養学会編：静脈経腸栄養ガイドライン，第3版．照林社，2013.

35) 日本生体医工学会 ME 技術教育委員会監修：ME の基礎知識と安全管理，改訂第6版．南江堂，2014.

36) 日本蘇生協議会監修：JRC 蘇生ガイドライン 2015．医学書院，2016.

37) パラド，H. J.・パラド，L. G. 編，河野貴代美訳：心的外傷の危機介入．金剛出版，2003.

38) 山勢博彰編：救急・重症患者と家族のための心のケア．メディカ出版，2010.

39) 山勢博彰編著：クリティカルケア看護の Q&A．医学書院，2006.

索引